精益六西格玛医院管理

改善患者安全、患者周转和经营状况

（第2版）

LEAN SIX SIGMA FOR HOSPITALS

IMPROVING PATIENT SAFETY
PATIENT FLOW AND THE BOTTOM LINE

2ND EDITION

[美]杰·亚瑟(Jay Arthur)　著

杨有业　王文法　主译

U0333653

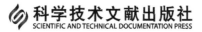
科学技术文献出版社
SCIENTIFIC AND TECHNICAL DOCUMENTATION PRESS

·北京·

图书在版编目（CIP）数据

精益六西格玛医院管理：改善患者安全、患者周转和经营状况：第 2 版 /（美）杰·亚瑟（Jay Arthur）
著；杨有业，王文法主译 . —北京：科学技术文献出版社，2023.12
书名原文：LEAN SIX SIGMA FOR HOSPITALS: IMPROVING PATIENT SAFETY, PATIENT FLOW AND
THE BOTTOM LINE, 2ND EDITION
ISBN 978–7–5189–9945–3

Ⅰ .①精… Ⅱ .①杰… ②杨… ③王… Ⅲ .①医院 — 管理 Ⅳ .① R197.32

中国版本图书馆 CIP 数据核字（2022）第 243014 号
著作权合同登记号　图字：01-2021-5390

Jay Arthur
Lean Six Sigma for Hospitals：Improving Patient Safety, Patient Flow and the Bottom Line, Second Edition
ISBN 978–1–259–64108–4
Copyright ©2016 by Jay Arthur

精益六西格玛医院管理：改善患者安全、患者周转和经营状况（第 2 版）

| 策划编辑：袁婴婴 | 责任编辑：崔凌蕊　袁婴婴 | 责任校对：王瑞瑞 | 责任出版：张志平 |

出　版　者　科学技术文献出版社
地　　　址　北京市复兴路 15 号　邮编 100038
编　务　部　（010）58882938，58882087（传真）
发　行　部　（010）58882868，58882870（传真）
邮　购　部　（010）58882873
官方网址　www.stdp.com.cn
发　行　者　科学技术文献出版社发行　全国各地新华书店经销
印　刷　者　北京虎彩文化传播有限公司
版　　　次　2023 年 12 月第 1 版　2023 年 12 月第 1 次印刷
开　　　本　787×1092　1/16
字　　　数　451 千
印　　　张　21
书　　　号　ISBN 978–7–5189–9945–3
定　　　价　128.00 元

译者名单

主　审　马尚寅

主　译　杨有业　王文法

副主译　鄢荣曾　梁华晟　彭玉春

译　者　（按姓氏笔画排序）

马尚寅　内蒙古自治区人民医院

王文法　楚雄彝族自治州人民医院

邓碧凡　贺州市人民医院

闫　军　济南医院

杨有业　中山大学附属中山医院

肖亚鑫　武汉工程大学

张延如　青岛大学药学院

陈水芳　浙江大学医学院附属第一医院

梁华晟　北海市第二人民医院

彭玉春　包头医学院

曾昭宇　成都市第三人民医院

鄢荣曾　南昌大学抚州医学院

主译简介

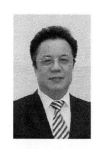

杨有业，管理哲学博士（美），教授，原中山大学附属中山医院副院长，广东省医疗安全协会会长，广东省医院协会副会长，医院等级评审评价与绩效考核评价专业委员会主任委员，中国非公立医疗机构协会评价委员会副主任委员，中国医院协会医院标准化专业委员会常务委员，原卫生部医院管理年、医疗质量万里行、医疗安全百日专项检查活动专家小组成员、管理组组长，原卫生部三级综合医院评审标准实施细则（2011年版）起草制定小组成员，国家卫生健康委员会大型公立医院巡查小组成员。检查、评审、巡查过160多家全国三级甲等医院，受聘于国家卫生健康委干部培训中心、中国医院协会院长、科室主任培训讲师和国内外多所大学客座教授。

长期主持医学院和医院的医、教、研和信息管理等工作，担任主编、副主编编写专著10余本，参编教材和书籍20余本，在国内外公开发表论文80多篇，先后获得全国首届优秀教学成果奖、张锡金基金会全国青年优秀系列论文奖，教育部和省市级科技进步奖、中国医院协会科技创新一等奖、二等奖近20次。2003年获广东省人民政府授予的"抗击传染性非典型肺炎"二等功。

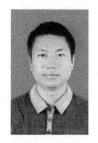

王文法，男，1972年4月生，硕士研究生学历，硕士生导师，主任医师，体外循环灌注师，现任楚雄彝族自治州人民医院麻醉科主任。从事临床麻醉与研究工作27年，擅长围术期患者病理生理调控、心血管手术麻醉、体外循环，并对颈肩痛、腰腿痛、四肢关节痛、顽固性头痛、癌痛、带状疱疹后神经痛、三叉神经痛等慢性疼痛有较丰富的诊治经验。在医学专业期刊上发表论文20余篇，获楚雄彝族自治州科技进步二等奖2项。兼任中国心胸血管麻醉学会基层委员会常务委员、云南省医学会麻醉学分会常务委员、云南省医师协会麻醉科医师分会常务委员、云南省医院协会麻醉学专业管理委员会委员、云南省麻醉质控专家组成员、云南省医师协会疼痛医师分会常务委员、楚雄彝族自治州医学会麻醉学分会主任委员。

著者简介

　　杰·亚瑟（Jay Arthur），就职于 KnowWare Man 公司，主要负责与希望通过精益六西格玛来提高企业利润的公司 / 医院合作，他是 *Lean Six Sigma Demystified* 一书的作者，也是 Excel 软件中 QI 宏精益六西格玛软件的开发者，超过 3000 家医院正在使用该软件，同时他与 Tenet Healthcare、Kindred Healthcare、Centura Healthcare 和 Christus Healthcare 合作，旨在增加就诊患者人数并降低医院临床和运营差错。

前 言

所有组织都处于不健康状态。

——BOAZ RONEN

医疗是美国政府和企业的绝症。我们麻烦大了。

——CLAYTON M. CHRISTENSEN

医疗保健专家正在竭尽全力致力于当下的工作，医疗保健仍有巨大的改善空间。2005 年，H.James Harrington 报道，全球每年估计有 220 万以上的人因医疗差错而殒命。其中，1/7 的医保人群在住院期间出现的严重不良事件是可预防的。在美国，每年有 200 万例患者在住院期间发生感染，这些患者中每 6 分钟就有 1 位因院内感染（hospital-acquired infections，HAIs）而死亡（每年 88 000 人），这也同时增加了 50 亿美元的医疗保健费用；这些病例中约 95%（83 500 人）是可预防的。据统计结果显示，仅 2010 年就有 99 000 人死于院内感染。

在 2015 年举行的最新一期医疗保健改进研究所会议上，美国赫尔曼纪念卫生保健系统（Memorial Hermann Health System）的报告显示，经过几年的运营，该系统旗下的众多医院实现了"零院内感染"。您没有看错——零中心静脉导管相关性血流感染（central line-associated bloodstream infections，CLABSIs）、零导管相关性尿路感染（catheter-associated urinary tract infections，CAUTIs）、零呼吸机相关性肺炎（ventilator-assisted pneumonia，VAP）、零手术部位感染（surgical-site infections，SSIs）、零耐甲氧西林金黄色葡萄球菌（methicillin-resistant Staphylococcus aureus，MRSA）感染和零艰难梭菌感染。新的标准就是零 HAIs！它们是如何做到的呢？它们是通过建立高可靠性组织（high-reliability organization，HRO）做到的。高可靠性主要包括简化系统和流程，使其可以始终如一地执行。这正是精益六西格玛所能达到的效果——简化、流程化并优化绩效。HRO 主要依赖 3 种方法：精益、六西格玛和优化管理。

零差错在医疗保健中仅仅达到了勉强可以接受的目标。

——GARY S. KAPLAN，医学博士，弗吉尼亚
梅森医疗中心首席执行官

根据我在 2015 年医疗保健改进研究所会议上的经验，提高医疗质量主要是使医疗机构成为 HRO。HRO 使用商用航空和核能行业的方法消除错误和误差，以积极应对并防止错误升级。赫尔曼纪念卫生保健系统已连续 12 个月为零伤害的医院颁发了零伤害奖励。在过去的两年里，南卡罗来纳州医院协会中的医院已经获得了 148 个零伤害奖（www.scha.org/public/care）。

从这些成就演化出来的新标准就是零伤害。

您需要像消防部门那样做规划：因为无法预测下一次火灾什么时候到来，因此必须塑造一支充满活力且高效的团队，这样才能应对突发事件及一些普通事件。

　　　　　　　　　　　　——ANDREW S. GROVE，《只有偏执狂才能生存》

什么是HRO呢？HRO通常使用大多数人可能不熟悉的观点来管理意外事件。HRO将怀疑作为思维模式。HRO是：

- 对失败警惕性高。它们对即将带来的小麻烦和小失败明察秋毫，可在其升级为更严重的态势之前及时发现并做出响应。解决小问题要比等其发展成为灾难性大问题后再解决更容易。同样，在医疗保健方面，我们在可快速反应的团队中也观察到了这一点，这些团队对患者生命体征较小幅度的改变都会做出回应。HRO也可预见重大错误从而预防其出现，但在所有医院中均未观察到这一点。赫尔曼纪念医院在实施诸如注射药物之类的操作之前，使用了一秒停顿原则，即STAR［停止（Stop）、思考（Think）、行动（Act）和回顾（Review）］。这一秒的停顿将错误减少了90%。
- 不愿意简单处理。我们对问题的第一印象可能是错误的或不完整的。把一件事情简单化处理就很难发现阻止成功反映的具体信息。HRO可更深入地排除潜在的干扰并做出回应。HRO也可在浅显的外表（数据分析）下找到隐藏的复杂信息。
- 对相关行为敏感。HRO将频繁呼叫解释为危险信号。一次侥幸脱险并不意味着万事大吉，而是意味着该系统有脆弱的迹象。可以将此理解为一个线索。
- 强化抵御能力。HRO可迅速适应所发生的情况并从错误和过失中恢复过来，尤其是那些完全出乎意料的错误和过失。
- 听从专家的意见。在这一点上，我们不需要考虑他们的地位或资历。HRO将决策推向一线。在弗吉尼亚梅森医疗中心，每个人都可以拨打患者安全警报（patient safety alert，PSA）。让每个人都能表达自己的意见至关重要，因为您察觉到的东西，其他人未必能察觉得到。

管理适应性变化（讨论和应对突发事件）涉及5个步骤：

1. 情况。要弄清楚到底发生了什么。
2. 任务。我们应该怎么做。
3. 目的。我们为什么应该这样做。
4. 关心的问题。哪些可能是容易出错的地方。
5. 评估。您不明白或我未意识到的问题要讲出来。

您的医院是会积极地面对失败并将其作为一次学习的机会，还是隐藏失败？大家可以自由讨论问题并解决他们的疑虑吗？您的医院是否鼓励提出质疑呢？

HRO将价值观视为指导如何开展业务的核心理念。赫尔曼纪念卫生保健系统将核心价值观定位为安全（包括患者和员工），然后将所有事务的处理方法都与该价值观保持一致。这是很不容易做到的。将人们处理事情的理念转变为HRO文化需要时间，也需要承诺。它需要：

■ 高层管理人员要持续行动，兑现承诺。领导层必须言行一致。

■ 奖励系统必须奖励信守承诺的人，并惩罚口是心非的人。

保持改革举措始终都是改革最难的部分。我听说过许多，起初改革十分成功，而在几个月内改革效果消失并回落到之前水平的事例。HRO 继续将失败视为"系统健康的窗口"并进行调整和应对。虽然 HRO 可能永远不会实现绝对安全，但它们会义无反顾地去追求这一目标。

请首先问问您自己，"我需要试图解决哪些问题？"然后再考虑，"现有文化是支持还是阻碍更优解决方案的产生？"如果文化阻碍了处理方案的启动，那么请考虑如何利用现有的优势来改变这种障碍。

医疗保健改进研究所（IHI）呼吁形成高可靠性组织（即稳健程序改进措施）。它涉及精益六西格玛的使用和管理模式的改变，以便在临床和操作层面不断简化、流程化、分析和优化医院绩效。精益通过消除延误和不必要的程序来加速患者流动。仅靠精益这一手段就可将错误和过失减少一半。六西格玛可系统地识别最常见的或代价较高的错误并将其消除。精益和六西格玛两者相结合，就可使医院达到零伤害的目标。如欲获取更多有关 HRO 的信息，欢迎访问 archive.ahrq.gov/professionals/quality-patient-safety/quality-resources/tools/hroadvice/hroadvice.pdf.

为什么零伤害如此重要？每年 30 亿张处方中，有 1.5 亿张处方填写不正确。每 100 例（660 000 例）患者中，有 2 例患者出现药物不良反应进而造成住院时间（length of stay，LOS）延长并增加 4000 美元的额外医疗费用。据估计，每年大约有 7000 例患者因用药错误死亡。此外，住院患者出现的不良事件中，有 2.5% 是可预防的；在外科手术患者中，每年有 1500 例患者出现"异物遗留"事件，例如，海绵纱布或者手术器械遗留。2003 年的《新英格兰医学杂志》的一项研究估计，这种情况在每 1000 例手术患者中就会出现 1 例。1/5 的整形外科医生在其职业生涯中都会发生 1 例手术部位错误的情况。我妻子的姊妹的公公因医生错把他健侧腿误当患侧腿截肢后死亡了。

新英格兰一家医院一年内出现了 3 次医疗事故（医生在错误的一侧进行脑部开颅手术）。在 2008 年，一位医生在长达 4 个月的时间里未能对我母亲的结肠癌进行确诊。我妻子的姊妹因结肠镜检查引起结肠穿孔，进而出现多项并发症。大部分医护人员告诉我，医疗差错被低估了 2 倍或者 4 倍。

IHI 表示，在住院治疗期间，每 100 例患者中有 50 例患者会遭受某种形式的可预防的"伤害"。每年这类患者有超过 1700 万。

患者并非唯一受到医疗问题影响的人群。据报道，50% 的医院有财政困难。1986—1989 年，财务困境迫使 231 家急诊医院关闭，而 70% 乡镇医院及 50% 城市机构勉强维持运营。在 20 世纪 90 年代，每年有 70 ～ 80 家医院面临关闭，情况十分严峻。《医疗保健管理杂志》报道，根据 2000—2006 年联邦法律，美国有 42 家急诊医院申请破产保护，其中 67% 的医院停止运营。网上甚至有关于医院如何申请破产的文章。一个占国内生产总值（gross domestic product，GDP）18% 的行业为何如此"病态"呢？

此外，医疗保健的支出不仅影响着医疗行业，也威胁着患者及其家庭的生活。从患者的角度来看，在 2007 年的个人破产案件中 60% 涉及医药费。《波特兰论坛报》报道，在 2008 年美国俄勒冈州医院因患者无力支付而产生的债务核销约达 4.5 亿美元。高额的医疗费用是导致患者破产的原因，而支出和应收账款管理不善是导致医院破产的原因。精益六西格玛可以为医院和患者降低支出，同时产生不错的利润、业绩和良好的患者结局。

在咨询了多家医院和医疗保健系统后，我发现，在整个医疗行业中就诊患者人数、临床差错，以及操作差错等常见问题是医院的通病。幸运的是，精益六西格玛可以解决这些问题。困难的部分是让精益六西格玛改进项目融入医院文化并持续存在。

2009 年美国质量协会（American Society for Quality）对 77 家医院进行了一项研究，他们发现：

- 53% 的医院使用某种形式的精益管理。
- 只有 4% 的医院完全进行精益管理。
- 42% 的医院使用某种形式的六西格玛管理。
- 只有 8% 的医院完全实施六西格玛管理。
- 11% 的医院对精益或者六西格玛不熟悉。

大部分的医疗保健系统已进行过大量的程序改进（process improvement，PI）或者全面质量管理（total quality management，TQM）。虽然大部分医护人员都曾试过一些提高质量的方法，但是应用成功者寥寥无几。本书主要讲述如何将精益六西格玛应用于实践，而非理论上的精益六西格玛。

SSM 医疗保健的 Mary Jean Ryan 护士长说，使用精益六西格玛实现"惊人的优质医疗服务"是有可能的。她还表示，这需要"超人的毅力"使精益六西格玛成为医院文化的一部分。

21 世纪的医疗保健挑战

随着医疗改革在华盛顿风生水起，大部分医护人员希望他们可以只从事他们的行业，他们希望政府可以找到一种方式来支付数千万没有医疗保险患者的费用，进而实现全民医疗。为了使所有人都能负担得起医疗保健费用，医疗保健行业必须大幅度节省开支。

根据国家卫生保健联盟的数据显示，2010 年美国的医疗费用支出超过 2.5 万亿美元（图 1），根据该数据在 2020 年可升至 3.1 万亿美元。2.5 万亿美元意味着面值 1000 美元的钞票排列起来可长达 168 英里，这个长度基本上是航天局认为的地球低轨道的长度。任何行业，包括医疗保健行业，浪费及返工造成的费用将占总支出的 25% ~ 40%（8000 亿至 1 万亿美元，前美国财政部部长 Paul O'Neill 表示）。

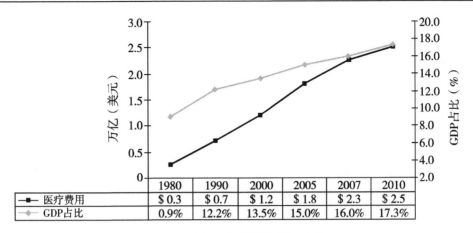

图 1　医疗费用 GDP 占比

	1980	1990	2000	2005	2007	2010
■ 医疗费用	$ 0.3	$ 0.7	$ 1.2	$ 1.8	$ 2.3	$ 2.5
◆ GDP占比	0.9%	12.2%	13.5%	15.0%	16.0%	17.3%

　　超过 50% 的医疗保健消费似乎是由医生和医院驱动的，而非出于
患者的需要或需求。

—— CLAYTON M. CHRISTENSEN

　　Robert Kelly（Thomson Reuters 医疗保健分析的副总裁）说："美国医疗保健体系每年由于系统效率低下浪费 7000 亿美元，这使质量管理大师们感到困扰，""美国总医疗保健支出中可能有大约 1/3 用于不必要的治疗、医疗差错、冗余的检查、行政效率低下，以及欺诈行为。"然而这仅仅是医疗保健行业的支出，不包括患者及其家庭、社会的支出，也许这方面的费用会高出 10 倍（10 万亿美元）。

　　几年前，我的朋友 Janet 被诊断为乳腺癌。当时医生们强烈建议她接受 5 万～ 15 万美元的骨髓移植手术，将此作为重新恢复免疫系统的治疗方法。临床试验发现该治疗方案无效。最终 Janet 还是选择了乳房切除术，因为临床试验表明，乳房肿块切除术同样有效。

　　形式科学表明其他人的建议或说法可能是错误的。

—— DON BERWICK

　　在 2007 年 IHI 的演讲中，Don Berwick 以"用叉子喝汤"为主题，讨论了现有乳腺癌治疗方法（如乳房根治性切除术）的情况。尽管行根治性乳房切除术这一标准已有 80 多年的历史，但尚无系统的证据表明它确实是有效的。"不要再讲故事。拿数据说话。"

　　我们一直低估了现状根源的深度。

—— DON BERWICK

　　在 2003 年 IHI 的演讲中，Don Berwick 以"我的右膝"为主题，讲述了他的亲身经历。

在他还是一名医学生的时候，由于做了一个不必要的膝关节手术，导致他出现了不必要的疼痛，甚至可能要接受关节置换术。根据自身的经历，他指出了IHI结果导向的目标：控制不必要的死亡（不要杀害我）或痛苦（不要伤害我），控制无助（共享信息并供我选择），控制非意愿的等待（不要浪费我的时间）和控制浪费（不要做不必要的检查或治疗）。

根据哈佛医学院Roger J. Laham博士的研究，其估计每年有400 000例血管成形术是不必要的。根据IHI的资料，每年过度治疗会浪费2100亿美元。医疗保健数据发现，不必要的积极治疗每年将杀死30 000例患者。

医院几乎占总医疗费用的1/3左右（图2）。"奥巴马医改"下的医疗改革法案预计可将医院的支出由1960亿美元节省至1130亿美元。这就要求国内的每家医院每年必须削减260万美元的支出。

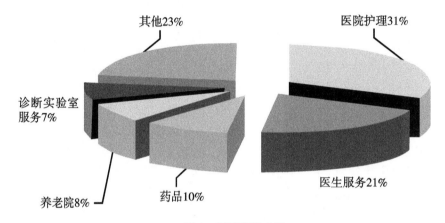

图2　医疗保健支出

惊人的统计数据

- 100例住院患者中会有1例因医疗差错而死亡（To Err Is Human, National Academy Press, 2000）。对于超过4100万的住院人数，就意味着每年有410 000例可预防的死亡，这使得医疗保健成为美国十大死因之一。2008年国家医疗保健质量报告发现："患者的生命安全实际上变糟了，而并非变好……1/7的患者经历过一次及以上的不良事件，每年有数以千计的患者出现中央导管相关血液感染。"虽然IHI的"十万生命"运动项目希望降低可预防的死亡率，卫生保健研究和质量办公室（Agency for Healthcare Research and Quality，AHRQ）的前任主任John Eisenberg将医疗差错问题比喻为流行病。2009年《联合委员会杂志》的一篇文章指出，因为医疗保健行业并未对可预防的死亡人数进行评估，所以不知道该评估是否有意义。
- 在100例患者中，有6例患者会因医疗差错而永久伤残。
- IHI发现，在医院里每2例患者中有1例（50%）患者经受过某种形式的可预防的伤害。IHI的"500万生命"运动项目希望减少这一伤害的比例。
- 每100个诊断中有15个诊断是不正确的。

- 每 100 个诊断程序（如影像检查）中有 20 ～ 50 个检查是不应进行的，因为检查结果并没有帮助诊断疾病或者治疗患者。
- 每 100 例收治入院的患者中有 5 ～ 10 例患者出现院内感染。
- 每 100 例患者中有 3 例患者的身份绑带上标注的是不正确的 ID。
- 医院预算费用中平均有 1/4 的资金是用于计费和管理。

明白了吧？医疗保健行业充满了改进的可能性。精益六西格玛有助于帮助减少或者消除这些问题。不过，医疗保健临床医生和业务人员必须面对迎面而来的问题，改变医疗服务交付的方式，以确保改善患者治疗效果，为患者提供更快的服务及全方位的优质体验。

医学研究所（Institute of Medicine，IOM）设定了 6 个可实现的目标：

- 患者安全。无差错护理。
- 有效的治疗方法。
- 以患者为中心的护理（而非以医生为中心的护理）优化患者体验，而非减少临床医生的时间。
- 及时性。减少等待时间及因延误而造成的危险。
- 效率。使用精益去除过程中的"浪费"。
- 公平的护理。

精益六西格玛如何帮助医院管理？

> 一名护士有 50% 的时间都花在了没有价值的事情上，如在不应放置药物的地方寻找药物，或者在不应放置设备的地方寻找设备。
>
> ——PAUL O'NEILL

大部分急诊室（emergency room，ER；医院称之为急诊科）的诊疗时间需要 2 小时以上，新泽西州罗伯特·伍德·约翰逊医院（Robert Wood Johnson Hospital，2004 年 Baldridge 奖获得者）将平均诊疗时间控制在 38 分钟。该医院保证患者进入医院后 30 分钟内可以开始接受诊疗（door-to-doctor guarantee）。该医院从患者的角度反思了急诊的诊疗体验。对于因带着生病孩子而忙碌的妈妈而言，在急诊室之间的选择很简单；它们去往最快的急诊室可以节省 80 分钟的时间。

临床方面不是唯一存在问题的地方。医疗保健业务（如计费、安排等）浪费了更多的钱。保险公司拒绝赔偿时总是很迅速，但他们在支付应付的赔偿时却很缓慢，这将导致更多的问题。我曾与一家公司合作，找到了减少单一保险公司拒绝赔偿的方法，每年可额外节省 500 万美元。

该解决方案很简单。大多数医疗保健流程都像流水线一样设置，患者从一处移至另一处接受治疗。精益生产方法可以适用于医疗保健行业，它可以在 5 个工作日内使医院高效运作起来。

规则1：走路是浪费。如果您可以重新设计医疗设施，减少临床医生和患者不必要的移动，那么就诊患者人数就可以得到提高，患者的治疗效果也会得以改善。当您不再关注医生或者护士，而是开始关注患者在等待下一个治疗步骤时所需时长时，那么您就可以轻易地找到改进诊疗过程的方法。但是需要医生和护士都愿意把已有100年的传统流水作业换成可以带来显著改进的新举措。

通过利用六西格玛的几个关键工具，您可以轻松地在5个工作日内提高医院的水平（即使医院更安全、更不容易出错）。当您统计和分类医疗差错时，您可以轻易看到治疗过程或者程序在哪里受到了破坏，并且能找出解决这些问题的方法。问题并不像面包上的黄油一样随处可见，问题是在几个关键领域集中存在的。

规则2：在医疗保健行业，有4%的工作可以导致50%延迟、缺陷和偏差，通过关注这4%的工作，您可以很轻松地提高医疗保健质量，并降低成本，增加利润。但是这需要每个人都为此共同努力，包括从CEO到保洁人员。美国在大选之年都会倡导改变，但我发现大部分人都希望别人改变，他们却不希望自身发生变化。

好消息是，任何一家医院都可以从今天就开始采取措施；坏消息是，精益六西格玛永远不会结束。凝心聚力，到2012年医疗保健行业可以轻松节省1万亿美元。

首先，有3个"恶魔"可对质量产生影响，这3个"恶魔"是延迟、缺陷和偏差，精益六西格玛是解决这种具体问题的思维方式。从医疗保健角度来看，这种问题代表了就诊患者人数、周转时间、用药错误、血液感染等。

其次，精益六西格玛的方法和工具易于使用。通过使用便利贴，您可以轻易确定患者在诊断、治疗，以及周转方面的不必要延误。通过使用便利贴，您也可以轻易地确定操作流程的延误。通过使用微软Excel，您可以轻易地找出在临床和操作流程中差错，以及缺陷的根本原因。

现在坏消息是：大部分企业虽然盈利，但在绩效上仅勉强达到三西格玛（误差率为6%）。这包括医疗保健行业。

现在好消息是：有一组工具可以在仅仅24个月内从三西格玛提高到五西格玛（误差率为0.03%）。是的，您需要处理一些统计学的东西，您可以下载90天免费的简单软件来处理并统计数据。QI宏精益六西格玛软件附加在微软Excel中，其简单易学，大部分人用大约5分钟可以学会并使用它。您可以忘记所有花哨的公式，QI宏会为您做这些事情。这些图会告诉您如何提高医院管理，您只需要重视这些图告诉您的内容。由于大多数业务数据已经保存在Excel或者可以轻松导出到Excel，所以您可以马上开始使用这些工具。如果没有软件，即使是最聪明的员工在使用六西格玛时也感到非常吃力，所以QI宏有助于帮助您轻松处理这些问题。您可以从www.qimacros.com/trial/hospitalbook下载90天试用版。在www.qimacros.com/training/lean-six-sigma-for-healthcare-webinar/

上还会有免费的精益六西格玛网络研讨会和 QI 培训。

医疗保健行业的先锋

> 在健康和医疗保健行业，我们需要美国各地不同规模和等级的
> 地方充分展示接近零错误的绩效，所以必须承认的是，我们能取得
> 更优的结果。
>
> ——PAUL O'NEILL

大量医疗系统中的先驱单位已经开始使用丰田生产系统（又名精益）和六西格玛系统，例如，弗吉尼亚梅森医疗中心、克利夫兰诊所、梅奥诊所及大量其他医院，它们可以使医疗保健各方面得到显著改善。圣路易斯的 SSM 医疗保健和匹兹堡地区的医疗保健倡议人们开始使用精益六西格玛，这样他们可以获得一定的效益，例如：

- 冠状动脉搭桥术后再入院降低 4.7%，节约 170 万美元。
- "在急诊室用 3 美分的阿司匹林和 50 美分的 β 受体阻滞剂" 可使冠状动脉搭桥死亡率减少 25%。
- 院内感染减少 85%，每例感染节省了 30 000 美元。
- 中央导管感染减少 63%。
- 用药错误从每 10 万人 16 例减少至每 10 万人 1 例。

明白了吧？我们可以实现显著性的改进，其中大部分改进措施是简单、价格低廉并且对患者、员工满意度，以及最终盈利是有好处的。

文化与实施

精益六西格玛的思维方式、方法和工具简单易学。让这些方法、工具和思维方式融入您的医疗文化才是真正的挑战。如果您的员工和大多数员工一样，那么他们已经经历了太多本月的好方法和计划。您的医院在 20 世纪 90 年代大概尝试了各种各样的流程改进方案。在文化改变失败的环境里，精益六西格玛也很可能以失败而匆匆结束。

大多数精益六西格玛的书籍和项目都表示，为了实施精益六西格玛，我们需要不断进行自上而下的训练。我将其称之为精益六西格玛全方位、各个环节覆盖方法。不幸的是，研究表明这种方法至少一半是失败的。使用精益六西格玛工具有更优的方法来获得想要的结果和文化变革。

我发现，最好的办法是仅使用精益六西格玛工具包中的一组工具，集中对关键人员采取措施，为患者提供更快捷、更优质、成本更低的医疗服务。一沓便利贴和挂图有助于发现将急诊室到出院的周转时间削减 50% 以上的方法。在 18～24 个月内，控制图和帕累托图可使质量水平从三西格玛提高到五西格玛。4～8 小时内可发现大多数改进措施，可能需要几天来实施改进措施，但可以很快发现解决方案。

提示： 您不需要了解精益六西格玛所有知识就可以做任何事情。一小组工具就可以解决医院的大部分问题。

医疗保健员工希望做好自己的工作。给他们使用精益六西格玛的方法和工具来大幅提高护理速度和质量，他们会欣然接受。实践出真知。如果强制举办为期一周的培训来专门学习，那么您是学不到东西的。我曾与诸多医疗保健行业团队合作过，以下是我掌握的要点：

现实： 做出改进根本不需花费数周或者数月；理想的团队可以在数小时内知道该做什么及怎样实施。

这就是为什么本书将重点放在简单的步骤（在 5 个工作日或者更少的时间里）使医院管理变得更快、更优和更价廉，同时实现快速、经济和完美的医疗保健目标。

目　录

第一章　5个工作日内加快医院运转

在医疗改革中，有一个不可忽视的重要问题，即通过改革，医疗机构能够在较短时间内提供更优和成本更低的医疗服务。未来十年内，美国的5700多家医院都必须通过多种方式削减不必要的成本，每家医院削减额可高达数百万美元。这一措施意味着目前有一半的医院都处于亏损状态，这让人听起来难以置信。大部分医院的利润都小于5%。但是，在短短的数天内，精益医疗可帮助医院缩短医疗服务时间，提高服务质量，降低服务成本。通过研究弗吉尼亚-梅森医学中心（Virginia Mason Medical Center）的运营模式可发现，精益医疗可将传统的医疗模式转变为以患者为中心的模式，改善预后和提高利润。

精益思想的主要原则之一是消除延误，延误占据了高达95%的总循环时间（每小时占据57分钟）。如果您曾经到医院急诊室（emergency room，ER）就诊或者躺在护理单元床上，您会发现在诊疗过程中存在大量的延迟。多年来，医疗保健行业在降低各个方面的护理周期上已取得了巨大的进步。门诊手术就是其中的一个示例：患者早上开始治疗，下午就可以出院了，不需要占据床位，但其仍存在大量有待改进的地方。

1. 目标：缩短患者对医疗保健的体验

> 所有"工作"的时间都可分为两种：工作时间和总计时间。工作时间是进行实际工作的时间；总计时间是整个过程需要的总时间（工作时间加上换班、等待、分组、处理积压问题等所花费的时间）。
>
> ——KEN MILLER

在过去的十年中，我曾为许多医院的各类项目做过咨询。精益医疗可能是最强有力的工具，它可以立即削减周期时间、减少医疗差错、降低成本。而且采取精益医疗不会花费数周、数月或者数年的时间。如果有了正确的关注点及合适的人，精益医疗仅仅需要数小时至数天就可以找到加快医疗进程的方法，进而减少错误并提高利润。

每家医院似乎都面临过同样的问题：就诊患者的流动。造成这种问题的原因有许多方面：

- 患者不满意，以及医生或护士不满意。
- 急诊科（emergency department，ED）转移时间较长（交通拥挤导致救护车改道），患者在急诊科登记，没有人发现患者离开（leaving without being seen，LWOBS），且周转时间长达4小时。
- 手术室（operating room，OR）延误、取消，以及周转时间较长。

- 影像检查延迟，周转时间增加。
- 实验室检查延迟，周转时间增加。
- 床位管理的延迟。
- 出院时间推迟。
- 患者住院时间（lengths of stay，LOS）。
- 收入损失。

在患者流动和患者满意度中，关键因素是什么？

时间——患者等待时间可导致周转时间增加和患者治疗结果不佳。患者等待时间具有非增值性（non-value-added，NVA）。这种非增值性等待时间在现有程序和设施设计中根深蒂固，但并不意味着它是不可改变的。

医疗服务往往是一个复杂的过程，它可随时间发生演变，可能会既不以患者为中心也不利于临床医生工作。当诊疗过程出现问题时，医护人员就会寻求创造性的"变通办法"，使用额外诊疗手段修复出现的问题。

——CHRISTOPHER S. KIM，医学博士

2.5 个工作日内加快急诊科运转

2009 年，Ganey 出版社发现，在过去的十年里急诊科的平均周转时间基本未变，仍为 4 小时以上。在 2006 年，疾病预防和控制中心发现，40% 医院的急诊科都是人满为患。哈佛的一项研究发现，急诊科的等待时间在 1997—2004 年增加了 36%。

新泽西州哈密尔顿的罗伯特·伍德·约翰逊（Robert Wood Johnson，RWJ）医院是 2004 年 Baldrige 奖获得者，该院每年收治 50 000 例患者。2004 年，RWJ 医院急诊科的周转时间如下。

- 门诊患者可在 38 分钟内完成诊疗。
- 需入院患者可在 90 分钟内收治入院。

这怎么可能？他们是如何做到的呢？这些是通过系统性消除延迟实现的，包括登记、分诊、体格检查、实验室检查、影像检查，以及出院或者收治入院 / 转诊之间的延迟。

RWJ 医院的 15/30 项目

1998 年，RWJ 医院保证，患者从进门到开始接受护理的时间不超过 15 分钟，从进门到开始接受医生诊疗的时间不超过 30 分钟。与达美乐比萨相似的是，如果接诊的医生或者护士超过了此时间，则患者接受的诊疗服务是免费的。患者对急诊科的满意度也因此从 2001 年的 85% 上升至 2004 年的 90%。这个政策的支出不足急诊科收入的 1%，而急诊科患者数量却增加了 1 倍！这意味着，相对于 1% 的支出，RWJ 医院急诊科收入

增加了 99%。

而且由于急诊科患者增加了 1 倍，医院的整体收入也增加了。医院收治入院的患者 70% 来自急诊科。快速的周转时间使医院收入每年增长超过 10%，同时，这也意味着医院需要增加一个新的护理团队。

结果

- RWJ 医院是新泽西州 1999—2003 年发展最快的医院。
- 充血性心力衰竭（congestive heart failure，CHF）患者死亡率从 8% 下降至 2.5%。
- 感染率，如呼吸机相关性肺炎（ventilator-assisted pneumonia，VAP）等感染性疾病从每 1000 例 10 例 / 日通气下降到仅 2 例 / 日。
- 心内科的市场份额从 20% 上升至 30%。
- 外科手术的市场份额从 17% 上升至 30%。
- 医院入院率从 70% 上升至 90%。
- 员工对收益的满意度从 30% 上升至 90%。
- 员工对参与决策的满意度从 30% 上升至 90%。
- 护士留职率上升至 98%。
- 员工留职率从 80% 上升至 98%。

> 患者的快速流动意味着更高的患者满意度、更优的治疗效果，以及更多的收入！

ED 的周转时间

在一个星期五的晚上，我母亲给我打电话，她说她发现自己的尿液中有血。我的妻子说："母亲可能出现了膀胱感染。"我母亲知道，不到万不得已最好不要星期五晚上去看急诊，所以就让我第二天早上带她去。我们第二天早上到达后，立即被安排到一间检查室等待。两个半小时之后，我们与护士和医生进行了简短的交流，并用了大概 20 分钟进行了实验室检查，随即得到了医生的诊断（膀胱感染）和处方就离开了。诊疗总计时间约为 2.5 小时，但实际诊断时间可能只有 30 分钟。另外的 2 小时都是不必要的延误。

有研究表明，当急诊科患者等待时间超过 2 小时，患者的满意度就开始下降。来急诊科就诊的患者有两种群体，我们应将急诊患者与非急诊患者区分开，并对出院患者进行随访。

如果患者只需要几分钟就可以看到分诊护士，几分钟内就能进行登记，几分钟内就能得到医生的诊断，那么花费在任何一名患者身上的总时间可能只有 9 分钟。那为什么大部分急诊科都需要花费 2 小时来处理每位患者呢？当然，有些患者需要进行实验室检查（11 分钟），另外部分患者需要进行放射学检查，但这些检查中大部分所需的时间不到 1 小时。因此我们仍可以将时间控制在 35～60 分钟，而非 2 小时以上。

对急症患者的诊疗过程观察后可发现，他们可以立即进入急救室且不需要等待，他们可以立即见到医生，立即完成检查且在床边完成登记，楼层床位分配护理工作只需要几分钟，护理报告也很快就能出来。他们转诊至重症监护病房（intensive care unit，ICU）、心脏监护室或者内科/外科楼层仅需 15～20 分钟。这些患者可以迅速完成急诊科诊疗，但他们与出院患者相比要花费 2～3 倍以上的时间。当然，医生需要稳定他们的病情，但为什么需要等待几个小时才有床位呢？

一言以蔽之，上述问题的答案都是延误。每个流程之间浪费太多的时间。登记人员正忙，所以患者必须等待。分诊护士正忙，所以患者必须等待。急诊科收治的患者需要进行护理，所以患者必须等待。急诊科护士无法找到各楼层科室护士交接护理记录，反之亦然。护士都不可以离开所运送患者。床位空闲，但没有配备工作人员，或者患者必须在急诊室等待，直到有床位空出来。所以诸如此类的各种情况造成了就诊时过长。

ED 中的短板理论

另一个改进工具是短板理论，其重点是优化瓶颈部分。在所有 ED 中都需要护士分诊和登记，这就是瓶颈所在。分诊护士需要根据患者病情挨个地处理患者。ED 内可能一个患者都没有，护士和医生也处于空闲状态，而分诊护士则在逐一处理患者。解决这个问题的方法之一是"优化短板情况"。在体格检查室无患者就诊的情况下，如果急诊室的护理人员把患者叫出候诊室，协助分诊护士，则效率是不是可能会大大增加？如果使用流动式的计算机在检查室辅助登记，则效率是不是也会提升？另外，需要考虑在现有员工的情况下，ED 可以处理多少患者？

设想运转更快的急诊科

想象以下场面，当患者走进急诊室时：

（1）患者利用他们的驾驶证、保险卡或者信用卡的磁条办理登记手续并使用信息亭进行登记。信息亭自动拍摄这些证件的照片，并利用这些数据找到患者的病史、有效保险资料等。

（2）这样完成登记后会触发一个"拉动（pull）"信号，该信号将会让诊疗程序中的下一名护士从入口区域接待患者，并将患者送至体格检查室。

（3）患者进入体格检查室后接受体征检查，之后会触发一个"拉动"信号，接下来急诊科医生会来接诊患者。

（4）医生同护士检查患者，并查看所有的检查结果或者 X 线片检查结果，利用手持设备下医嘱。

1）护士采集所需的血液样本或其他样本，将它们送至实验室进行处理，或者使用即时检验在 11 分钟之内得到结果（大约 70% 的患者需要实验室检查）。

2）如果需要的话，护士将患者送至影像科进行影像学检查（约 30% 的患者需要医疗影像学检查）。

（5）完成检查后会触发"拉动"信号，急诊科医生采集检查结果，进行诊断并提供治疗建议。

（6）然后医生开始治疗。所有需要的有关材料或者纸质手续预先准备完毕，由护士准备患者出院或者收治入院相关手续。

（7）入院会触发"拉动"信号，该信号通知对应的科室准备好床位。如果该科室没有足够的工作人员来处理患者入院事宜，则"拉动"信号可请求值班护士来完成患者入院手续。

（8）现在大部分工作都是一项一项手动完成的，但本系统并非如此，本系统经过仔细策划并将所有步骤通过技术处理联系在一起，尽量减少延迟，使这些流程都可以同时发生，而非像现在这样按顺序发生。

出院患者要在30分钟内完成。收治入院的患者需在60分钟内进入护理单元病床。当然，也有例外——高峰期的交通事故可能需要多名医生处理——但大多数患者可直接离开医院。找到使用"一体式流程"的方法来处理这些直接离开医院的患者，将大幅改善急诊科的效能。

通过简易的方法加快出院及护理单元床位内务管理，这可以缓解急诊科患者拥挤的状况。可以授权分诊护士为可能骨折的患者预约X线片检查，而不需要医生参与预约，这可以加快患者的诊断和治疗。在外伤发生率最高的时间段（高峰时间及周五/周六晚上）安排放射科医生值班，可以加速急诊科诊疗。预先准备好常见的分诊套件可以加速治疗。

3. 5个工作日内缩短患者入院至行球囊扩张术的时间

在美国麻省大学纪念医院（UMass Memorial Healthcare）的急诊科，心脏导管检查患者从入院至进行球囊扩张术（Door-to-Balloon, D2B或DTB）的时间从2004年的180分钟降至60分钟以内。为了优化D2B时间，医院衡量和优化了4个关键步骤：①完成心电图；②收集诊断所需数据；③确定诊断；④决定进行球囊扩张术。患者入院至进行心电图检查的时间缩短至1～2分钟，这使急诊科医生可以待在诊室里进行诊断、做出决定，并向手术小组发出呼叫。值班小组至少安排一名能够在20分钟内到达医院的医务人员。值班小组可将D2B时间缩短5分钟。从救护车到急诊科的电子心电图传输缩短了额外的延迟，从而使患者可以绕过急诊科，直接去心脏导管室，这将D2B时间缩短至50分钟以内。这些改变将急性心肌梗死（acute myocardial infarction, AMI）死亡率降低至11.7%，明显低于美国平均水平的16.6%。

D2B的时间经验可以被应用于缩短血管手术中患者入院到切开的时间，以及充血性心力衰竭患者入院到接受利尿治疗的时间。

至2002年，弗吉尼亚州16家医院D2B时间降至90分钟内的比例从37%上升至75%，导管并发症从3%降至1.4%，截至2006年，PCI并发症从4.4%降至2.5%。

4. 5个工作日内加快手术室运转

哥本哈根大学医院（Copenhagen University Hospital）希望缩短手术时间。改善小组发现，大部分时间（60分钟以上）被浪费在以下事项中：

- 确认患者是否从外科医生那里获得了所需的信息（10分钟）。
- 打开一次性无菌物品（30分钟）。
- 等待缺少的设备就位（每台手术5次）。

- 等待患者恢复知觉进而转移至病房（20 分钟）。
- 等待患者转移至病房（10 分钟）。

经过一些基本的分析后，改善小组实施了以下对策，节省了 60 分钟：

- 当患者被告知进行手术时，外科医生在患者的腕带上画上一个"X"，同时允许麻醉医生开始麻醉。
- 预先准备好一次性无菌物品，而非单独为每一名患者准备，该措施可节省 2 名护士和 30 分钟。
- 使用标准核对清单，确保所有材料在手术开始前都已经到位。
- 调节麻醉深度，使患者在手术结束后即可清醒。
- 医院护理人员立即将患者送至病房。

SSM 医院手术室的周转时间从 30 分钟降至 15.8 分钟。

5. 5 个工作日内加快医学影像检查运转

北岸大学医院（North Shore University Hospital）希望提高 CT 扫描的患者数量，以减少患者住院时间，提高患者满意度。该检查的平均周转时间（turnaround time，TAT）为 20.7 小时（8 ～ 34 小时）。改进的目标是多长时间呢？答案是 16 小时。确定存在问题的领域包括：

- 人工调度过程存在问题，导致护理部打来电话。
- 造影剂的准备和移送耗时。
- CT 技术员走到专用打印机旁费时（每天 6480 步）。
- 转运人员不足及步行费时（每天 432 步）。

对这些不同的问题进行分析后，改善小组实施了以下几个对策：

- 专用打印机搬至两个 CT 扫描仪之间，每天可节省不必要的行走（6000 步）。
- 分配专门 CT 转运人员。
- 制作影像科 Excel 安排表，并且允许护理人员查看该安排表（这减少了电话问询，以及因患者准备不充分或不在造成的取消）。
- 弹性使用安排表，为加急预约预留空间，"拉动"系统可以调整患者的转运和扫描，进而使加急预约影像检查可以顺利进行。
- 将造影剂的准备分配给夜班，造影剂准备完成后冷藏保存，在上午转运住院患者的过程中交付。
- 一台 CT 扫描仪专门用于做复杂的检查，另一台专门进行常规大批量的检查，这样可以最大限度增加患者检查量。
- 工作人员按照需求进行调整。

结果

- 平均 TAT 从 20.7 小时降至 6.45 小时。
- 每个月额外增加 200 例住院患者的 CT 扫描。

- 每个月额外增加 60 例门诊患者的 CT 扫描。
- 调整后收入额外增加了 375 000 美元。
- 由于准备不充分造成的取消从 30.6% 降至 22.7%。

在牛顿 – 韦尔斯利医院（Newton–Wellesley Hospital），放射科周转时间是 45 分钟。在检查患者就诊流程和技术人员工作流程后，医院发现，技术人员花费大量时间四处走动。通过重新设计工作流程，周转时间降至 25 分钟，这使得本来计划增加一台 50 万美元的 X 光机变得不必要了。

麻省总医院（Massachusetts Genera Hospital）做了一些分析后，认为医院内的质子射线设备检查将被预约满，因为医院分析发现，通过在同一天对需要麻醉的患者进行分组，并在当天安排一名麻醉师，检查量从每天的 29 例患者增加到了 39 例患者，增加了 33%。

6. 5个工作日内加快实验室检查流程

> 在一家大型医院，仅通过减少运送批量，实验室检查结果返回病房的响应时间就降低了 10 倍。原来，运送批量是由运送托盘的大小决定的。
>
> ——BOAZ RONEN

一个 267 平方米（2400 平方英尺）的医院实验室希望缩短周转时间，他们通过这项措施可以减少急诊科的周转时间并减少护理单元患者的住院时间。医院通过使用计步器，追踪调查实验室工作人员的步行时间，该调查为期一周。医院运用 5S 分析法［整理（Sort）、整顿（Straighten）、清扫（Shine）、标准（Standard）、维持（Sustain）］，在 4 小时内清理了 10 年里处于杂乱状态的区域（图 1.1），然后在 2 小时内绘制了价值流图并以意大利面条图（简称"意面图"）形式呈现（图 1.2），且在 2 小时后重新设计了工作流程（图 1.3）。

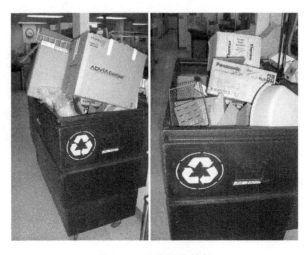

图 1.1　5S 实验室垃圾

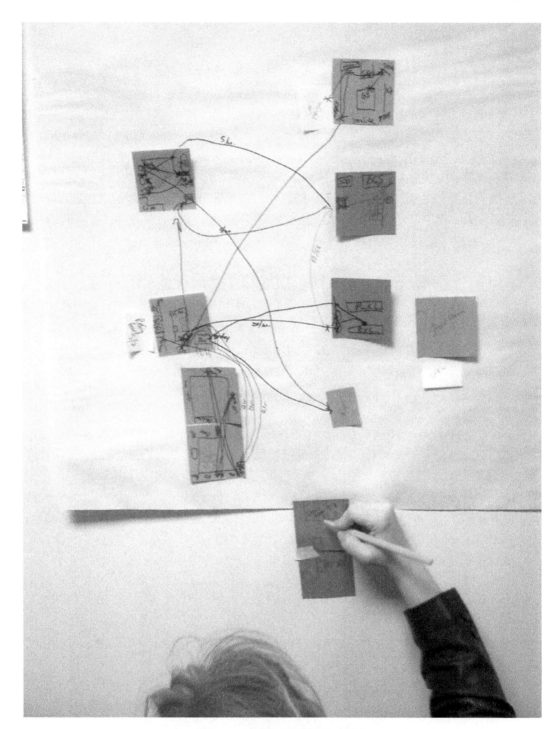

图1.2 实验室原始意大利面条图

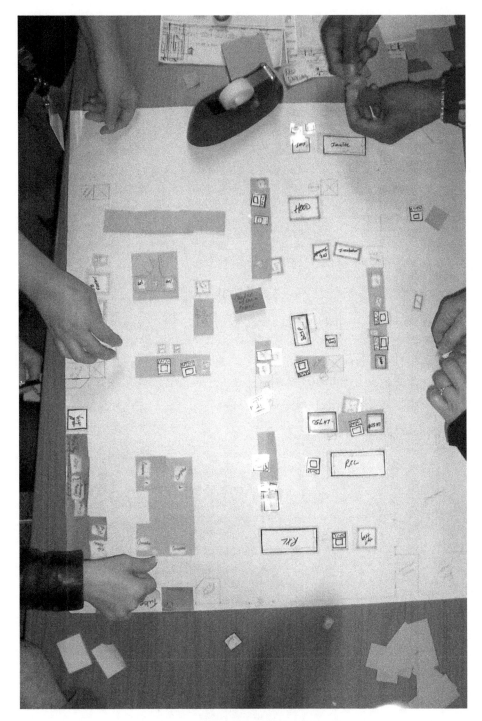

图 1.3 重新设计实验室工作流程

通过使用便利贴和挂图，实验室团队能够重新整合实验室，该措施实现了：

■ 员工移动减少了 54%（目标是 30%）。

■ 占地面积减少了 17%（目标 10%）。

■ 采血工作人员行程减少了 55%［6430 米（21 096 英尺，约 4 英里），约 1.5 全时当量（full time equivalent，FTE）]。

■ 技术人员行程减少了 40%［702 米（2304 英尺），三班制 0.15 FTE]。

■ 55% 的样本行程减少了 55%［70 226 米（23 400 英尺），每 24 小时有 7 小时的延迟]。

某些改变措施可以立即执行；其他改变措施需要协调移动机械和重新校准。通过不到两天的努力，该实验室效率显著增加。点击网址 www.qimacros.com/webinars/webinar-dates.html，注册后可免费参加一项精益六西格玛医疗保健网络研讨会，进而可以了解更多医院实验室精益项目。

丹佛医疗重新安排了实验室的工作站和设备，经测试后发现，周转时间缩短了 25%，并节省了 88 000 美元。总体而言，自 2005 年开始实行精益医疗，丹佛医疗开源节流，节省了 5400 万美元。

7. 5 个工作日内加快护理单元流程

精益医疗在护理单元也会产生同样的效益。护士原本必须走很远才能拿到所需物品。一个重新设计的护理单元缩短了 67% 的行走时间，进而提高了患者的满意度、护理的满意度及临床结果。在几天的时间内该单元工作效率得到了显著提高。

此外，护士在换班之前会犹豫是否收治患者，医生在不同的时间查房，下达命令后一段时间内无人执行，患者出院却没有家庭成员来接走他们，这些问题造成了多重延迟。

> 怎样才能解决这个问题呢？
> 消除延迟。

8. 案例研究：弗吉尼亚 – 梅森医学中心

> 现在人们普遍认为医院是危险场所，如果可能的话人们会尽量避免进入医院。医院中会出现各种情况，院内感染风险高、再入院率高，以及用药错误也经常发生。每年美国医院医疗成本数千亿美元，另外，当医院给患者造成大量损害时，会浪费至少数百亿美元。
> ——CHARLES KENNY

Donald Berwick 博士曾说过，医疗保健存在大量缺陷，成本很高，且医疗过程中会出现大量问题，为了解决这些问题，2000 年，弗吉尼亚 – 梅森医学中心（Virginia Mason Medical Center，VMMC）开始采取措施，且每年都取得了进展。

变化

1999 年医学研究所（Institution of Medicine，IOM）的报告 *To Err Es Human* 表明，美国浪费了 1/3 的医疗保健支出，然而，人非圣贤孰能无过，VMMC 的首席执行官 Dr.Gary Kaplan 认为，是时候采取系统的措施以达到预期效果。

- 护士用于护理患者的时间从 35% 提高到 90%。
- 1998—1999 年，VMMC 处于亏损状态，而现在 VMMC 每年都在盈利。2009 年，VMMC 实现了 5.9% 的运营利润，价值 4700 万美元。
- 4 间手术室的手术量从每周 100 台增加到 140 台。
- 责任保险费用下降了 74%。
- 门诊医生每天可以处理 25 ～ 28 例患者，而之前则不到 21 例。

VMMC 的领导团队多次前往日本研究丰田生产系统（Toyota Production System，TPS）。Diane Miller 离开时表示她看到的任何东西都可以应用在医疗领域。我发现有些人会认为"精益理念仅适用于制造业"。这种观点肯定是错误的！精益理念适用于所有类型的行业。VMMC 采用 TPS 来创建弗吉尼亚 – 梅森生产系统（Virginia Mason Production System，VMPS）。

VMMC 的领导团队也从日本带回了新思想。一位老师看到医院的布局后，对所有候诊区进行了询问。他说："您有 100 个候诊区，而患者却要平均等待 45 分钟才能见到医生，您不感到羞愧吗？"领导小组立即意识到等候室不是患者的问题，而是医院的问题。候诊室里的人太多会降低医生和患者的效率。

最近，我带妻子去做手术。医院要求我们在凌晨 5：30 到达，所以我们在 4：30 起床并开车去了医院。罗斯医疗中心（Rose Medical Center）的外科候诊室非常庞大。2 小时后，一位护士带我的妻子进入另一个房间准备她的手术。如果在 7：30 之前医院不需要我们过去，请不要让我们提前 2 小时到达。我的妻子本可以睡觉的。

关键工具

VMPS 中最常用的工具是：

- 价值流图（value-stream mapping，VSM），用以暴露所有进程中的延迟、不必要的等待时间和其他浪费。消除延迟可以将患者住院时间减少 1 ～ 2 天（患者管理价值流图绘制视频请见：www.qimacros.com/Moneybelt/lean-value-stream-map-patient-scheduling.html）。
- 采用防错技术，避免医疗差错。
- 规范每位员工的工作，提高质量，减少护理交接中的缺陷与差错。

VMPS 概念中的关键部分

- 员工不是问题所在，系统才是关键。医疗保健服务系统允许甚至鼓励员工犯错误。但当系统已采取防错措施时，员工就不能犯错误了。
- 在提高速度、质量和盈利能力的同时减少浪费。
- 走路是一种浪费。如果您能减少患者的移动距离，您就可以减少所有其他护理操作的移动距离，进而可以最大限度地提高效率。

快速流程改进研讨会

VMMC 使用快速流程改进研讨会（rapid process-improvement workshop，RPIW）以分析和减少浪费。其成功经验包括：

- 早期的 RPIW 分析了癌症患者接受化疗和放疗的过程，患者必须前往多个楼层的多个位置（实验室、放射科、诊所、输液中心和放疗科）。他们几乎花了整整一天的时间，步行距离相当于两个足球场跑道的长度。在 RPIW 期间，一名护士说："我们应当重新设计，如此我们可以把所有东西带给患者，而非让患者在医疗中心周围来回跑。"
- 团队设计了一个癌症中心，这里的患者拥有舒适的房间，并可以得到周到的护理。这项改进措施使患者在 VMMC 接受诊疗的时间缩短了一半，但并未影响护理质量。新的设计减少了等待和准备的时间，用于患者的诊疗时间。患者行走步数从 564 减少到 181。患者满意度从 70% 攀升至 90%。员工满意度攀升至 90%。新设计的中心每年可增加 1100 例患者，而人员配置并没有增加，因此收入增加。
- 腹腔镜团队调整后，使外科手术器械数量从 74 个减少到 54 个，这使患者等待时间缩短了 69%，每年节省了 26 880 美元。
- 外科团队重新设计了麻醉车，他们安装了隔板，使所有物品的位置一目了然。如果发现空缺就可明确知晓缺少的物品和工具。
- 门诊患者的预约延迟时间长达 47 天，等待时间为 45 分钟。医生必须花一半的时间离开检查室去寻找用品。现在患者不用等待就可以见到医生，这种改善完全消除了长达 47 天 45 分钟的等待时间。这就是精益理念对医疗保健的影响。

诊疗暂停系统：患者安全警报

VMMC 借鉴了 TPS 的某些技术，其目的是在患者安全受到威胁时可以停止诊疗。VMMC 有 5000 名员工，每一位员工都可以使用患者安全警报（patient safety alert，PSA）来停止诊疗。截至 2011 年，他们一共使用了 15 000 个患者安全警报。因此，从 2007—2008 年，责任保险下降了 26%，第二年又下降了 12%。高级副总裁 Cathie Furman（分管产品质量与一致性）说："我们提供的警报数量与责任保险费用之间存在直接关联。随着患者安全警报数量的增加，索赔和诉讼数量也呈下降趋势。"

最初，医院大多数员工认为他们会因报告医疗错误而受到惩罚。医院员工曾报告过错误，但并没有人采取任何措施，因此他们不再报告错误。这种情况慢慢发生了转变，转折事件之一是一位医生要求一位肿瘤科护士开始对患者进行化学治疗，但该患者还有两项必要的检查未完成，这位肿瘤科护士给 PSA 打去了电话。医生指责了这位护士，但领导团队 100% 支持她。当然，这在 VMPS 之前是闻所未闻的。PSA 系统的开放性使医疗事故诉讼和保险费用减少了 74%。

门诊手术护理

2007 年，VMMC 缺乏手术室（operating room，OR）。他们使用 VMPS 重新设计了手

术室，简化和理顺了整个流程的每个步骤。其中第一个要素是减少手术室布置步骤。该团队将内部（手术室内）与外部流程分开。

不同的准备床和手术床导致患者存在大量不必要的移动。因此，该团队设置了一张可同时用于手术准备、手术和术后恢复的手术床。这项改变减少了 OR 中的内部布置时间。

手术器械后置台也会浪费手术室里的时间，因此研究小组设计了一个独立但相邻的无菌前室，为下一次手术做准备。当手术室整理完毕后，手术器械后置台也立即更换。这也减少了每个 OR 的内部布置时间。

断开和重新连接监控设备和其他设备需要消耗时间。该团队选择了一种即插即用的模块设备，当患者从准备室转入手术室再转到恢复室时，该模块设备可以轻松地与患者连接和断开。这种模块设备像笔记本电脑的扩展坞一样，它可以进一步缩短布置时间。

这些变化将手术次数从每天 5 次增加到 7 次，将患者布置时间从 30 分钟减少到 15 分钟，并将手术准备时间从 106 分钟减少到 85 分钟。它还将患者的出行距离减少了 82%，并将流程时间减少了 40%。

普通内科

虽然 VMMC 表现良好，但普通内科（general internal medicine，GIM）的布置效果不佳，存在大量漏洞和技术缺陷。患者经常会等待 45 分钟。

诊所的意面图分析表明，医生从办公室到检查室来回需要走 9.14 ～ 12.1 米（30 ～ 40 英尺），这增加了患者的等待时间。

在一个周末内，该团队使用 5S 重组了所有的检查室（52 个）。他们使用容器收纳所有物品，然后放置在每个检查室内同一地点，这样医务人员就不用再去每个检查室寻找物品了。

该团队让医疗助理（medical assistant，MA）负责整体流程并增加流量站，以便立即记录患者就诊情况并安排患者所需服务。该团队选择了两名医生领导这项工作。该团队的成功引起了其他医生的重视。

转型后，患者候诊时只需等待几分钟。医生从流动站到检查室无缝穿梭。医生访问率从 30% 增加到 70%。每年患者从 2800 例增加到 4000 例。实验室周转时间从 2 周减少到 2 天。所有这些改进也减少了患者的来电。

在财务方面，GIM 从三十年来的亏损变成了盈利。

住院护理

美国护士与患者在一起的时间仅占其工作时间的 1/3，其余的时间用于寻找物资。他们大部分时间用于准备以下 7 种物品：预装盐水和 5-cc 注射器（无针头）、胶带、标本容器、口腔拭子、无帽注射器和袜套。

RPIW 团队让一家塑料制造商为这些供应品设计了一种透明的塑料壁挂式容器。医务人员每天对其进行补给。同样的方法也适用于床单，它可以使每个房间都发生新的变化。

RPIW 团队还分析了班次变更报告和交接流程。医务人员之前在会议室进行班次变更报告和交接，而非在患者床边，这个流程需要 45 ～ 60 分钟。医务人员在交接或报告时，会有大量呼叫铃需要回应，接班的护士可能需要 2 小时或更长时间才能查看完每个患者。VMMC 改为床边报告和交接，这样患者和家属能够知道患者的病情，并能大大减少交接的时间。

护士们原本会在交接班的时候批量处理文件，现在可以在室内使用移动电脑单个处理这些文件。这提高了图表的准确性并减少了白天加班时间。

该团队还使用 5S 建立了"所有物品都在其应在位置"的制度。该制度将现有的物资搜索转化为一个易于访问的系统。

VMMC 还制定了一项新标准，他们要求护士在患者存在危险时随时致电医疗急救队（medical emergency team，MET，在其他地方称为快速反应小组）。随着 MET 呼叫的增加，不必要的准则减少了。

该团队还实施了每小时一次的护士训练。他们开始将呼叫灯视为一种缺陷，即一种由于护理人员未能预测和响应患者需求造成的缺陷。

在采取所有这些改变之后，护士将 90% 的时间花在患者身上。护士行走路程从每天 5.0 英里减少到 0.6 英里，这些改变节省了不必要的行走时间，并且减少了患者半天的住院天数。这些改变不但使患者更安全，还增加了医院的住院量。

但上述措施维持起来较为困难，并且需要人们持续关注，才能实现其普遍应用。领导团队需要分析各种问题，例如，为何没有持续改进或应如何解决问题。

保险公司和企业也是服务对象

2004 年，由于 VMMC 成本较高，交货时间较长，Aetna 考虑放弃 VMMC 的货物供应，如 Starbucks、Costco 和 Alaska Airlines。VMMC 意识到不仅应将患者视为客户，还应将保险公司及患者所在的公司视为客户。

VMMC 开始听取客户的意见。Starbucks 在背痛治疗方面存在费用和拖延的问题，他们回复电话时较慢，客户通常需要等待 45 天才能完成预约。到那时，背痛治疗时间增加，并且花费也增加。

保险公司、其他公司和 VMMC 组成了 RPIW 团队，他们使用价值流图（图 1.4）来分析和解决这些类型投诉。处理的第一步是区分无并发症背痛和复杂性背痛，该步骤非常重要。无并发症背痛占患者问题的 80%，可由物理治疗师直接治疗。复杂性背痛需要医生和外科医生的诊疗。

现有的诊疗过程中，所有患者都是由医生诊断的，即使患者的症状不需要再次检查、检查的意义较小或者无意义，他们通常也会预约 1200 美元的 MRI。并且"不只是 MRI 没有价值"，能提供价值的唯一证据是物理治疗。

RPIW 决定将预约设定就诊当天，这样可以减少不必要的预约。患者首先与物理治疗师会面，医生会与物理治疗师一起将无并发症背痛患者与复杂性背痛患者分开。无并发症背痛患者（10 例患者中的 8 例）将立即接受物理治疗。复杂性背痛患者将根据需要进行影像学检查和其他检查。

实施将预约设定在就诊当天的政策共花费了 3 个月。"最困难的部分是说服医生，让他们认识到没有积压事件是一件很好的事"。物理治疗师可以解决简单的背部疼痛，而医生则将他们的技能集中在复杂性背部疼痛上。由于预约无等待，VMMC平均用4天的物理治疗解决患者的背部疼痛问题，这远低于美国的平均水平11天。此外，94%的患者在就诊当天或第二天重返工作岗位。这降低了Starbucks的成本，使患者数量增加了1倍，并提高了患者的满意度。

医生们习惯于不断安排MRI，因此信息技术（information technology，IT）部门采取了一项措施，这项措施可以在医生没有足够证据表明患者需要行MRI检查时，阻止医生安排患者进行检查。MRI使用率从43%降至8%。

大多数医院担心，如果他们降低护理成本，他们将无法实现财务目标。VMMC发现，通过围绕患者、保险公司和其他公司的需求组织其工作，他们的利润率是既往工作模式的3倍。

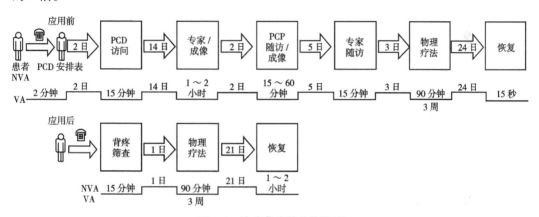

图1.4 治疗背痛的价值流图

技能 – 任务调整

在柯克兰诊所（Kirkland clinic）的初级保健中心，有两种类型的护理：直接护理（与患者一起的护理）和间接护理（所有的护理）。对患者的间接护理需要花费大量时间。医生经常会将这项工作推迟到每天结束的时候，并因此导致其错过与家人在一起的时间。RPIW重新设计了一项工作流程，医务人员可以在患者进入流动站就诊的2～3分钟内用MA处理间接护理（这是TPS的整体式流程中的一部分）。

在早期的系统中，护士和MA利用不充分。在新的流程系统中，技能与任务保持一致，护士可以在医生检查之前启动实验室检查。MA可以直接和间接辅助护理。

新的系统中存在3个MA电话，呼叫者可以立即接收他们所需的医疗信息，而不用等待临床医生的回电。50%的患者完全由MA治疗。这减少了每周1000次的重复呼叫。流动站也有助于提高利润。一个由5名医生组成的小组在一年内从每年损失30万美元变为每年盈利11.2万美元。

通过放弃自主权，"医生可以自由提升自身最擅长的工作，并可以直接减少休息时间的浪费"。所有医生每天都可以看到21～22例患者，并且可以准时回家，剩余的工作也会很少。在实施流动站后，大量提供者每天能够接诊25～28例患者。整体式流程操作也提高了护理质量。

2009 年，柯克兰诊所为该流程构建了新设施。新设施中没有候诊室。患者可以办理登记手续并获得自助卡，这使患者跳过了候诊室。MA 可在几秒钟内找到患者并完成室内流程。如果在室内流程完成后 5 分钟内医生没有进入，则系统会呼叫医生。

所有耗材都通过房间柜子的背面进行补给。这样进行补给时不会影响患者及提供者。

文化

VMMC 首席执行官 Gary Kaplan 说："傲慢是一种障碍，美国人傲慢的基因已经传承了几代。医生毕业于医学院，他们期望具有自主权，VMPS 要求他们进行标准化工作，临床医生则称之为'食谱医学'，医生大都会对自己的工作持怀疑态度。"但从价值流图及仔细分析发现，80% 的患者病情较为简单，医生可以通过标准化工作轻松处理这些患者；另外 20% 的患者需要更专业的解决方案。Gary Kaplan 认为，为了达到预期的效果，VMMC 需要"与医生达成明确的新协议"。

另一项障碍是自满，即认为一切都运作良好，尝试任何形式的持续改变将是压倒性和破坏性的。

最初，大量员工专注于对 VMPS 的批评，而不重视他们的发现。更多人希望他们失败而非成功。

有些人选择了离开，而不去进行改变。

领悟

> 大量医疗保健领域的专家可以做一些了不起的事情，在出现问题的那一天拯救世界，他们能够处理危机，因此他们都处于领导地位。但我们不希望发生危机。我们希望系统和标准化工作能够预防危机出现。成功不取决于英雄的个人行为，而是取决于整体。
>
> ——SARAH PATTERSON

- 医疗保健服务从以医生为中心转变为以患者为中心，这种转变是优化成本、质量和利润的关键。这也会是人们做过最艰难的事情。
- Gary Kaplan 说："傲慢和自满的解药是了解工作现状。当您看到现实的价值流图时，您既不能自满，也不能傲慢。"
- 将保险公司作为客户，并根据他们的需求进一步优化交流。在付款人和提供者之间协调对改善工作并提高效率至关重要。
- 持续消除浪费。走路是浪费，患者的运输是浪费，供应的运输也是浪费。消除不必要的移动，以及人员和物资的等待。
- 实现标准化工作流程。做这项工作的人必须创造工作标准。"当人们觉得他们在变革中有发言权时，这就不再是多么困难的事"。
- 任务－技能调整对于提高生产力至关重要。应使临床医生的技能与手头的任务保持一致。不要让医生去做文书、护士或 MA 的工作。让 MA 帮助医生实现文档的即时编辑。不要让护士做非护理的工作。与 VMMC 在脊柱中心的发现相似的是，物理治疗师能对背部疼痛做出最好的反应。

■ 人满为患的候诊室是重要的浪费标志，这是以医生为中心的文化导致的。护士呼叫灯体现了医疗工作的不足，患者的等待时间是一种浪费。临床医生不必要的行走也是一种浪费。传统智慧可能是实现预期结果的障碍，无论您在哪里发现了它，都要对它进行质疑。

■ 总成本的1/3都是浪费。矛盾的是，消除这些费用将增加利润，并提高患者和临床医生的满意度。当您的医院比邻近医院更优、更快、更价廉时，您将获得更多患者，临床医生能把更多时间用于患者的诊疗，患者也将更迅速地获得更优的结果。

■ 创建"视觉性工作场所，让所有人知道每时每刻都发生了什么"。

9. 使医疗保健更优、更快、更价廉的简单步骤

（1）离开办公室（工作现场），了解事情是如何运作的。
（2）问5次"为什么？"，以确定并消除根本原因。
（3）营造紧迫感。
（4）保持患者流量的跨功能视图。
（5）记住"浪费就是敌人"。
好消息是您可以从今天开始；坏消息是您永远不会完成。

10. 您并未真正了解问题的所在

每个科室——急诊科、重症监护病房、内科/外科护理楼层、放射科、实验室、保洁部门、床位管理部门等都认为自己已经尽了最大努力。每个工作人员都在努力工作，每个工作人员都想做好本职工作，每个工作人员都希望为患者服务，但是……

观察1：患者在大多数时间里是处于空闲状态

> 规则1：停止关注您的临床医务人员。开始注意患者，因为在总的周转时间里，患者在每小时里有57分钟处于空闲状态。

患者的在院时间并不会突然增加。空闲时间是以10分钟至15分钟再至30分钟的间隔规律增加的。

■ 为什么呢？因为患者处于空闲状态，他们需要等待其诊断或治疗的下一个步骤。
■ 为什么患者在等待？因为他或她的就诊步骤不连贯，存在延迟。
■ 为什么步骤不连贯？因为没有人测量和监测步骤之间的时间。

每个人都知道完成自己的工作需要多长时间。在床位管理中，假定有一个可用床位，分配这个床位需要5～10分钟。运送一个患者到床位上需要15～20分钟。保洁

人员清洁一张重症监护病房或者内科／外科病床需要 22 分钟。急诊科分诊护士评估患者只需要几分钟的时间。急诊科医生检查患者只需要几分钟的时间。但是，没有人知道每个步骤之间拖延了多长时间。

> 规则 2：开始测量患者诊疗过程中各步骤之间的延迟，这是患者住院时间增加及满意度下降的原因。

观察 2：走动是浪费

任何一个医生、护士或者技师因为走动而花费的时间都是一种浪费。减少工作人员走动的距离有助于提高患者的满意度和诊疗结果。

观察 3：速度对于患者满意度至关重要

不幸的是，当前医院管理实践并不鼓励加快患者周转。工作人员担心，如果患者周转过快，空床会增加，护士会失业。护士像大家一样需要收入，所以他们认为如果减少患者延迟，那么他们的实际收入也会减少。

然而与罗伯特·伍德·约翰逊医院的发现相似的是，患者周转速度的增加创造了更多的就业机会，而非减少了就业。患者非常聪明，他们可以区分出医院的快慢。

一些临床工作人员认为，加速患者周转意味着使临床医生工作得更快或者更辛苦。但是加速患者周转与临床医生关系不大；加速患者周转是通过重新组织工作来实现患者周转速度的增加。

临床工作人员还担心，"欲速则不达"，即周转速度增加将导致诊疗效果下降，但是只有当临床医生忙不迭时才会发生这种情况。加速患者周转并不是让医生加速；而是侧重于让患者加速。减少患者治疗步骤之间的延迟实际上会给临床医生更多的时间处理患者，而不会减少时间。

当患者接受一个无缝交互诊疗时，医生将花费更少的时间去了解先前步骤发生了什么（例如，读取图表或反复询问同一问题），他有更多的时间与患者沟通。结果：提高了患者的满意度。

对患者进行无缝交互诊疗也可防止遗漏某一步骤或者重复某一步骤。简单地减少延迟将削减 50% 的错误。结果：减少了医疗错误并改善了患者的治疗效果。

11. 接受 Domino 挑战

Domino 向顾客保证，他们可以在 30 分钟内做出比萨饼，并送货到客户家中，超时后将免单。这种模式开启了顾客期望的革命性转变。谷歌可以立刻找到您想搜索的东西，并且通常它是免费的。顾客过去想要更优、更快、更经济的产品和服务；现在顾客希望所有的产品都是免费且完美的，这其中也包括医疗保健服务。

这种顾客期望的转变也冲击着医院。罗伯特·伍德·约翰逊医院可以向患者保证进门见到医生的时间，您可能也会考虑设置同一类型的目标：

- 在急诊科，从进门到见到医生的时间为 30 分钟。
- 从发出"床位需求"到患者躺在病床上的时间为 30 分钟。
- 从预约常规实验室检查 / 放射检查到进行检查的时间为 30 分钟。
- 从预约出院到患者出院的时间为 30 分钟。
- 病房或者手术室清洁的时间为 30 分钟。

12. 工作日内如何加快医院的速度

虽然本书的研究案例提供了一些建设性的意见，但是大多数临床工作人员都不会采取改善措施，除非他们自己也参与了改善计划的设计。

如果改善措施有助于帮助患者或提供者，则它具有可行性

医疗保健专业人员可行的改善措施包括：
- 提高患者的安全和满意度。
- 提高护理质量。
- 降低引导或周转时间。
- 提高效率且不影响患者的治疗效果。
- 减少医疗差错。

如何在工作日内加快医院的速度？

> 提高医护质量可能意味着要向一个基本信念发起挑战：每个患者
> 都是独一无二的，医生必须对每个病例都进行个性化诊疗。
>
> ——CMO DR. LOREN H. ROTH

（1）组建一个团队，这个团队的成员相信患者的周转是可以加快的（如急诊科医生、急诊科护士、急诊科收费人员，以及急诊科入院部）。有些人不相信这一点；不相信这一点的人对团队无益。团队不需要持怀疑态度的人。

（2）前期准备。使用计步器来收集临床医生的行走数据。使用控制图展示医生每天的走动距离，使用柱状图展示医生每周的走动距离。识别和采集患者在诊疗中各步骤之间的"等待时间"。同样使用控制图和柱状图分析这些数据。

（3）辅助人员接受培训后，有助于帮助团队确定重大延误，并可以使用工具确定人或物资的不必要移动，他们使用的工具包括价值流图和意面图。团队确定可能解决这些问题的对策。

（4）实施对策，并检测结果。
- 立即实施以流程为导向的改进措施。
- 立即将机器或者设备放置在更方便的位置。
- 项目管理复杂化变更（如信息技术化、硬件改动、设置设计等）。

（5）验证对策是否真正减少周转时间（有时对策不能达到目的）。

（6）规范改进的方法和程序，使之成为一种长期的工作方式。

（7）测量和监测周转时间，以确保其达到最佳效果。

加快医疗保健的简单步骤

我们花很短的时间就能达到显著的改善效果。在几天时间内，使用便利贴和保持团队的积极性可以使流程加快 50% ~ 90%，因为这些措施消除了不必要的延迟。

患者获得医疗服务的时间缩短意味疗效更优和错误更少。是不是应该加快医疗服务过程，提高患者的满意度？

第二章　精益医疗加速患者周转

医学教育工作者必须开始教育未来的医生如何更优地创造、改善和管理相应的流程和系统。

——CLAYTON M. CHRISTENSEN

在患者从入院到出院的整个过程中，患者流动极其缓慢，这可能会延误治疗，造成医疗差错和不良后果。精益医疗可减少和优化患者流动，进而获得最佳的生产力、盈利能力和治疗效果，精益医疗可以在不增加资源的情况下有效地消除瓶颈。

如果您曾经去过伦敦，乘坐过伦敦著名的地铁，您可能会看到这样的标识："注意间隙"（图 2.1）。标识的设计可以防止旅客扭伤脚踝，我认为这个想法也适用于精益思维。

图 2.1　注意间隙

1. 注意间隙

在这里，我的意思是：举起您的手，将手指岔开。您看到了什么？最有可能吸引到您的是您的手指，而非它们之间的间隙。这是大多数人看待改进过程的方式——主要是观察人们的工作，而非观察人们（在完成两项）工作之间的间隔。

当您的视线离开员工，转移到整个医疗过程中患者、产品或服务之上时，您很快就会发现，在过程中每个步骤之间有着巨大的间隙。您会发现在每个步骤之间会堆积大量的工作，这只会导致延迟增加——一个更大的差距。

周转时间的问题在于手指的间隙，而非手指。您可以让您的员工增加工作速度，但您会发现，这常使您工作变得更缓慢，而非更快，因为每个步骤之间会堆积更多的工作，进而加大了间隙，而非缩小间隙。

2. 价值流图和意大利面条图

在伦敦地铁上，您常见的标志是地铁线路图（图2.2）。虽然它比典型的价值流图更加具有关联性，但您会发现图谱上车站都是相当小的，而车站之间的连接线是很长的。

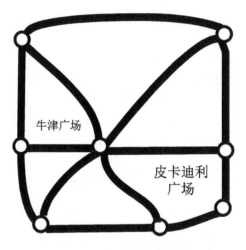

图2.2　伦敦地铁线路图

大多数流程的真实情况就是这样：用在两站之间的时间比在车站实际花费的时间要长得多。正如这张地图所显示，95% 的时间花费在了两站之间，而非在车站内。如果您想缩短为客户提供服务的时间，那么您需要留意间隙。

3. 如果他们能在博茨瓦纳取得成功

在美国质量协会世界大会上，我与来自博茨瓦纳的两名代表进行了交谈。他们利用精益思想来提醒间隙的存在，减少警察的响应时间。他们采用了世界卫生组织的标准，缩短了医疗保健的响应时间。如果他们能在博茨瓦纳做到这一点，那么您也可以在您的医院里做到这一点。

大多数医院对加速响应时间的最佳方式存在盲点。我们不应该让临床工作人员和管理人员加快工作速度。当没有理由忙碌的时候，不要再让您的员工忙碌。停止做患者要求之外的事。留意各步骤之间的时间。

如果您想增加医院的工作效率，请留意时间间隙。

最近，我的妻子头晕，她无法做任何事情，我带着她来到当地医院的急诊科就诊。以下是就诊经过：

（1）我为她挂完号——之后就开始等待。

（2）我们在登记处填写一些文件资料——然后继续等待。

（3）分诊护士为她测量了生命体征，并带领我们进入检查室——然后继续等待。

（4）医生进来了，听取了她的症状，并开具了几项检查——然后继续等待。

（5）采集了血液样本——然后继续等待。

（6）医生回来后，将问题诊断为内耳疾病，他要求使用美克洛嗪进行治疗并卧床休息。

（7）妻子穿好衣服，我们离开了医院——此时距离我们来到医院已经过去了 2 小时。

在这 2 小时中，我们与临床医生见面的总时间可能只有 6 分钟。血液检查实际上仅需要大约 10 分钟，但这个检查过程却花费了我们 1 小时的时间。从本质上说，在这 2 小时中，诊断和治疗所花费的时间只有 18 分钟。

可悲的是，传统急诊科更像是一个老式的装配生产线，患者从一个处理站去另一个处理站，并且堆积在他们需要等待的下一个科室之间。我 87 岁的母亲描述了她看病的经历，她表示这个经历"就像一盒玉米罐头在通过扫描仪检查"。

顾客在快餐店就餐时不喜欢等待，相似的是，患者也不喜欢等待。据 Press Ganey 公司统计，患者在急诊科的平均逗留时间大约是 4 小时，这个现象几十年来没有改变过。医生和护士已经习惯于这种低效率的过程，并认为这是他们能做到的最好状态。然而事实并非如此！

4. 快的淘汰慢的

罗伯特·伍德·约翰逊医院的急诊室是怎么做到别人认为不可能的事情呢？这所医院消除了诊疗流程之间的延迟。您可能会问，这怎么可能？其实这里面存在大量的机会：

■ 为什么需要挂号？为什么不能像您在机场那样，刷您的保险卡、驾驶证或者信用卡上的磁条呢？

■ 在患者等待检查结果的时候，如果我们能够在计算机上安置轮子（computers on wheel，COW），使其可以移动到患者身边，并收集必要的信息，那么为什么还需要设立登记处呢？

■ 如果轻巧的扫描仪可以直接读取患者驾驶证和保险卡的信息，并将其连接到患者的病史记录上，那为什么还要复印患者的驾驶证和保险卡呢？

■ 为什么需要分诊护士？为什么不能在每位患者达到时由有序的护士分别接待呢？

■ 当护士检查患者的生命体征时，医生是否可以采集患者的症状？为什么所有的事情都必须按顺序进行，而非并列进行？

■ 为什么要将样品送到实验室？护理点检测会变得越来越价廉，越来越简单。摩尔定律指出，每隔 18 个月，计算机性能就会翻倍而费用减半。在不久的未来，临床医生可以直接拿到他们所需的分析结果。

■ 有没有一种方法可以加快入院的办理和床位的分配？答案是肯定有的！

护理单元能否依据患者病情紧急情况及护患比例，"投标"式地将患者从急诊科接走？

■ 如果急诊科处于忙碌状态，护理单元可以运送患者吗？

让我们面对现实吧，医院不能让患者在急诊科入院，这样会导致患者分流，从而导致收入损失：

■ 每次急救车成本：6000美元或以上。
■ 每小时急救车次数：2次。
■ 心脏手术的患者：1/6来自急救车（10万美元以上）。

基于这些类型的数据（从您自己的角度看），分流3小时将花费医院13万美元，并且可能搭上患者的生命。而护理单元正尽可能地增加护患比例，这样可以节省部分资金，大量的资金已经流向了其他医院。当统计（占用率）超过80%时，分流的机会将迅速增加。

有些患者会在没有医务人员发现的情况下自行离开。如果候诊室看起来非常拥挤，会有许多人离开甚至不进入急诊科。

急诊科是医院的门面，每4例患者中会有1例接受过急诊救治。如果您真的想进入护理行业，那么您应要求自己提高工作效率。

受到速度影响的一些其他案例：

■ 对于心导管手术的患者，从进入医院到接受球囊扩张术（D2B）的时间要在90分钟以内。
■ 实验室的周转时间。
■ 影像检查的周转时间。
■ 出院周转时间。
■ 房间清洁。
■ 送饭。

5. 核心分数

Marcus Buckingham编写了一本 *One Thing You Need to Know*《您需要知道的一件事》，这本书有一部分是教您认识自己的"核心分数"。您需要了解自己业务中的核心部分。

监狱的核心分数

Buckingham采访了负责英国女王监狱的David Ramsbotham将军。将军说，他知道自己不能改变狱警。但为了改变现状，他必须改变他们衡量成功的方式：

■ 旧指标：逃犯数。
■ 新指标：累犯数。

旧指标是让囚犯在监狱里服刑，但Ramsbotham将军开始思考："设置监狱是为谁服务的？"答案是犯人。监狱的主要目的应该是服务于囚犯。我的意思是，当囚犯在监狱里时，我们必须为他们做一些事情，这样，当他被释放并重返社会之后，他可能就不会重新犯罪了。有了这个新目标，他让监狱发生了翻天覆地的变化。

医疗保健的核心分数

以往的医疗保健体系中，人们都是使用"结果"来衡量医疗保健的核心分数——即患者是否康复，但人们不会在意这个过程花费了多长时间。我逐渐相信，我们应使用速度来测量当今医疗保健的核心分数。

- 在急诊科，从进门到看到医生的时间不超过 30 分钟。
- 在急诊科停留的时间应控制在 1 小时以内。
- 对于入院的患者，急诊科到护士办公室的时间应控制在 30 分钟以内。
- 根据诊断结果，患者在急诊科停留的时间应控制在 2 ～ 3 天。
- 患者离开医院到转诊机构（患者转移）的时间应控制在 60 分钟以内。

目前，这些时间中大部分是以上描述的 2 ～ 4 倍长。在其他各个行业，患者习惯于在几分钟内接受服务。为什么在医疗保健行业中不能这样？当然，医疗保健需要考虑到患者安全，因此我们需要采用一些新的度量方式。

大多数人担心过快的治疗将导致更糟糕的结果，但如果您正确利用精益思想，情况正好相反。

6. 速度拯救生命

您可能还记得，为了"拯救生命"，人们将车速限制为 55 mph（译者注：mph 为英里／小时，也是大家俗称的"迈"，1 迈 =1.609 344 千米／小时）的时候。然而，美国 Cato 研究所进行了一项研究，该研究的发现正好相反：国道上的死亡率持续下降了35 年，但是不包括 1976—1980 年的时候（这期间限速是 55 mph）。在 1995 年车速限速提高之后，死亡率才降到历史最低水平。另外，它还减少了 40 万次的人身伤害。

此外，尚无证据表明，限速越高的州死亡率也会越高。在限速 65 ～ 75 mph 的州，死亡率下降了 12%。在限速 75 mph 的州，死亡率下降了 20%。医疗保健行业可能会有类似的改善效果。

患者安全警报

西雅图 VMMC 重视患者的安全和治疗质量，其口碑良好。2001 年，董事会开始自省，"什么才最适合我们的患者？"其首席执行官 Gary Kaplan 为医院的发展提供了大量建议。

我是一名精益六西格玛引领者，我发现，医疗保健单位通常会先询问，"什么是最适合我们医生的？"然后才进行自省，"什么是最适合我们患者的？"以医生为中心的模式会导致不必要的低效和错误。而以患者为中心的模式改变了医疗保健的提供方式。

VMMC 开始寻找质量控制的领导者，他们通过波音公司找到了丰田生产系统（Toyota Production System，TPS）——丰田持续专注于客户、质量和安全——VMMC 模仿丰田生产系统并创建了弗吉尼亚 – 梅森生产系统。Kaplan 说："当您发现并消除缺陷后，质量和安全性就会得到改善。"

2002 年，VMMC 领导赴日本观摩了丰田的一线生产线。他们看到了丰田的"停止生产线"概念，"停止生产线"允许所有员工在发现产品存在缺陷时，减缓或者停止生产，大家可以一起去查看问题发生的原因，并解决问题，这启发了 VMMC 领导："如果丰田是这样生产汽车的，那么我们是不是应该这样对待我们的患者？"

Kaplan 说："在传统制造业，他们让生产线持续运作，并在生产之后检查产品。在医疗保健行业采用这种传统做法会更糟糕。""两个月后，人们才会进行回顾性质量审计或图表审查，并且发现，早在两个月前就应改变某些事情"。

VMMC 创建了患者安全警报（Patient Safety Alert，PSA）系统，"每一名工作人员都是患者的安全检查员，某些进程或者情况可能会对患者造成伤害，他们都有权阻止这些进程或者情况的发生。截至 2009 年，我们已经有超过 14 000 个 PAS。虽然可能看起来有悖常理，但是我们认为，我们产生的 PAS 越多，医疗就会越安全"。为了鼓励 PAS，实现零缺陷，VMMC 有 3 个关键性期望：

- 报告错误的做法是安全的。
- 在报告错误后，错误将得到纠正。
- 那些报告错误的人员会得到称赞。

当出现 PSA 时，管理者和员工使用"5 个为什么"来诊断和防止问题再次发生。

那么，系统存在什么错误呢？Kaplan 说："现在有太多的住院医生和护理学生仍在学习（如果您足够努力，那么您就不会犯错误……）但我们知道这不是真的……平均每个人每天要犯 6 个错误。"试想一下，每天的人员配置数量乘以 6，每天将发生成千上万的错误。唯一的选择就是改变系统，避免这些错误。

"医疗保健行业缺陷率在 3% 以上"，Kaplan 说："其他行业都不能接受这样的比例。缺陷可以是从预约调度错误到手术错误中的任何一种。零是唯一可接受的缺陷概率。完美的护理必须是我们的目标。"

Cathie Furman 是质量和规范管理的高级副总裁，他问道："有哪一项简单的事情是每家医院或者诊所都可以实施，并可以使患者的安全得到显著改善的？"Kaplan 说："倾听员工……并让领导者走出自己的办公室。现地现物主义（Genchi Genbutsu）的意思是自己亲自去看看。"

Kaplan 说："如果我们能通过减少浪费并降低了成本，这就是 VMPS 的价值所在，我们实际上就是提高了质量。"大多数人觉得这有悖常理，但是如果您采用精益思想加速了过程，犯错误的机会就会减少，因此缺陷实际上会减少 50%。

观察：欲速则不达，但是速度创造质量。

请问您的医院是否实施 PSA 系统？是否让每一位员工、患者或者家属"报告"以"停止诊疗"，并立即进行改善？这要求：

- 领导层执行。
- 简洁、开放的报告。"为所有问题打开闸门"。
- 在组织收到"报警"后快速做出改变。

在 2003—2004 年，VMMC 的 PSAs 数量从 125 次增至 204 次，2005 年为 2450 次，

2006 年为 3315 次。我们需要时间使员工相信，报警会得到处理，其改进措施会纳入系统，尤其是护士和非临床的辅助科室人员，他们贡献了 2/3 的 PSAs。

精益原则：消除不必要的过程。

VMMC 还关注护理的适宜性。如果是患者不需要某项程序或治疗，那么不管它如何好，"它都不具有存在价值"，这种情况发生较为频繁。Robert Kelley 估计，40% 的医疗浪费是由于不必要的护理造成的。"每年医疗保健支出中有 2500 亿～3250 亿美元是为了防止医疗事故暴露而进行的不必要治疗"。"20%～50% 的高科技影像检查等本不应该进行，因为其对诊断疾病或者治疗并无意义"。

在如何保持收益并持续改进的问题上，Deming 表示："应在各级组织上保持目标的一致性。"Kaplan 说："愿意倾听患者的心声让我们持续前进。"

7. 您已经了解了精益思想

我想提示的是，您已经接触并理解了精益思想背后的概念。例如，很早之前，人们将厨房设计为准备食品的"精益单元"。冰箱、水槽、炉灶应该形成一个 V 形的工作单元。这个 V 越紧凑，厨师所需的移动越少。我的厨房如图 2.3 所示：我可以从冰箱拿出食物，在水槽洗净，在操作台切，在炉子上烹饪，然后送至隔壁房间的餐桌。这与大批量生产不同，大批量生产时，不同的料仓分别负责冷冻和冷藏食品、清洗、切、烹饪，通常每个步骤只有一个厨师负责。每顿饭的量都非常小，您永远不会一下子做出足够整个星期食用的饭菜。每周去超市购物可以补充所需的原材料，这些原材料的库存也是有限的。您是否曾注意到，大多数厨房恰恰就在车库旁？通过这种布局，每星期采购的杂货可以直接从车库进入厨房，所需要的移动距离也是最短的。您的厨房就是精益生产单元的缩影。

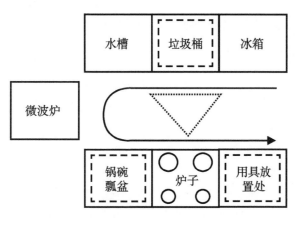

图 2.3　精益厨房布局

您如何利用从厨房得到的启发来设置您的工作场所（急诊科、手术室、实验室、放射科、护理单元、重症监护室和行政办公室）？

8. 速度的能量定律

并不是大的淘汰小的，而是快的淘汰慢的。

——JASON JENNINGS、LAURENCE HAUGHTON

运送产品或服务所花费的时间远远大于为产品或服务增值所花费的实际时间。大多数患者、产品和服务的工作时间只有每小时 3 分钟（增值）。为什么要花这么长时间？是因为延迟。患者、产品或服务在各个步骤之间的闲置时间（非增值）太长。

忙是懒惰的一种形式——懒惰思维和不加选择的行动。

——TIMOTHY FERRISS

3-57 规则（3-57 rule）：您的员工都很忙，但他们在每个小时里为每个患者提供服务的时间只有 3 分钟。您的患者每个小时需要等待 57 分钟。您应关注您的患者、产品或服务，而非看您的医生、护士或技师。

15-2-20 规则（15-2-20 rule）：当您将提供产品或服务所需的时间每小时减少 15 分钟时，您的生产力会加倍，成本也会降低 20%。我的经验是，如果可以将生产周期和周转时间每小时缩短 30 ～ 50 分钟，则生产效率就会提高，成本也会降低，且利润率的增加也将远远超过 15-2-20 规则。

3×2 规则（3×2 rule）：当您可以缩短关键任务流程（从进入医院到见到医生、从进入医院到检查、从进入医院到进行球囊扩张术）的周期时间时，您的经济增长率将是行业平均水平的 3 倍，您的利润率也会翻倍。这是一件好事，因为大多数公司发现，运用精益思想后，他们开展业务时只需要大约 2/3 的人力，但如果您的增长速度想要比这个行业快 3 倍，那么您将需要所有的员工来满足要求。

9. 速度效益

做任何事情总是有更优的方法。

——EMERSON

优化过程的最佳方式之一是尽可能找到并消除所有的延迟。虽然人们都很忙，但是顾客预约后会有 95% 的时间处于闲置状态——他们坐在队列中，等待下一位工作人员。延迟主要以 3 种方式发生：

- 同一过程中不同步骤之间的延迟。
- 浪费和返工所造成的延迟。
- 大批量造成的延迟（只有当该批次中最后一个项目完成了，第一项才可以继续进行下一个步骤。这在医疗保健行业并不少见）。

人们显然可以通过以下方法消除延迟：

- 消除步骤之间的延迟。
- 使用六西格玛技术，减少或消除导致浪费和返工的缺陷和变化。
- 缩小批量规模（如果可能的话缩小到 1）（例如，丰田在同一生产线上可同时产生多达 9 种不同型号的车，且每个产品都是定制的。在医疗保健行业，临床批量大小是一次一名患者。文书工作和缴费的批次规模通常要更大）。

10. 丰田生产系统

The Toyota Way《丰田模式》一书的作者 Jeffrey Liker 表示，丰田发明了"精益生产"。它也被称为丰田生产系统，简称为 TPS。它似乎同时适用于制造业和医疗保健行业。

以下是丰田的重要发现：如果您缩短了交货时间，并注重保持生产线的灵活性，那么实际上您就可以提高产品质量、响应速度、生产率，以及设备和空间利用率。

> 丰田公司严格规范了自己的活动性、连接性和生产流程，与此同时，丰田的运营具有极大的灵活性和适应性。严格的规范使灵活性和创造性成为可能。
>
> ——STEVEN SPEAR、KENT BOWEN

丰田认为理想的结果是不存在缺陷，可以每次只传递一个要求，并且是按需立即传送，生产时不会在每个员工都安全的环境中浪费时间或材料。这些听起来与医疗保健非常相似。

> 最好通过标准化护理来治疗大多数疾病和损伤。
>
> ——LOREN H. ROTH，匹兹堡大学医学中心首席营销官

虽然大量临床医生不支持"食谱医学"，但这可以让医生获得一定的自由。在护理绝大多数不复杂的患者时，医务人员可以使用经验性证据严格编写规章流程，以优化结果，加快患者的康复并降低成本。这将使临床医生能够专注于解决复杂的患者问题。

11. 精益思想核心理念

精益思想的原则非常简单，您可以将精益应用到生产制造、医疗保健或管理：

- 拉动与推动（让患者拉动产品或者服务；而非推动）。
- 没有延迟与延迟（消除延迟）。
- 并行与顺次（并行做更多的事情）。
- 无行动与行动（消除不必要的处理过程）。
- 没有移动与移动（消除不必要的移动）。

（1）从客户的角度确定价值。患者想要的是什么？从客户的角度确定价值是一件困难的事，有多种原因导致了这种困难，例如：

- 价值是把事情做对了的结果。优化速度、质量和成本可提高患者的满意度，增加患者留院治疗的意愿，并减少患者的转院——这些都会带动发展和盈利。
- 同一事物在某种情况下有一定的价值，但在另一种情况下可能就没有价值。如果我想要在周五进行结肠镜检查，那么对我而言，您在周五前的工作日里是否能做结肠镜检查与我无关（应以我想接受服务的时间为准，而非以您何时可以提供服务的时间为准），VMMC 将 45 天的延迟缩短为当日预约。您也可以做到这点。

（2）使用"拉动"系统，该系统可避免生产过剩。大量存积的原材料或者成品会掩盖问题所在，并降低效率。您可能不认为医院存在大批量生产，但夜间进行的实验室检测就是大批量的。如何将这些大批量生产缩小到易于管理的水平？

（3）学会进行单件流操作。当工作形成流水线时，就不会存在任何中断或时间和材料上的浪费。在临床上，患者是逐一进行诊疗的，这更像是一条制造业生产线，而不像是赛车进站。

（4）调整工作负载，使之符合客户的需求或客户拉动的速度。医务人员不应在任意一天安排任意手术，而应按照恢复时间来安排手术，进而优化护理单元。

（5）当出现问题时，我们应停止操作并立即解决问题，在第一时间提高质量。

（6）标准化支持改进。医务人员可以使用清单来规范流程，或者使用工具车来规范各种外科手术。大量医疗保健工作都与标准化工作有关。一旦每个人都以相同的方式做同一件事，我们就可以轻易地发现问题并修复整个流程。否则在决定什么有效、什么无效时，就会存在太多的变数。

（7）使用可视化控件，防止问题被隐藏。颜色储存箱可以优化护士的寻找时间。重症监护病房（ICU）或护理房间使用白板"地图"显示患者姓名和状态，它可以使病房及患者的情况一目了然。VMMC 采用彩色腕带来提示患者不同状态，例如，过敏症、跌倒风险及未复苏（do not resuscitate，DNR）的医嘱。

（8）在支持人员和流程时，应使用同一项可靠的技术。

（9）不与竞争对手一争高下，而是力求自己臻于完美。

12. 丰田的 5 个规则

哈佛梅西研究项目为学术性医疗行业领军者和医学院院长开设了课程，在该课程中，院长们一致认为，医学生需要掌握大量的知识，这意味着他们在医学院的学习将要延长至 5 年。在课程结束时，几乎所有参加课程的学习者都意识到，在3年的时间里，遵循"丰田"五条规则可以培育出更优的医生。

——CLAYTON. M. CHRISTENSEN

在 *The innovator's Prescription*《创新者的处方》中，CLAYTON M. CHRISTENSEN 综述了流程四要素，以及已经深入丰田的五个规则，Steven Spear 数年之前就发现了这些内容。流程四要素是指活动、连接、通路及改进。五个规则如下：

（1）流程中的每个步骤都必须完全指定，以便每次都能完美完成，而无须后续返工。将其视为标准工作（如标准工作模板）。

（2）在准备好下一步使用之前，切勿对"零件"（如患者）进行操作。当您这样做时，它会立即测试上一步是否正确完成。

（3）步骤序列必须完全指定为一对一的切换。"任何员工之间的交接都是不允许的"。谁是您的供应商和客户？您可以使用 SIPOC 图（供应商、输入、流程、输出、客户）来定义这些关系和标准工作。

（4）每次都以同样的方式完成每一步——这并不是指工作无须思考，而是要测试这是不是完成工作的最佳方式（可以考虑价值流图、意面图和标准工作）。

（5）不要让某一个问题持续存在于工作中。使用根源分析法消除存在的问题。

如果医学院院长利用这些规则来重新设计课程，并在3年内培养出优秀的医生，而非需要4年或者5年，那么对于整个医院流动而言，这是值得尝试的。

Christensen 还指出，依靠现在的技术，学生不需要每年秋季大批入学。他们可以以小组的形式，"随时随地点击鼠标，聆听世界上最好的讲座"。这里就蕴含着精益思想单件流的概念。

13. 精益的思维方式

本节需要您接纳并理解精益，思维方式需要有以下转变：

> 原来：您提供服务时，他们会来接受服务（批量生产）。
> 现在：他们需要服务时，您会迅速为他们提供服务（精益生产）。

这种想法是一种非常正常的思想。

（1）当务之急是让临床工作者根据患者的需求，迅速开展治疗，而非让临床工作者始终处于忙碌状态。

（2）有时候您能做得最好的事情就是停止工作。

（3）缩小工作批量，平衡工作计划（例如，在夜间进行的实验室检查可以通过输送管分2次或者3次送到实验室，而非在护理单元收集所有的样本，然后大批送往实验室进行处理）。

（4）您的库存越多，您就越难得到您需要的东西！库存过多会造成混乱，并且还会隐藏问题。实验室纯净水太多会形成障碍。手套种类太多会隐藏短缺问题。

（5）在增加技术之前，最好先手动制定出流程。

14. 精益思想中阻碍速度的 7 个因素

精益思想中有 7 个阻碍因素，它们都集中在非增值浪费上，包括所有需要金钱、时间和人力但没有创造价值的活动。丰田将其描述为：

（1）生产过剩（最常见的浪费类型），它会造成库存并占用空间和资本。我参观过一个急诊科，该科室采集每一位患者的血液样本只是为了以防患者需要采血。这是典型的生产过剩。

（2）生产过剩造成过量库存也是一种浪费。例如，急诊科给患者办理入院的速度比护理单元更快，患者都在急诊科等待入院。在急诊科候诊区的患者就是过量库存。在急诊科诊疗室等待实验室结果的患者就是一种在制品（work in process，WIP），WIP 是一个问题，而非一个机会。

（3）等待。难道您不讨厌排队吗？您的患者也是如此。他们是不是永远在等待下一个增值过程的开始？难道您不讨厌等待您的电脑开机吗？您的员工也是如此。他们是不是要等待缺失的物品或者迟来的就诊者？等待，就是浪费。

（4）患者不必要的移动（运送）。如果您对之前的设置重新进行详细的划分，那么患者和物资就不必在步骤之间过多的移动。

（5）员工不必要的移动。物资和工具与需要它们的地点距离是否过远？员工是否需要走很远才能得到物资供应或交付工作结果？大多数医院的实验室、手术室、放射科，以及护理单元可以重新设计，这样可以减少 40% ～ 50% 的步行，为患者留出更多的时间。

> 观察：步行是一种浪费！

（6）不必要的或不正确的处理。为什么需要人来看管一台可以自我监测的机器（丰田称此为"自主化"——人性化的自动化）？为什么要做并不增加价值的事情？一个小组所做的事情必须得下一个组来进行纠正吗？我们应当停止超出患者或客户需求的行为，并尝试一次性正确完成一件事。不必要的医疗检查每年消耗 2500 亿美元以上，那我们怎样才能消除这笔支出呢？

最近，我的妻子带她姑姑来到急诊科就诊。她的姑姑在一个班快要结束时做了 CT 扫描。交接班后，另一位护士走了进来，要求我妻子的姑姑喝下另一瓶造影剂。虽然 82 岁的老姑姑正准备按照指示去做，但我的妻子进行了阻止："她已经做过一次 CT 扫描了"。护士说："不，她还没有做。"我的妻子说："您去核查一下。"他们最终把这场混乱弄清楚了，但是这险些造成了不必要的操作。

（7）失误导致的修理、返工或者报废。精益思想将帮助您减少或者消除前面所述的1～6项。六西格玛会帮助您减少第7项。当您需要重新把急诊科、手术室、放射科、护理单元安排到最小生产单元组中，并配备大小合适的机器和加快速度时，您可以迅速将这些常见的非增值性浪费减少50%～90%。

（8）人才和创意的浪费。某些精益实践者增加了第八项浪费。在一家医院里，外科医生等待手术就是一种对人才的浪费。一个护士知道如何减少护理单元步行的时间，但没有权力部门来实施她的方案，这就是一种对人才和创意的双重浪费。您在医院里有没有因流程或者工作区设计较差而浪费人才？

这里有一些简单的问题，可用于找出并消除浪费。

工作时间：如果没有中断，您完成这一步骤需要多长时间？

等待时间：患者或产品等待下一个步骤需要多长时间？

制约因素：这个过程中的瓶颈是什么？

检查：这一个步骤只是检查产品或服务，但不能增加其价值吗？

返工：这一个步骤只是修复以前的错误或失误吗？

批量大小：第一个工作产品是否需要等待最后一个完成才能继续进行下一个步骤？

库存：是否会因为过量库存而导致混乱？

15. 5S 原则

想要去除浪费，我们首先需要了解一下 5S 原则。5S 原则非常有用，它有助于帮助您真正理解流程中发生的事情。5S 原则可以用于重新组织工作，使工作更加简单、直接，且使管理更加直观，其内容如下。

（1）分类：仅保留所需要的东西。清除其他的东西。

（2）整理：设置安放所有物品的位置，所有物品都在其应在的位置。所有物品都一目了然，工作人员可以迅速找到所需的物品。

（3）清洁：清洁机器和工作区域，让问题暴露出来。

（4）规范：制定制度和程序，监测工作是否符合前 3 个规则。

（5）维持：维持标准流程，以便分类、整理和清洁。

我在多家医院的实验室工作过。如果实验室已经成立了数年，那么用 5S 分析后通常会发现大量的库存。一个 186 平方米的实验室大约需要 4 小时来实施 5S。实验室工作人员通常会发现有 1～2 个垃圾箱的东西需要扔掉。之前设备遗留下来的化学物质非常多。同一种移液管会存放在 3 个不同的地方，而非只存放在同一处。存放手套的储物箱遍布实验室，而没有放置在同一处，这会导致订购过多或出现短缺。

当您处理掉了所有的混乱物品，并将剩下的物品有序放置后，您就可以更容易地看到工作产品在工作空间中流动。

红色标记

当然，您可能会担心，这个过程会丢掉重要的东西。您可以在需要丢弃的物品上粘贴一个红色标签，标明丢弃的日期，并把它放在指定为"红色标记室"的地方。通过这种方法，其他班组的工作人员也可以找到并获得所需要的物品（这种情况很少发生），在 30 天结束时，把它扔掉或捐给某些单位。

16. 价值流图

> 运行效率低下的组织应用自动化时，效率低下将会放大。
>
> ——Bill GATES

当您对自己的"工厂"做了 5S 管理后，您就会充分了解整个价值流了。实施精益思想一个重要的出发点是价值和价值流。价值是由客户定义的（即患者、家属或者付款人），而非公司、业务部门、经理或者员工定义的。例如，当我在信息技术行业工作时，程序员往往会侧重于新潮的技术，而非那些对客户而言快速、可靠和有效的技术。手工艺者忠实于自己的手艺，而非他们的客户。

由于大多数医院都是由不同职能部门组合在一起的，所以每一个职能部门都会曲解价值的定义。当每一个职能部门试图优化自己的操作时，医院并不能优化患者和服务的整体流动性，这就造成了巨大的浪费。

站在患者或服务的角度上

大多数人都觉得这是难以置信的，但是请您站在患者或服务的角度上，注意一下您坐在那里等待了多久，有多少事情出现错误并要返工，这时，您就会对过程中的浪费产生一些想法。所有这些延迟和返工都可以用精益思想消除。

每当我与某个团队开展精益工作时，我都会从产品、患者或者服务开始的地方进行观察，并进行追踪。我问一个愚蠢的问题：为什么事情要这样做。答案通常是，它一直如此。然后，我会问：如果我们将这台机器移到那里，这样物资或者员工是不是就不需要移动很远的距离了？通常情况下，团队会说可以这样做。那么我又要问：我们可以现在做吗？

这是精益思想的精髓。精益思想中有 7 个阻碍因素，当您注意到存在其中某一个问题的时候，您应该问问自己：我可以现在改变吗？如果可以的话，那么就立刻移动机器、工具或者材料。日本咨询师进入某个制造工厂后，就开始着手把机器移动到生产单元，对此许多人感到不可思议。请不要照本宣科，开始行动会使事情变得更好。

17. 拉动系统与推动系统

一旦您明白了客户需要什么，那么您可以重新设计过程，并以时间、缺陷和成本最小化的方式进行设计。只在客户需要的时候进行产品的生产或提供服务，这就是其中的奥秘。这也是"拉动"系统的精髓。在医院，患者走进急诊科接受治疗或者进入实验室进行检查，这就是一个"拉动"信号。医生发出患者出院的医嘱是一个"拉动"信号，信号发出后，医务人员应进行指导并转移患者。出院患者离开房间会触发"拉动"信号，之后保洁人员来打扫房间。洁净房间后会再次触发"拉动"信号，之后等待床位的新患者可进入病房。明白了吧？您了解"拉动"信号之后就可以开始重新设计单件流了。

18. 为单件流重新设计

单件流的好处是什么？
（1）可以提高质量。
（2）可以提高灵活性。
（3）可以提高工作效率。
（4）可以释放空间和加快流动。
（5）可以提高安全性。
（6）可以提高士气。
（7）可以减少库存。
以下是单件流思维方式的转变：

> 原来：大批量。
> 现在：单件或小批量。

单件流思维方式转变的诀窍是消除增值步骤之间所有的延迟，并将所有的机器和过程叠加，使患者、产品或服务可以不间断地通过价值流。大量生产和大批量的规模使得产品必须耐心等待过程中的下一个步骤。我们需要从大规模生产模式转向精益思维模式，这种思维转变要求我们把重点放在不断流动的小批量模式上。

每当我看着医院的候诊室或者医生的办公室，我就会想到"大批量"。它是为优化医生的时间而设计的，而非为优化患者的时间而设计。这是一个错误。当您优化患者时间的时候，您会自动优化临床医生的时间。

衡量流动的常用方法

■ 交付时间（或周期）：产品停留在系统的时间。
■ 增值率：增值时间 / 交付时间。
■ 产品或工作人员的移动距离。
■ 生产力：每小时的生产量。
■ 交接数量。
■ 优质率或一次合格率。

重新设计流程

（1）第一步是把重点放在患者、产品或服务本身。在整个治疗周期内追踪患者。在医院，从患者入院到出院，您应一直对患者进行追踪。在印刷公司，一项工作从开始到交付期间，都会对这项工作进行持续追踪。在制造加工厂，从产品预订到交货期间，也会一直对产品进行追踪。您可以使用意面图，显示当前生产中部件、产品和人员的移动。

（2）第二步是忽略传统界限、布局等。换而言之，忘记您已知的处理患者的方法。

（3）第三步是将工作流水线重新调整到生产单元中去，消除延迟、返工和报废（例如，手术室或者导管室）。

（4）第四步是调整机器和技术，支持小批量工作、快速切换及单件流。这可能意味着需要使用更小的机器，实际上，这样可能会更准确可靠。在一个实验室中，STAT离心机需要的时间更短，因此，这种改变可能意味着将使用STAT离心机代替斗式离心机。

流动的目标是要消除所有的延迟、中断及停工，而非直到事情完成才能休息。

工作单元的设计

一个工作单元是一组有序的工作站、机器或设备，它可以使产品逐步从一个工作站到另一个，而不必等待一个批次的完成，操作之间无须额外的处理。工作单元可专用于某个过程、某个子组件或者整个产品。工作单元经设计后可用于管理及生产操作。急诊科的检查室就是一个工作单元。

工作单元的设计可有助于减少处理产品过程中产生的浪费。我们可以对设备和工作站的序列进行安排，进而保证材料和组件流水线的流畅，并减少运输或延迟。工作单元可以使您的公司更具竞争力，其主要优势包括：

- 削减运输和延迟造成的支出。
- 缩短交付时间。
- 节省占地空间。
- 减少库存。
- 鼓励持续改进。

一家工厂的工作单元包含3～9名员工及工作站，他们呈U形紧凑排列（图2.4）。理想的工作单元可以处理一系列高度相似的产品。一个工作单元自身应包含了所有必要的设备和资源。U形排列使得工作人员贴近彼此，他们可以顺畅进行沟通。这些可以提高工作质量和速度。医院的实验室能否进行重新设计，使用这种类型的工作单元，进而减少步行距离并优化周转时间。

大量医院的急诊科都有自己的便携式X光机，患者不需要任何移动就能够进行X光片检查。有的急诊科也有自己的CT扫描仪、MRI设备，这样可以减少患者的步行路程并加快诊断速度。一些急诊科使用床旁（point-of-care，POC）实验室检查。在急诊科您能在10分钟内得到实验室检查结果，而非40分钟，这就减少了患者30分钟的等待时间，加快了急诊科患者的流动。目前单个进行的检查成本较高，但是当急诊科人满为患时，据估计，拒绝救护车会造成6000美元或以上的损失。当您着眼于整体成本时，您会发现POC检查可能更为经济实惠。

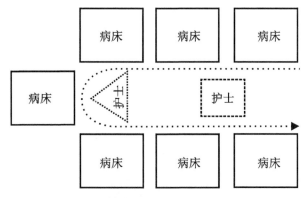

图 2.4　精益医疗中的工作单元设计

19. 精益工具

说了这么多，以下有两个关键工具有助于问题快速可视化：

■　价值流图（图 2.5）——使处理流程可视化。

■　意面图（图 2.6）——使生产区域的工作流可视化。

有了这两个工具，您可以识别 80% ～ 90% 的延迟和非增值浪费问题。

如果您登录 www.qimacros.com/hospitalbook.html，您可以下载 QI 宏精益六西格玛软件 90 天试用版。点击"精益六西格玛模板——精益工具"搜索 Excel 的价值流图。

描绘价值流、分析非增值浪费和延迟的原因是一种简单的方法。之后，您可以重新设计工作流程，尽可能去除非增值的浪费，并规范正在进行的流程。

价值流图会假设空闲的资源是浪费资源。某些活动或者步骤不能使客户直接受益也是一种浪费。

■　返工（修复破损的东西）是一种更为隐蔽的非增值性工作。客户要您进行返工，但实际上他或她根本就不希望它一开始就出现问题。

■　申请新的软件和设备可能需要排几个月的队，您要在几个月后才能工作（非增值）。

■　预约后，患者或客户可能只能坐等审批材料。

在价值流图中，大部分非增值时间会在以下 3 个地方找到：

■　箭头——过程步骤之间的延迟。

■　返修循环——纠正本应避免的错误（例如，重做实验室或放射学检查）。

■　报废处理——报废或回收不合格产品。

您应自己思考，怎样做才能消除这些非增值活动：

■　消除或减少步骤之间的延迟。

■　整合工作步骤，防止出现浪费性的延迟。

■　启用治本小组，消除返工的源头。

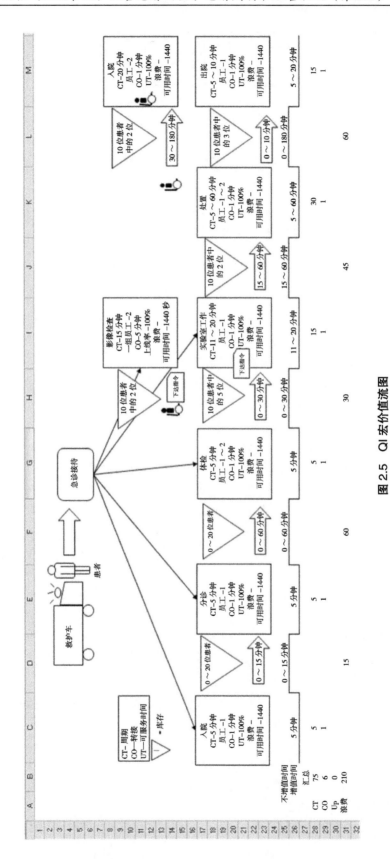

图 2.5　QI 宏价值流图

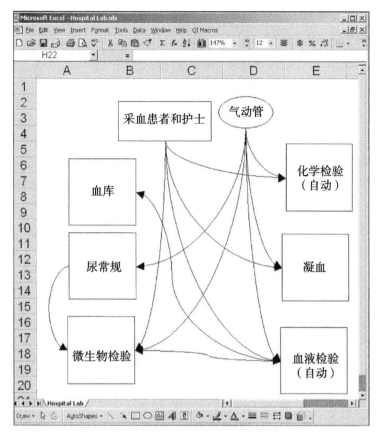

图 2.6　医院实验室意面图

绘制价值流图

目的：评估现有方法或改进方法，并将其作为改进的出发点（YouTube 视频：www.youtube.com/watch? v=3mcMwlgUFjU）。

（1）从明确客户需求开始，以满足客户需求结束。
（2）使用方形便利贴来显示流程。
（3）使用箭头形便利贴来显示延迟。
（4）按正确顺序放置设施。
（5）确定每个步骤之间的库存状态。

意面图

目的：在重新设计前检查现有流动情况（YouTube 视频：www.youtube.com/watch? v=UmLrDjT5g8o）。

（1）使用方形便利贴显示机器或加工站的平面图。

（2）画箭头显示平面图中产品或服务的移动。

（3）评估每个处理站使用的次数。使用次数最多的处理站是否离材料或产品最近？

（4）重新设计流动方式，以减少人和物品的不必要移动。

图 2.6 展示了一家医院的实验室。图中主要有五种加工区域：血液检验、化学检验、凝血功能检验、尿常规（urinalysis，UA），以及微生物检验。大部分区域拥有自动分析仪和手动检验流程。

需要注意的是，尽管血液检验每天有 300 个预约单，但是它与气动管的距离比与尿常规的距离要远，而尿常规每天仅有 48 个预约单。我们可以使血液检验和化学检验设备靠近气动管，使尿常规设备远离气动管，这样可以减少数百个样品的不必要移动。

进行重新设计后，该家医院实验室节省：

- 占地面积 17%。
- 移动时间 54%。
- 每天 7 小时的延迟。

20. 步行是一种浪费

大量医疗保健行业都是依靠人力运转，所以在医疗保健行业，精益思想的第一原则认为步行是一种浪费（或他们在精益思想中所说的：人或者物的不必要移动）。

> 启示：减少走路 = 增加护理数量和提高护理质量。

遗憾的是，一些不必要移动是"嵌入"建筑物或科室设计中的。我咨询了一家建筑公司，他们长期合作的客户要求其设计两家精益乡镇医院。该医院也给其他建筑公司发送了征求建议书（request for proposal，RFP）。该建筑组聘请了精益"专家"，这名"专家"的专业知识使建筑组眼花缭乱，却没有帮助他们弄清楚该如何将精益思想整合到新设计中。我与建筑组成员花了一天时间，通过使用便利贴，找出了几个可行的配置。我甚至建议他们与他们的客户一起使用便利贴设计进行演示，让客户参与到整体设计中。

我让建筑组人员站在客户的角度对建筑进行思考，包括住院患者、门诊患者、医生、建筑维护、运营成本等。客户都有哪些诉求？住院患者想要一个窗户；门诊患者不想在医院里迷路；建筑维护要便于操作；财务部门想要尽量减少操作成本。

传统的乡村设计是扁平化、伸展化，这种情况下最短步行距离可能会加长。一个垂直的 X 形建筑应当配有大量的电梯，这样可以实现住院患者靠窗的需求，并减少临床医生和患者家属的步行时间。

我发现一个局限性的想法，即"实验室可以设置在任何地方"。这种想法并不正确。我见过血液样本放在急诊科医务人员柜台上 10 分钟才通过气动管送到实验室。如果实验室和急诊科相邻呢？我见过门诊患者从挂号到实验室再到影像科检查，需要往返几个足球场的距离。如果他们彼此都挨在一起呢？我见过手术室只设计了一个卫生间，而且这个卫生间距离最远的手术室有一个街区那么远。设计师当时究竟在想什么？

急诊科是医院的重要窗口。急诊科不是让患者在检查室等待影像检查或者实验室检查的地方。急诊科不是让入院患者等待入院的地方。急诊科不能让患者分流是最基本的。要尽量减少患者和实验室样品的移动，影像科和实验室必须在急诊科旁边。

对"步行是一种浪费"观点的研究

我们能轻易明确现有的工作单元设计是如何消耗临床医生时间的：

（1）在一周内，让每一个在工作单元内工作的人戴上计步器，记录他们的步行距离。

（2）分析数据。为什么有人走了这么多步？他们是步行去找物品还是病历？VMMC发现护士们大部分时间都在寻找 7 种关键物品。一旦他们确保每个病房都配备了这些物品，护士们就不用再花时间寻找，他们可以有更多的时间来护理患者。

（3）我们需要重新安排哪些流程可以减少步行？在护理单元中，这可能是一面阻挡运输的墙壁，也可能是供应壁橱或者患者病房内缺乏的用品。

（4）改变它！在有限的、低成本的基础上改变原来的模式。如果改变有用，就继续扩大这种改变。如果改变并不完全正确，就进行调整。

日本咨询师走进了一家制造公司，他们立即开始移动周围的设备和材料，简化流程。您也可以做到的。去做吧，不要再忍受不必要移动造成的高成本。不要再忍受之前的处理方法。您可以更改系统，使它更优地服务于患者和临床医生。

ICU 患者的流动

辛辛那提儿童医院医疗中心（Cincinnati Children's Hospital Medical Center，CCHMC）发现，儿科 ICU 拥有 25 张床位，他们的患者流动出现"困局和瓶颈"。他们的问题表现为：

■ 将患儿转移至心内科 ICU。

■ 让患儿留在麻醉后监护病房（post-anesthesia-care unit，PACU）或急诊科。

■ 延迟或取消诊疗（例如，择期外科手术）。

2006 年，CCHMC 开发了儿科 ICU 患者流动模型。该医院发现，医疗保健服务需求的变化可以是随机的（例如，急诊科的需求），也可以是非随机的（例如，择期手术的需求）。择期手术患者在医院停留的时间为 0 ~ 10 天，其中有 2/3 的患者在医院停留的时间为 1.27 天，28% 的患者为 4 天，11% 的患者接近 10 天（图 2.7）。

2007 年，CCHMC 采取改进措施，使患者的流动更加"顺畅"。这些改变包括：①将每天的择期手术限制为 5 台（小批量）；②将每天的复杂性择期气道重建（LOS 时间最长）限制为 3 台（均衡生产 – 负载平衡）；③调度术后 ICU 病床；④实行"早会"，预测并确认 ICU 的需求。实行这些措施后，换科室、等待时间和取消减少，每日在院患者从 2006 年的 17 个增长到 2008 年的 21 个。使患者流动"顺畅"，能够在不增加床位的基础上增加患者容纳量！2009 年，CCHMC 的 ICU 扩大到 35 个床位，择期手术增加到每天 6 个。

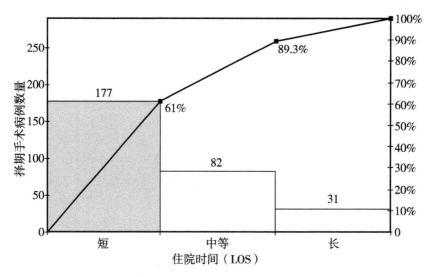

图 2.7　ICU 等待时间帕累托图

提示：变得更快、更优意味着增加商机！

为了维持改善效果，每个月 CCHMC 都会对以下几个方面进行监控：

■ 需要 ICU 床位的择期手术（每日）。

■ ICU 择期手术的病例数量（平均）。

■ 患者进入麻醉恢复室或转移到心内科 ICU（图 2.8）。

■ 由于 ICU 床位有限而被取消的择期手术（图 2.9）。

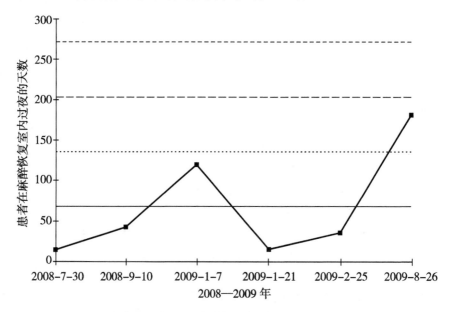

图 2.8　患者在麻醉恢复室内过夜的天数控制图

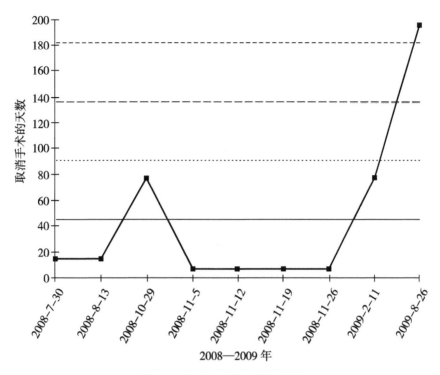

图 2.9 取消手术的天数控制图

21. 精益原则——负载均衡

CCHMC 案例研究体现出了一项精益原则，即负载均衡。平衡手术室择期性手术的负载不仅有助于平衡 ICU 的负载，也有助于平衡麻醉恢复室和急诊科的负载。

22. 精益原则——最大限度地降低库存

2008 年，西雅图儿童医院 ICU 曾出现库存问题。由于供应不充分，护士开始在病房和办公室囤积导管和外科敷料。这造成了更大的短缺。之后，医院实施精益措施，并创建了看板系统（kanban，即库存系统）。他们使用不同颜色对物资进行编码标记，每种物资都有两箱，架子上满满的都是这些箱子。当一个箱子空了，中央系统就会扫描箱子上的条形码，并生成新订单（这样可以防止产生错误），中央系统通过这种项目对缺少的物资进行供应补充。像这样的改进项目有助于帮助西雅图儿童医院为每名患者节省 3.7% 的费用，并省了 2300 万美元。总裁 Patrick Hagan 表示，随着患者需求的增长，像这样的改进项目可以提高现有设施的利用率，并已经帮助医院减少了 1.8 亿美元的资本改进项目。

23. 克利夫兰临床案例研究

> 护理水平的提高并不是来源于实施了一些新型设备或开创性的药物——而是来源于护理人员将精力集中在他们正在做的事情上，使用他们的知识去设计更优的治疗方法，并为能切实改变自己的行为建立系统。
>
> ——TOBY COSGROVE，医学博士

> 克利夫兰诊所（Cleveland Clinic）相信协同医学——所有临床医务工作者齐心协力为患者服务。为此，克利夫兰诊所取消了科室仓库，取而代之的是27所专门从事各种护理路径的研究所。护理路径是针对特定疾病或病症的全程护理标准。他们没有让患者从这个科室跑到那个科室，而是设立了一个特定的机构来照顾他们。他们的目标是以最低成本获得最佳结果。标准化护理路径在减少护理不必要变化的方面具有很大优势。
>
> 在多个领域领先比在一个领域领先更难。
>
> ——ANDREW S. GROVE，《只有偏执狂才能生存》

克利夫兰诊所设计了"护理路径包"，它可以为关节置换等患者提供固定价格的护理。这使得公司可以将员工带到克利夫兰诊所进行手术，并且可以省钱。有人将其视为美国境内的医疗旅游。

该诊所的癫痫护理路径将诊断时间缩短至 3.5 个月。最初 7 个月的疗程只有 11.5 天在护理患者。这仅占所有时间的 5%。这是 3–57 规则在起作用——患者每 60 分钟内只有 3 分钟是在接受医生的诊疗，剩下的 57 分钟是延误。

通过评估各种流程中使用的每种工具和供应，克利夫兰诊所能够在两年内减少 1 亿美元的用品支出。

克利夫兰诊所设定了改善目标，如将心脏瓣膜成本降低 20%，同时将质量提高 10%。诊所每个季度都会检查改善效果，并为了实现目标调整项目。

同样，格伊辛格卫生医疗系统（Geisinger Health System）充分使用了电子病历（electronic medical record，EMR）系统。该系统的主要作用是给医生提供提醒和工作工具，该系统使格伊辛格的死亡率降低了 67%，并使患者住院时间缩短 1.3 天。

固定价格、保证特定类型护理是实现精益医疗的一种方式。

如果大多数医院的运营能力仅为其能力的一小部分，那么医院该如何消除不必要的延误和制约呢？

第三章 通过简单步骤提高医院水平

医学研究所编著了 *To Err Is Human*《人难免犯错》（美国国家科学院出版社，2000年），一书该书呼吁减少50%的用药错误，但在2009年，David Bates博士表示："在区分大多数机构中常见的医疗错误有多少时，我们没有可靠的标准，因此，事实上，我们真的不知道能否减少50%的错误。"Atul Gawande在 *Complications*《并发症》（Holt，2003年）一书中表示，尸检结果显示重大误诊导致的死亡占40%，这一数字令人震惊，并且自1938年以来并无改善。

> 每家医院似乎都面临同样的问题：医疗保险和其他保险公司将不再对可预防的不良事件进行支付。

这体现在大量方面：
- 导尿管相关性尿路感染（catheter-associated urinary tract infection，CAUTI）。
- 血液感染（bloodstream infections，BSIs）。
- 手术部位感染（surgical-site infections，SSIs）。
- 压疮。
- 手术失误：异物残留、手术感染、手术部位错误，以及患者错误的手术。
- 血型不合。
- 呼吸机相关性肺炎（ventilator-acquired pneumonia，VAP）。
- 患者跌倒。
- 药物治疗差错。

最近，RAND研究发现，每2例患者中只有1例患者接受的护理符合普通标准：30%的中风患者、45%的哮喘患者和60%的肺炎患者。2009年，疾病控制和预防中心估计，170万例院内感染（healthcare-associated infections，HAIs）共导致99 000人死亡（每天271人——这等同于每天有747场交通事故），每年还会产生357亿～450亿美元的不必要支出。在2004—2006年，医疗保险人群发生了238 337例可预防性死亡。此外，每100例住院患者中4.5例会在住院期间发生感染。医院感染的类型和数量，以及1例患者的估计费用如下：SSIs——290 485例，34 670美元；尿路感染（urinary tract infection，UTIS）——92 001例，29 156美元；VAP——52 543例，28 508美元；UTIs——449 334例，1007美元；艰难梭菌相关性疾病——178 000例，9124美元。

> 问：既能改善结果又能提高患者满意度的关键因素是什么？
> 答：减少缺陷（即医疗过错），从目前的每百万患者（patients per million，PPM）中 30 000 例减少至每百万患者 3 例。

1. 赫尔曼纪念医院案例研究

> 我们无法使我们的员工做到完美，但是我们可以建立一些制度，提高员工的专注程度，进而使我们能够在潜在的错误造成损失之前就发现它们。
>
> ——来自赫尔曼纪念医院网站

2006 年，赫尔曼纪念卫生系统（Memorial Hermann Health System）实施了一项高可靠性组织（high-reliability organization，HRO）计划，该计划名为"患者安全突破（breakthroughs in patient safety，BIPS）"，他们聘请了来自核能、商业航空和其他 HRO 的专家，这些专家对项目成员进行培训，教会他们如何以安全、高度可靠的方式来执行任务。成为 HRO 需要将计划"从董事会会议室落实到病床边"。

赫尔曼纪念卫生系统的质量和其患者的安全水平极高。通过 9 个急症护理单元和两家康复医院，以及一百多个流动设施单元的共同努力，他们均实现了零损伤的目标。从 2007—2013 年，有超过 827 000 例患者进行了输血，未出现血型不符的病例。几家医院已经多年未出现 VAP 病例或中心静脉导管相关血流感染病例。虽然每月使用的药物超过 100 万种，但在大多数月份里，严重用药错误的发生率为零（http://www.memorialhermann.org/about-us/quality-report-high-reliability-interventions-and-process-improvements/）。六西格玛是成为 HRO 的第二步。

2. 5 个工作日内提高急诊科水平

> 有研究表明，急诊科有 2% ~ 8% 心脏病发作患者因为诊断错误而出院，在这些患者中有 1/4 死亡或出现不可逆的心脏骤停。
>
> ——ATUL GAWANDE

根本原因：对心电图判断错误。

在《并发症》一书中，Gawande 介绍了一项瑞典的研究，这个研究的内容是训练电脑阅读心电图。结果电脑的效率比一个优秀的心内科医生高 20%。

3. 5 个工作日内提高临床医务人员的水平

> 据估计，在任何给定的时间内，有 3% ～ 5% 的执业医师其实不适合接诊。
>
> ——ATUL GAWANDE

与快速反应小组（rapid response team，RRT）使用指标来阻止代码一样，Kent Neff 博士明确表示，"行为前哨事件是采取干预措施的信号"，包括持续的愤怒、虐待行为、离奇或古怪的行为和违反专业界限的行为。另一项衡量标准是对医生诉讼或投诉的数量。

4. 5 个工作日内提高手术室的水平

> 我们虽然有非常有名的骨干人员，但我们需要更多的辅助人员。
>
> ——ATUL GAWANDE

美国每年有 5000 万台手术，其中有 15 万例患者会死亡。据估计，手术出现并发症的概率为 3% ～ 17%。在世界范围内每年会进行 2.3 亿台手术，其中 700 万例患者会残疾，1 万例患者会死亡。有研究表明，所有的并发症和死亡中有一半都是可避免的。在世界范围内，手术有四大杀手：

- 感染。
- 出血。
- 麻醉安全问题。
- 意外。

Atul Gawande 是波士顿布里格姆妇产医院（Brigham and Women's Hospital）的一名外科医生，著有 *Checklist Manifesto*《清单革命》一书，该书主要阐述手术清单的使用，手术清单可以减少手术时间、感染及 1/3 以上的死亡。Gawande 参加了世界卫生组织团队的工作，制定了一份手术安全检查表，其中包括一些简单的事情，例如，让手术团队每个人用自己的名字进行自我介绍。"让人们有机会说话似乎能够激活他们的参与感和责任感，以及他们发声的意愿"。手术小组成员间的团队合作意识从 68% 上升为 92%。

两分钟内提高手术室的水平

世界卫生组织的手术安全清单及实施手册可在 www.who.int/patientsafety/safesurgery/ss_checklist/en/index.html 查阅。8 个试验医院使用了清单，结果如下。

- 主要并发症减少了 36%。
- 死亡率降低了 47%。
- 感染率减少了 50%。

- 返回手术室进行二次修复的比例减少 25%。
- 南加州 Kaiser 医院使用清单后，手术室护士更换率从 23% 降至 7%。员工的满意度上升了 19%。同时，工作人员对"团队合作氛围"的评价从"好"上升到"优秀"。

手术清单就像飞行员的检查清单一样；这是 HRO 正常运作的一部分。截至 2009 年底，美国 10% 的医院已经实施了清单流程。据估计，医生需要 17 年才能适应新的治疗方法。

Gawande 说：

在 2007 年的春天，我开始在我自己的手术中使用"外科清单"……我当时不认为清单会对我的手术产生很大的影响。使用后，天呀，这是我的手术结果吗？手术清单真的很有效。手术清单有助于帮助我们发现可能存在的错误，一旦我有一周的时间在没有清单的情况下进行手术，我会感到十分烦恼。

如果您想要提高手术效果，请使用 WHO 手术清单，并在手术开始前让大家做个自我介绍（www.who.int/patientsafety/safesurgery/en/）。清单有益于医生、护士及患者。

清单正在改变医院

最近，我阅读了 Peter Pronovost 和 Eric Vohr 合著的书，*Safe Patients, Smart Hospitals: How one doctors's checklist Can help Us Change Healthcare from the Inside Out*《安全患者，智能医院：医生的清单是如何帮助我们从内到外改变医疗保健的》。也许您还不知道，这些作者建立的中心静脉插管清单几乎消除了密歇根州 77 家医院的 CLABSIs，并且正在影响着美国甚至全世界。该清单如下。

（1）在放置导管之前，先用肥皂或酒精洗手。

（2）戴无菌手套、帽子和口罩，穿无菌手术衣，并用无菌巾完全覆盖患者。

（3）如果可能的话，尽量避免将导管置入腹股沟区（此类导管置入的感染率较高）。

（4）用氯己定消毒液清洁患者预置入导管部位的皮肤。

（5）不再需要置管时，尽早拔除导管。

该书详细介绍了 Pronovost 博士在约翰霍普金斯大学外科重症监护病房（surgical intensive care unit，SICU）首次消除 CLBSIs 的过程，并首先将其推广到密歇根州，之后也将其推广到了世界各地。

令人震惊的统计数据：在美国，患者仅接受了推荐疗法的 50%。重症监护病房（ICU）的患者每天经历 1.7 次错误操作。其中，29% 可能导致重大临床损伤或死亡。由于 ICU 患者至少停留 3 天，所有 ICU 患者"在住院期间随时可能面临危及生命的错误"。误诊导致每年 40 000 ～ 80 000 人死亡（"尽管这种估计可能低于实际情况"）。

将研究转化为实践

我们成功消除了 SICU 中的中央导管相关血流感染，这是我们工

作中的一大亮点。我们希望利用这个亮点帮助整个医院和医疗保健
实现变革。

——DR. PETER PRONOVOST

为此，Pronovost 团队创建了一个模型，该模型可确定如何"修复"医疗保健，即将研究成果转化为实践（translating research into practice，TRIP）模型。

（1）将证据汇总入清单。

（2）确定并减轻当地实施障碍。

（3）衡量表现。

（4）确保所有患者确实可以接受干预。

正如您所想的那样，该模型实施时遇到的局部障碍是第一项困难。"人们不要害怕改变，害怕失去"。为了减少恐惧，团队成员必须把重点放在减少真正的损失和破除传统观念中对损失的恐惧上。

虽然 TRIP 团队成功减少了 CLBSI 和 VAP，但他们却在手术室里留下了另外一个问题。剃刮手术部位会造成皮肤上的细小伤口，这会增加 SSI 出现的可能性。即使有大量证据证明存在这种问题，但让外科医生放弃剃刮备皮几乎是不可能的。

基于单位的综合安全计划

约翰霍普金斯大学的安全小组回顾了责任索赔和医疗错误，他们发现在 90% 的病例中，患者的一名临床团队成员知道出现了问题后，要么保持沉默，要么意见会被忽视。所有团队必须共同努力照顾患者，不良的文化、沟通和团队合作会对护理产生负面影响。

为了解决这个问题，团队开发了基于单位的综合安全计划（comprehensive unit-based safety program，CUSP），并开始重视文化工作单元。"医疗保健行业存在一种奇怪的文化，这种文化让人们认为医疗是完美的，是一种无敌的机器，可以在没有睡眠的情况下长时间工作，并能完美地完成所有工作"。

CUSP 团队主要识别工作单元中存在的问题。他们认为这些问题是一种缺陷不是错误，人们会犯错，而系统会存在缺陷。这种简单的转变是侧重于修复系统的，而不是针对人。在每个工作单位中，每天可能有 20 个缺陷。例如，感染患者需要抗生素，如果工作单元缺少抗生素，医务工作人员可能需要数小时才能从药房获得处方药，这会威胁患者的安全。这就是一个系统问题。

在实施 CUSP 对策后，患者在 ICU 中的住院时间下降了一半，药物缺陷从 94% 降至 0，护理人员更换率从 9% 降至 2%。

密歇根州的旅程

密歇根医院协会要求 Pronovost 博士帮助他们减少 CLABSIs。虽然这个过程并不容易，且随时会出现问题，但 CLABSIs 的中位数从 1000 根导管感染 2.7 例下降到几乎为 0，这种效果已经保持了 4 年，据估计，它每年可以挽救 2000 人的生命，并节省 2 亿美元。

挑战

Pronovost 博士发现，某些医生 1/3 的患者在诊疗过程中至少跳过一个步骤。那么为什么医生会拒绝使用检查清单？

> 飞机出故障时，飞行员会与自己的飞机一起坠落，但是医生不会面临这种情况。

> ——JOSEPH BRITTO，医学博士

Pronovost 博士对检查清单进行了补充制定：

■ 管理止痛药，将未治疗的疼痛从 41% 减少到 3%。

■ 给通气患者使用抗酸剂，预防胃病，并将床头抬高至 30°，防止分泌物进入气管，这些措施使肺炎的发生率减少 25%，并预防了 21 人的死亡。

使用检查清单使 ICU 住院时间降低了一半！而若将这些清单与 WHO 的手术检查清单相结合，可以大幅度减少不良事件的发生。医务人员应在易出错的流程中使用简明的检查清单，这可能是患者和临床医生最终的安全保障措施。飞行员使用检查清单来保护空中旅行。我们可以从他们的专业知识中学到什么？赫尔曼纪念医院进行所有手术时都会使用手术检查清单。您的医院难道不应该使用检查表吗？考虑成为 HRO！

在 2003—2006 年，阿勒格尼综合医院将中央导管相关血流感染率降低了 95%，并使 CLABSI 的死亡人数减少到 0。2006 年一整年，医院都未出现中央导管相关血流感染。2010 年，纽约史蒂文和亚历山德拉·科恩儿童医疗中心 (Steven and Alexandra Cohen Children's Medical Center of New York) 的儿科重症监护室在治疗 1647 例患者的 2574 天里，一整年没有发生中央静脉相关血流感染。当医疗中心启动该项目时，中心感染率为 4.7/1000 天。在儿科患者中，该系列占感染的 90%。医疗中心实施了导管端口的清洗措施，他们采用特殊的清洁液，频繁地更换管道，并更换了新的导管敷料。

药物试验结束时，就可以清楚地看到该措施的效果。当安全改善措施成功时，不会发生任何差错。没有血流感染；没有用药错误；没有手术并发症。没有不良事件往往是无形的。我们的目标是实现零损伤。

异物残留

在美国，每 120 分钟就会发生一例手术异物残留（retained foreign object，RFO）。腹部手术异物残留（如手术导管）发生率为 0.1%（1000 PPM），RFO 会导致严重的不良后果。2005 年，罗切斯特梅奥诊所 Mayo Clinic Rochester 平均每 16 天发生 1 例 RFO。该诊所改变了计数及追踪手术耗材和器械的流程，进而将 RFO 间隔时间延长至 69 天（图 3.1）。

外科手术会使用 100 多种特制的工具，在这些物品中，哪些最常发生遗漏呢？其中一种是海绵（图 3.2）。改变海绵计数流程，要求精确匹配进出海绵的数量会显著减少海绵 RFO。

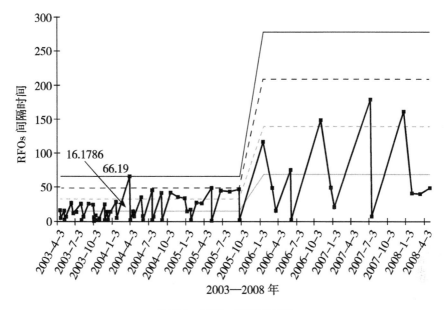

图 3.1   RFOs 间隔时间图

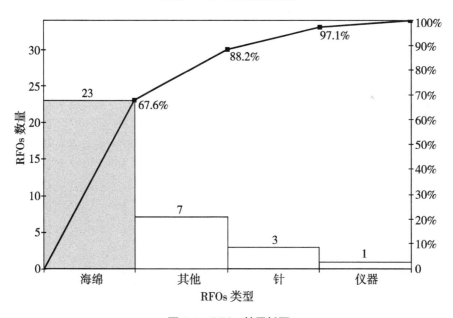

图 3.2   PFOs 帕累托图

　　为什么不使用技术手段取代手工计算？ ClearCount 医疗解决方案（www.medgadget.com/archives/2010/01/markets_first_rfid_surgical_sponge_tracking_system.html）开发了一种新型海绵，这种海绵经过了食品和药物管理局的批准，它配有射频识别（radiofrequency identification，RFID）芯片，该芯片比一便士硬币还小。使用手持检测棒可以检测常用的手术海绵。下面是 ClearCount 指出使用 RFID 海绵的好处。

　　■ 被动：非发射标签，不包含电池。

　　■ 大小：RFID 标签约一便士硬币大小。

　　■ 检测海绵不需要光线。

■ 检测器可同时读取多个海绵。

■ 检测器不会对同一海绵计数两次。

赫曼纪念医院在所有开放性手术中都使用 RFID 海绵。

手术部位感染

2003 年，底特律亨利福特医院（Henry Ford Hospital）开始严格控制血糖以减少 SSIs，尤其是对于肥胖患者（图 3.3）。

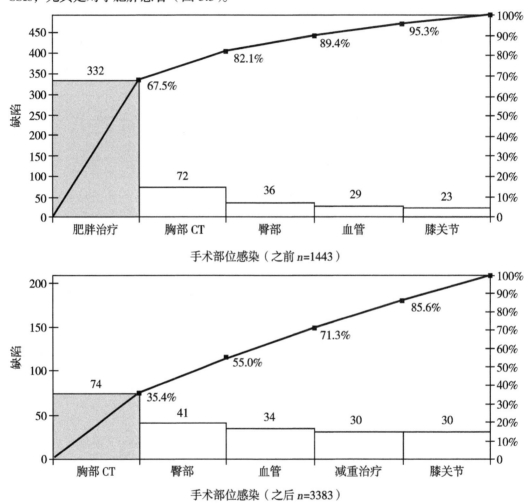

图 3.3　外科手术部位感染

如果您登录 www.qimacros.com/hospitalbook.html，您可以下载 QI 宏精益六西格玛软件 90 天试用版。点击"精益六西格玛模板 SPC 图表"可以浏览 Excel 中的"g 图表模板"。您也可以使用帕累托图宏绘制帕累托图表。

部位错误或者患者错误的手术

联合委员会报告称，每天都会发生 4～6 例手术部位错误的事故（www. centerfortransforminghealthcare.org）。一些州要求医院报告不良事件：康涅狄格州（www.

ct.gov/dph/lib/dph/hisr/hcqsar/healthcare/pdf/adverseeventreportoct2009.pdf）、明尼苏达州（www.health.state.mn.us/patientsafety/publications/index.html）、新泽西州（www.state.nj.us/health/ps/documents/ps_initiative_report07.pdf）、纽约州，以及宾夕法尼亚州（www.patientsafetyauthority.org）。从2004—2009年，宾夕法尼亚州每季度平均发生15.73例手术部位错误的事故。如控制图（图3.4）所示，在2008年第四季度，医疗保险停止支付因为类似错误而发生的费用时，情况发生了转变，但我们需要3个以上的数据点来确认这一趋势。

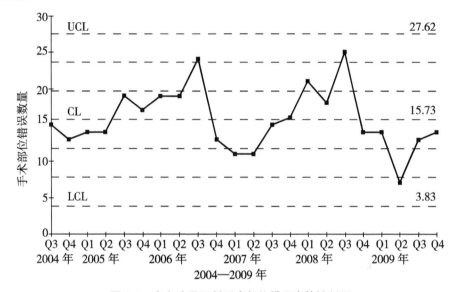

图3.4 宾夕法尼亚州手术部位错误事故控制图

错误部位中最常见的错误类型是麻醉部位错误（图3.5），麻醉部位错误的概率比平均水平高29%。

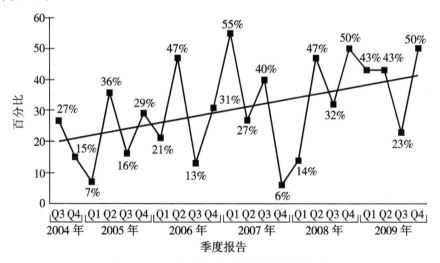

图3.5 宾夕法尼亚州麻醉部位错误折线图

可采用的对策：停止支付医疗错误造成的费用

截至 2008 年 10 月，美国医院不再对医疗保健相关感染进行医保报销，其中包括：导尿管相关尿路感染、中心静脉导管相关血流感染和呼吸机相关性肺炎。2001 年，联合委员会分析了 126 例手术部位错误或患者错误的手术（图 3.6）。这些手术大多数是整形外科医生和手术部位或位置的错误（图 3.7）。这促进了通用流程的研发，以防止这类错误的发生（www.jointcommission.org/PatientSafety/UniversalProtocol/）。

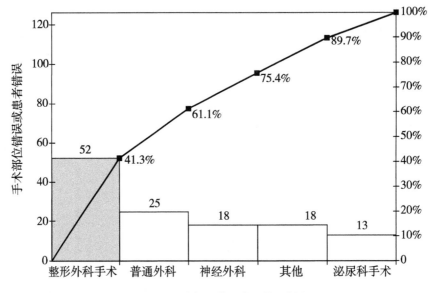

图 3.6　手术部位错误类型帕累托图

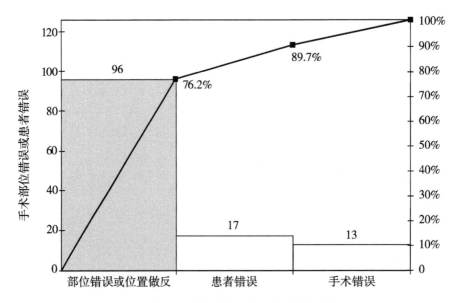

图 3.7　手术部位错误或患者错误帕累托图

2007 年的另一项研究发现，"尽管要求医务人员使用通用流程，但向联合委员会上报的严重医疗事故数量并未发生显著改变。手术部位错误仍然继续定期出现，特别是侧位错误的手术，尽管医生也确认过正常的一侧"（作者注：如果一个对策不能改变情况，那么它就不是一个解决方案）。在一个州内，30 个月时间里共上报 427 例医疗事故，其中 83 例是手术的程序不正确。31 个正常的超时程序并未能防止手术错误。医疗事故中最常见的错误类型是什么？是侧位错误的手术（图 3.8）。谁最有可能发现错误？是患者和护士。

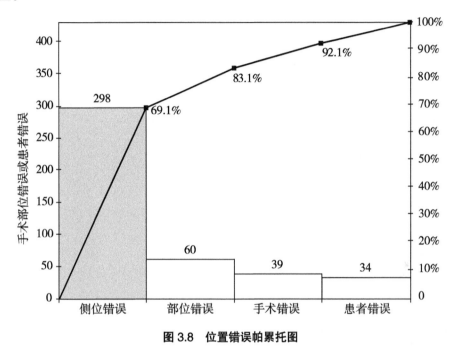

图 3.8　位置错误帕累托图

最常见的根本原因：外科医生在手术室里的行为（92 例报告）。
其次：超时程序失败（59 例报告）。

这些原因中的任意一项都可能会造成偏差（不顾事实而通过印象中的心理倾向进行确认）。部位错误的手术存在另一个共同点：身体部位对称［例如，左（右）手臂、腿、膝盖、胸部等］及患者的姿势方位。Allen Livingstone 博士（迈阿密，佛罗里达州）表示，2005 年佛罗里达州，有 31 例手术部位错误，5 例手术患者错误，还有 86 例手术方法错误。

对策：增加手术前患者的清醒时间，外科医生和麻醉师充分进行术前准备，这样可以更有效地防止手术部位错误或患者错误。超时程序和通用流程似乎并没有那么好的效果。那什么效果会更优呢？

5. 提高药房水平

  每年药品不良事件超过 40 万例，据估计，这些不良事件可损耗 35 亿美元，安全用药是一个重要的问题。用药错误包含多种类型：药物错误、药量错误、服药时间错误，以及用药路径错误、耐受或者药物相互作用。某家医院的用药医嘱单出现了问题，其错误率为每百万医嘱单 3300 个。

  未收到用药医嘱单是最常见的错误类型（图 3.9）。排在第二位的是计量频率错误。这两种几乎占了所有医嘱单错误数量的一半。

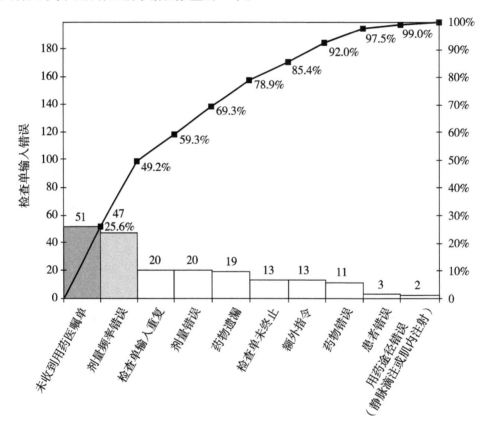

图 3.9 药品错误帕累托图

  大部分医嘱单是通过传真传递的，传真线路占线会导致医嘱单接收不成功。护士有时会忘记更改用药频率或剂量。

  采用计算机医嘱单输入系统并修改其他程序后，医嘱单错误从每百万 3300 个降至 1400 个，减少了约 55%（译者注：此处原著是 55%，根据数据计算应是 57.6%），据估计，这每年可以节省 120 万美元。

用药错误 4-50 规则

与您所预想的一样，某些药物比其他药物更为危险。医疗保健改进研究所（Institute for Healthcare Improvement, IHI）表示，医院应更加重视高警示药品的用药错误风险，包括胰岛素、抗凝血剂、麻醉剂和镇静剂。2006—2008 年，537 家医院上报了 443 683 例用药错误，其中 32 546 例与高警示药品有关（图 3.10）。胰岛素是最常见的用药错误和导致损害的原因。

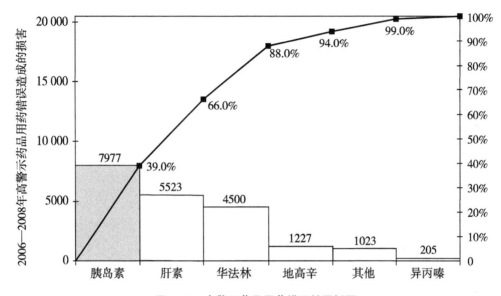

图 3.10 高警示药品用药错误帕累托图

用药错误通常来自配药、给药和誊写（图 3.11）。最常见的错误类型是遗漏、剂量错误（例如，5.0 误读为 50）及用药错误（图 3.12）。Dennis Quaid 的双胞胎新生儿在接受处方剂量 1000 倍的血液稀释剂后去世。

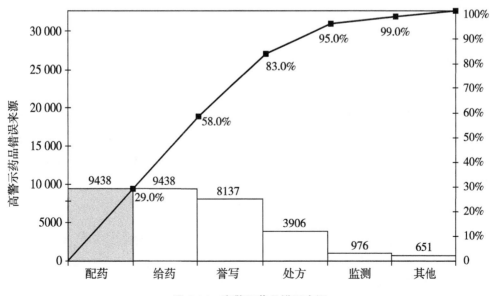

图 3.11 高警示药品错误来源

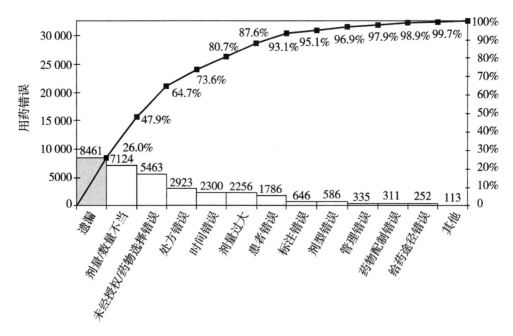

图 3.12　用药错误类型帕累托图

这个过程是不是应该有防错的办法？越来越多的医院选择使用计算机医嘱录入系统（computerized physician order entry，CPOE）。

6. 在工作日内提高医嘱单准确率

2006年，得克萨斯州博蒙特的赫尔曼纪念医院（Memorial Hermann Baptist Hospital，MHBH）是一家急诊护理医院，该院拥有250张床位，其中儿科有17张床位，该院面临着严重的问题。全市的儿科医生都指导患者远离这家医院的急诊科。该院急诊科入院医嘱单与儿科医生的医嘱单发生冲突，且冲突数量占据了一半。这些冲突导致该院出现了儿科界的信任危机。

明确情况

MHBH对这种情况下的"缺陷"进行了判断：急诊科医生提供的护理或者开出的医嘱与患者儿科医生的不同或冲突是可接受的。"缺陷"分为几类：不合理用药、剂量、液体类型、液体剂量、诊断不全和其他。他们的目标是在6个月内将这些冲突减少75%。

监测

每年急诊科有近9000例患儿就诊，医院需要进行某些分析以缩小关注的范围。随着分析的深入，我们可以明显地发现，大部分冲突发生在收治入院6岁以下患儿中（这可使用帕累托图显示）。

分析

该院回顾了 77 例缺陷（50% 的错误率）的 149 张图表，他们认识到收治患儿入院时发生错误的概率最大，每百万中的缺陷（defects per million opportunities，DPMO）为 80 800 例，或者约为 7% 的误差率（每 100 例患儿中有 7 例患儿收到不正确的入院单）。进一步分析发现，这些错误发生在入院预约单上，但患者不会拿到这些单据。儿科护士会发现这些错误，并要求儿科医生更正。

根本原因：入院预约单出现错误，而非对患者的护理出现错误。

改进

急诊科虽然没有因为他们的护理遭到批评而沮丧，但这些批评具有一些诱导性，他们一致认为，他们需要为儿科接诊设定一个特定的顺序。儿科护理部主任起草了一个预约单草稿。该预约单由该市儿科医生进行了审查、修订并得以通过。

在使用新预约单的 3 个星期内，DPMO 从 80 800 例降至 15 238 例，并在 3 个月内降到 10 452 例（图 3.13），他们获得了 86% 的改善效果！

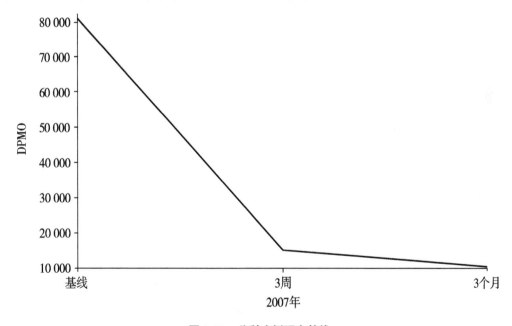

图 3.13 儿科病例研究基线

控制

为了维持改善效果，MHBH 监测预约单系统使用情况，并在每季度绘制随机图表，并在急诊科员工会议上公布。

7. 5 个工作日内提高医学影像科水平

同伴压力具有强有力的激励作用。有分析表明，同一个医疗小组在使用计算机断层（computed tomographic，CT）扫描和磁共振成像（magnetic resonance imaging，MRI）方面存在较大差异。将数据公布后，第一年内放射科检查的使用率减少了15%。通过连续监测使后续使用率保持不变。

8. 5 个工作日内提高实验室水平

在检查开始之前，有多达2/3的实验室错误发生在排序和贴标签的过程中。2003 年，北岸长岛犹太医疗系统开始使用六西格玛管理减少错误。该医院发现，每 100 个样品中有 5 个不准确或者不完整。该小组分析了 5667 份实验室检查单，发现了 285 处错误。其中最常见的错误是专业护理设施中的社会保险号码错误（图 3.14）。

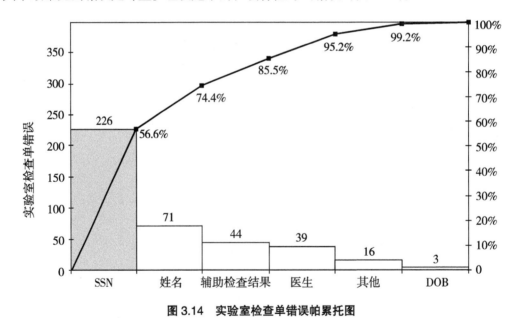

图 3.14　实验室检查单错误帕累托图

> 根本原因：专业护理设施使用患者的姓名、地址来标识样品，而未使用条形码标签来标识样品。
>
> 对策：使用条形码标签来标识样品。

北岸长岛犹太医疗系统还使用不同的颜色对不同的样本和实验室工作台进行编码，确保样品被递送到正确的工作台，这样可以节省更多的时间并减少错误。

结果

DPMO 从 7210 例降至 1387 例。员工的工作效率由每小时 20 个检查申请单上升至 23 个，他们可以处理额外的工作量（图 3.15）。综合改善措施起到了开源节流的作用，共节省 339 000 美元。

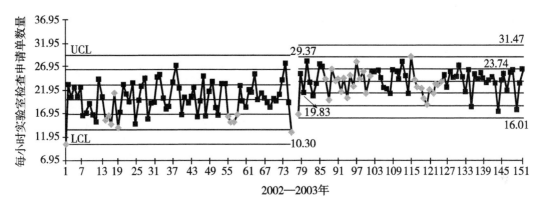

图 3.15　每小时实验室检查申请单控制图

9. 5 个工作日内提高护理单元水平

患者跌倒会显著提高患者的发病率和死亡率。据估计，治疗严重摔伤有关的损害需要花费 15 000～30 000 美元。2009 年，康涅狄格州报道称，患者跌倒导致的死亡或受伤是最常见的不良事件（图 3.16）。

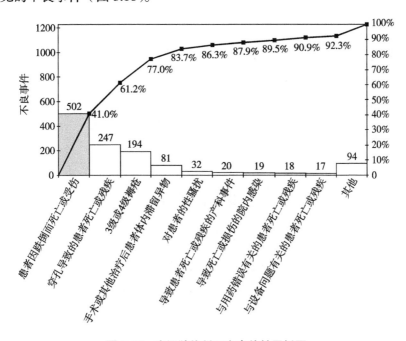

图 3.16　康涅狄格州不良事件帕累托图

患者大都是在哪里跌倒呢？新泽西州统计数据显示，是患者的病房（图 3.17）。

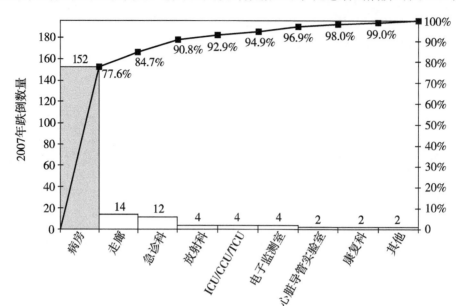

图 3.17　新泽西州患者跌倒不良事件帕累托图

防止患者跌倒的对策

- 为每个患者进行正式的风险评估。
- 某些药物可能会增加患者跌倒的风险，将这些药物列成清单。
- 让药房使用不同颜色对增加跌倒风险的药物进行编码。
- 追踪药物所致的跌倒状况，并把会导致跌倒的药物添加到清单中。
- 用护理白板识别高危患者。
- 每小时巡查一次高危患者的病房（例如，解决患者去卫生间等要求）。
- 在运送高危患者时，使用有彩色编码夹的轮椅和担架。
- 为护士和医生提供预防跌倒的指南手册。

使用简单的精益六西格玛管理上述对策，例如，使其可视化（即彩色编码），以及使用风险评估清单和药物清单。

10. 提高诊断水平

Business week《商业周刊》的一篇文章说道，每 100 例患者中会有 15 例患者出现误诊。患者出院后仍然存在未确诊或未经治疗的症状，他们只能再次返回急诊科。这就是所谓的返工，由于患者需要反复治疗，所以还会带来费用问题。

解决方案

- 监测 24 小时内重复入院的急诊患者或误诊。

■ 使用"简易 30"流程（见第 5 章）找出根本原因。
■ 找出能避免误诊的诊断和治疗方法。

11. 在 5 个工作日内提高重症监护室的水平

IHI（ihi.org）估计，在美国，医院里每天发生的可预防性患者损伤有 40 000 例。此外，每天有 90 000 例患者被送往重症监护室，其生存率是每 100 例中有 86 例。CDC 估计，有 200 万人受到 SSIs、药物反应及压疮的影响，有 99 000 人因院内感染而死亡。

中心静脉导管相关血流感染（central line blood stream infections，CLBSIs；或者 central line associated-blood stream infections，CLABSIs）是一个严重的问题。每年有 500 万例患者接受中心静脉导管置管术，约 4%（4–50 规则）的患者会在 10 天内发生感染（20 万以上），其中多达 1/4 的患者因此而死亡，这造成了 30 亿美元支出和 30 000 人死亡。其他 3/4 的患者将在 ICU 额外治疗一周。每例感染的平均支出为 45 000 美元。

SSM 医疗减少了 CLBSIs 的发生，从 2006 年中央导管插管 6 例 /1000 天降低至 2010 年 0.4 例 /1000 天。2004 年，盖尼综合医院（Allegheny General Hospital）重症监护室也减少了 CLBSIs 的发生，中央导管插管使用量从 10.5 例 /1000 天降低至 1.2 例 /1000 天。中心静脉导管相关血流感染死亡率从 19% 降至 1%。赫尔曼纪念医院和其他医院将 CLABSIs 的发生率降为 0。

有医院发现，使用新鲜导管针头端血液比静脉血液监测感染的效果更佳。该医院还使用彩色胶带标记在不理想的情况下建立的静脉通路（例如，在救护车中、急诊科等）。在患者进入护理单元后，医务人员会立即更改之前的静脉通路，从而减少了感染率。

现代医疗发生了大量改变，其中最重要一个改变就是由原来的分级医学过渡为一个开放的文化氛围，"如果您看到什么，那么就指出来"。护士可以指出医生的错误，如导管插入过程中手套发生污染。

匹兹堡（The VA Pittsburgh）的耐甲氧西林金黄色葡萄球菌（methicillin-resistant staphyloccus aureus，MRSA）感染从 2002 年 0.97 例 /1000 住院天数降至 2004 年的 0.27 例（作者注：0.27 例 /1000 住院天数相当于每 100 万住院天数 270 例或约 5 西格玛）。

12. 滥用抗生素

虽然感染是一个问题，但是滥用抗生素会导致其他问题。普罗维登斯圣约瑟夫医疗中心（Providence Saint Joseph Medical Center，PSJMC）发现，护理单元往往在手术结束的 24 小时内未能停用患者的抗生素治疗，每年这样的病例多达 1000 例。未能停用抗生素可导致不良反应并增加医疗费用。

PSJMC 发现，停用抗生素的平均时间为手术后 39 小时。仅有 25% 的病例符合指南要求。护理单元没有使用标准流程或者方案。该医学中心还发现，骨科医生和结肠外科医生违规率最高。

对策

■ 修改医嘱设置并获得外科医生的支持。

■ 确定手术患者是否适用抗生素。

■ 对于适用的患者，术后 24 小时由药房自动停用抗生素。

■ 在患者病历上添加橙色标签，以直观地识别适用的患者。

■ 每日监控执行情况。

在几个月内，执行情况从 36% 上升到 90%，同时节省了 35 000 美元的支出。

13. 采用条形码终止用药错误

好消息：VA 对患者和药品使用条形码后，用药错误大幅度减少。临床医生可以使用手持式扫描仪扫描药物和患者的条形码，这种措施可以确保正确的患者在正确的时间服用正确的药物，且药物的剂量也是正确的。

坏消息：据估计，每年，医院里有 7000 例患者死于用药错误。每 14 000 例输血患者中会出现 1 例输血错误，这每年至少导致 20 人死亡。然而美国 5000 家医院仅有 125 家使用了条形码。

好消息：美国食品药品管理局要求从 2004 年 2 月开始对所有药物使用条形码。

坏消息：美国医院的腕带不准确率平均为 3%（如果您的腕带错了，那么之后其他过程都会出错）

可悲的是，安全技术并不是一个可以带来收入的大型诊断机器，它是一种保护装置，可以减少治疗和诉讼的费用。值得庆幸的是，安全技术提高了我们的医疗安全。我们所要做的就是接受它。

14. 问题并不是您认为的那样

国家统计显示，不良事件最常见的根源是沟通不畅。由此，医务人员通常希望能实现个人对个人的沟通。如果您想更快更优，那么您就不能依赖于个人对个人、一对一的沟通。医患沟通必须存在于病史档案中或者是可视化的。对于跌倒高风险患者而言，能否给予不同颜色的病号服或者贴上可拆卸的标签？当手术患者已接受所需的检查和治疗时，医生需要对这名患者的 ID 进行标记，这种情况下，医生可以使用什么系统？患者从急诊科转到护理楼时，能否使用一个录音机记录患者的状态？不要再依靠稍纵即逝的一对一沟通，我们应开始思考怎么做到可视化和使用机械系统。

在所有行业，包括医疗保健行业，管理者和员工一直认为，高水平的培训能解决他们的质量问题。不幸的是，培训的效果不能始终如一地持续下去，员工流动会耗尽技能储备。防止错误的唯一方法是将预防措施融入系统和程序中。这意味着实施标准工作，包括标准流程、清单及监测绩效的措施。这也意味着为了提高绩效，您需要无休止地调整这些程序、清单和措施。如果您实施了一项对策但是它并没有减少失误，那么它就不是一项好的对策。这时您需要停止这一对策，并实施更优的对策。

> 重要观点：大多数医疗失误的起因是流程、程序及系统，而非人。
> 我们的目标：通过改变流程以消除失误和错误。

1/5 的医保患者会在 30 天内再次入院，但是在再次入院前他们一直没有看过医生（图 3.18）。在一年内超过 50% 的患者会再次入院或者死亡，这是持续护理中存在缺陷。导致患者返院最常见的疾病：心力衰竭、肺炎、慢性阻塞性肺疾病（chronic obstructive pulmonary disease，COPD）、精神疾病和胃肠（gastrointestinal，GI）疾病。据估计，2004 年返院产生了 174 亿美元的费用。减少再入院是医疗改革过程中一个节约成本的举措。

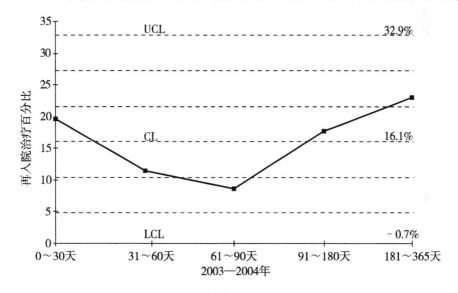

图 3.18　医保患者再入院治疗百分比

"为了提高随访护理的及时性和可靠性，医院和医生可能需要进行合作"。科罗拉多州的一家医院向出院 30 天内的患者提供过渡指导员，他们将入院减少了 20%～40%（www.caretransitions.org）。

15. 保证忠于科学和证据

在 2006 年 IHI 年会上，Don Berwick 要求与会者宣誓对科学和证据忠诚。医学研究所编著的 *To Is Haman*《人难免犯错》一书已经出版了超过 10 年。我们应当收集每一个医疗错误，使用该数据，优化系统，使错误永远不会再出现，而非去惩罚犯错的人。

医疗损害的代价

据估计，每 100 例患者中有 50 例患者在住院期间会受到某种损害。有些"损害"

是轻微的，但大量损害会引起暂时性或永久性残疾甚至死亡。

从六西格玛的角度来看，这个过程比西格玛 1 更糟（300 000 PPM）。

据估计，每年有 3700 万患者住院治疗（可能是未入院急诊患者人数的 3 倍），医疗损害影响了 1700 万患者和他们的家庭。

目标

2006 年，IHI 的"500 万生命"运动项目希望在两年时间内将医疗损害的数量减少 500 万，或者每年减少 250 万。该运动项目主要关注排名前五的医疗损伤类别（省去了从 A 到 D 的次要类别）：

E. 护理导致的暂时性损伤（据估计，该类别占整体的 60%）。

F. 需要住院治疗的暂时性损伤。

G. 永久性损伤。

H. 需要 1 小时内干预以挽救患者生命的损伤。

I. 死亡。

项目焦点

这次运动中有 6 个"核心"：

（1）预防压疮。

（2）预防 MRSA 感染（每年支出约 25 亿美元）。

（3）预防高警示性用药错误。

（4）预防手术并发症。

（5）预防充血性心力衰竭的并发症（每年支出约 290 亿美元）。

（6）让医院董事会同意所需要的改变。

有一些解决方案可以防止这些类型的错误、伤害及损伤的发生，目前已经有大量科学证据支持这些解决方案。有 3000 多家医院致力推动这些行之有效的方法。现在到了最困难的部分：实施改变。

项目运动

这项目运动的重点是医院。它甚至没有涵盖诊所、农村医疗、医生办公室、精神卫生机构，以及这个国家的其他医疗系统。与其等待 IHI 发起倡议，我更希望这些医疗机构能够制定自己的方案并开始实施（可登录 ihi.org 了解更多）。

您可能想知道为什么医疗费用这么贵，答案可能是有太多可以预防的错误。圣文森特医疗中心（St. Vincent's Medical Center）位于美国佛罗里达州东北部，它拥有 528 张床位，在 2004 年 8 月至 2006 年 2 月，该院将患者压疮从 1000 日住院天数内大于 2 例减少至小于 1 例。该中心的 SKIN 计划被共享，并延伸到 Ascension 医疗的其他 66 家医院。

免于医疗损害

在 2015 年 IHI 年会上，国家患者安全基金会发布了一份新的报告《免于医疗损害》。登录 www.npsf.org/free-from-harm 网站可以下载该报告。该报告的要点是：患者仍然面临巨大的安全问题。该报告建议采取 8 个步骤快速提高患者的安全性。

设计自己的方案

从 IHI 的"10 万生命"运动项目中，我学到了一件事，我们应当制定有针对性的目标，重点围绕一个共同目的，这样我们可以跨越巨大的地理和人口界限，迅速取得重大进展。询问任何一个医生、护士或者临床医务人员后您能发现，他们都希望为患者提供服务，即使这意味着他们受到严格的程序约束，Berwick 将这种严格的程序称为"手铐和笔直的夹克"，这些程序可以确保每一位者得到有效的治疗（例如，患者心脏病发作时服用阿司匹林）。

一些医院已经使用了"高度可靠的医疗"方法（精益医疗、六西格玛管理和变革管理）将医疗损害降至零。赫尔曼纪念医院多年来一直未发生院内感染（HAI），也未出现输血并发症。我们的新标准仍然为将医疗损害发生率降为零。赫尔曼纪念医院将患者安全作为其核心价值并坚持不懈地追求。

您医院的首要目的是什么？大家都同意什么？您如何策划一场运动，以减少医院流程对患者造成的"伤害"（即延迟、缺陷和偏差）？你怎样才能精心策划这场运动，从而激发员工的激情和创造力，并让他们忠诚于科学和证据？在接下来的 24 个月里，你能取得多少进展？

使用精益六西格玛工具和变革管理有助于帮助您实现目标。所有人都可以在 www.lssyb.com 在线免费获得精益六西格玛培训，点击可了解具体方法。

16. 5 个工作日内提高医院水平的简单步骤

> 传统医务人员应当从内部发动一场革命，这是显著提高医疗服务水平的唯一希望。现有的参与者必须重新对自身进行规划。
>
> ——RICHARD M. J. BOHMER

怎样在工作日内使医院变得更优呢？

（1）组建一个团队，团队成员相信能够解决现有问题（例如，急诊科团队、护理单元团队、药房团队等）。有些人就是不相信这些问题是可以解决的；如果这样的话，他们对团队无益。团队不要纳入持怀疑态度的人。

（2）专注于改进。使用控制图和帕累托图绘制错误或错误数据。事先尽可能多地做分析。关键图表：随时间变化的效果控制图（通常是 ag 控制图、p 控制图、u 控制图或 XmR 控制图）和错误类别的帕累托图。一个或多个团队专注于降低最低级别帕累托图中的每个"大面积条块"。在减少周转时间或 LOS 时，请使用当前周期时间的控制图和柱状图来集中显示改进效果。这些图表都可以在 QI 宏中找到。

（3）有一个训练有素的辅助人员来帮助团队进行根本原因分析［为什么？为什么？为什么？为什么？为什么？（5W）］。让团队找出可能解决这些问题的对策。

（4）使用鲸鱼骨图时应谨慎。如果鱼骨图开始超过一张活动挂图，这说明关注面可能太宽。在继续进行分析之前使用另一个帕累托图缩小它。分析出原因和对策后，请使用 QI 宏模板予以记录。

（5）改进实施对策，并衡量结果。

■ 立即实施面向流程的改进。

■ 实施各种方法、清单等来防止医疗错误发生，不必关注是谁提供的。

■ 实施更复杂的改善措施（例如，信息技术的变化、硬件变化等）。

（6）验证措施是否确实能降低错误率。有时这些措施并不能达到预期效果。使用前面步骤中提到的控制图、帕累托图或柱状图来验证改进效果。

（7）维持改善效果。规范改进的方法和措施，使之成为工作的固定方式。开发流程图、检查清单和标准工作表，以确定新的绩效标准。这些模板都可以在 QI 宏中使用。

（8）使用控制图测量和监控错误率，确保改善措施能持续有效。如果不能监控当前的改善措施，则该流程会下滑到以前的水平。

第四章　使用六西格玛管理减少缺陷

通过使用简单的图表，我帮助团队节省了数百万美元，而且通常只需几天。这一概念已有 100 多年的历史。它经常被引用在管理书籍中。这一切都始于一位意大利经济学家，他注意到了收入之间的一个简单差距，但很少有人知道如何利用它并运用在医疗保健方面。

1995 年，我帮助一家大型电信公司解决复杂的内部问题。我坐在办公桌前，眼前放着大量的电子表格，表格内容是有关公司的票据邮寄费用的数字和事项。他们的副总裁脾气暴躁，就在楼上等着我的结果。我决定做一个简单的分析。我必须找出一个模式来解释邮资成本稳步增加的现象。它不是邮政服务或者搭车优惠券（ride-along coupons），所以它应该是别的东西。

该公司越来越多的账单是以 2 盎司的价格邮寄，而非以 1 盎司的价格。这可能是邮资里程算错了，或者是账单越来越重。

除此之外，每个月都会有数千账单因为地址不详而退回。我检查了成箱退回来的账单，找出所有在 1 盎司以上的账单。我将 1 盎司以上的账单挨个打开来看，寻找邮资成本增加的根本原因。

我只用了几十份账单就发现了根本原因。该公司已经开始为较小的电信公司邮寄账单。每家公司有自己的纸质账单，并放在一个厚厚的信封里。账单页数极多，公司也包含数家，因此，账单一定会超过 1 盎司的限制。当然，推销邮寄账单服务的产品经理并未提高价格以弥补增加的邮资费用。

根据我的研究，一个团队重新设计了账单，使之更小、更轻、更具可读性。在其实施后的一年里，邮资成本一年下降了 2000 万美元。

我使用什么图表来展示问题并为重新设计争取支持的呢？

是控制图、帕累托图和鱼骨图。

通过使用这些图标，我在账单调整方面每年节省 1600 万美元，并在服务订单错误方面每年节省 300 万美元。每年有 500 万美元的索赔被驳回，2400 万美元的医院系统索赔被驳回。

您应该能从上述案例中发现控制图、帕累托图和鱼骨图的作用，这些图标可以激发您改进工作。

1. 某些容易被忽略但唾手可得的成果

1990 年，我所在的公司率先开展了质量改进运动，佛罗里达电力和照明顾问总是说"某些成果唾手可得"。两年后，经过数万个小时的努力，我仍然没有发现任何唾手可得的成果。

在任何一家公司，如果真的存在这种可以轻易达到的改善效果，那这种改善效果通常是可见的，并且从急诊室到管理会议室无处不在。当它是如此显而易见时，任何人都可以用一点点常识、尝试和失误就能够达到这种改善效果。

这就是为什么在大多数公司没有什么改善效果是显著且易于达成的。如果真的这么容易，早就有人已经做到了。而这也正是大多数公司领导并不考虑六西格玛工具的原因，他们不认为自己还存在可以轻易改善的环节。

不过，在一家又一家公司和医院里，我发现果园里到处都是低垂的隐形水果，只是您用肉眼看不见而已。然而您可以通过数据透视表、控制图和帕累托图这些放大镜来辨别。这些工具使表面上看不见的东西显现出来。它们是商业诊断的显微镜、磁共振成像、心电图。

当 Louis Pasteur 说空气和水中有微小的虫子时，大家都以为他疯了，因为肉眼看不到这些微小的虫子。大家都以为让人们生病的只是一场"瘴气"。

在当今的经济时代，每个人都感叹怎么有这么多的困难。"瘴气"吹过他们的业务、他们的行业、他们的经济。但他们是否考虑过使用现代商业医学工具来根除企业中的传染病呢？他们是否有花时间去寻找他们企业里"隐形"的唾手可得的改善效果呢？我对此表示怀疑。

今天有人给我发了一封电子邮件说，即使在经营最差的公司，他也无法获得那些极易达成的改善效果。但在我曾经工作过的每一个公司，我都能从一堆的缺陷、偏差和延迟中发现等待挽救的数百万美元。您是否正在寻找明显可达到的改善效果？还是在调查看不见的方面呢？

人们往往会对容易实现的目标视而不见。当您遇到难以解决的问题时，打开六西格玛工具，它们可以放大和突出您的问题，帮您深入研究未知区域。您会发现一桶又一桶的财富正在等待一个机警的收割者。

2. 六西格玛解决问题的过程

正如您所见，有关缺陷和其根源的测量、统计及数据推动了六西格玛缺陷减少的过程。没有缺陷或偏差的数据，六西格玛将无法发挥作用。我建议您可以从医院某些临床或操作环境中现有的缺陷、错误或失误数据开始。大多数团队陷入六西格玛的定义和测量阶段，却从来没有进入到分析和改进阶段。您需要先从真正问题的真正数据开始，这样您就成功了一半。然后您就可以进入到分析、改进和控制阶段。

DMAIC

虽然我仍然认为改进需要遵循 FISH 模式——突出重点（focus）、改进（improve）、维持（sustain）和奖励（honor），但是六西格玛解决问题的过程使用的缩写是 DMAIC，它代表的是：

（1）定义问题（Define the problem）。

（2）使用控制图、帕累托图或柱状图测量问题（Measure the problem）（缺陷或偏差）。

（3）使用鱼骨图分析问题的根源（Analyze the root causes of the problem）。

（4）改进过程（Improve the process）（即实施一些对策并检验结果）。

（5）控制过程（Control the process）（即使用控制图、帕累托图或柱状图进行测量和监控，以维持改进后的新水平）。

我将六西格玛的定义和测量步骤归为"聚焦"。如果您不使用关于缺陷或偏差的真实数据来找出您改进工作中的重点，那么您就不是在进行六西格玛管理；您使用的解决问题的方法都只是一些直觉上的、反复试错的、下意识的行为。或者您只是想改变您做事的旧方法，并使之看起来像是您在进行六西格玛管理。有许多人都是从他们喜欢和解决问题的方法开始，然后试图用数据来证明他们的解决方案。但是很少有人会从数据出发，会看数据能将他们引向何方。

3. 使用精益六西格玛管理

大多数成功的医院已经存在了 5 年以上，这些医院踏踏实实地将缺陷率维持在大约 1%。从我的经验来看，您不需要使用大量特殊的工具就可以迅速使缺陷率进一步降低。我合作过的公司使用这些工具在 6 个月内从 15% 的缺陷，降至 3% 或更低，在约 2 年的时间里从 3% 降至 0.03%。一旦您到了这个水平，您会准备使用更特殊的工具来设计您的精益六西格玛工作流程。然而，在您到达这个水平之前，您可能没有动力或意愿去使用更高级的工具。

4. 减少缺陷的关键工具

减少缺陷、错误和失误有 4 个关键工具：

■ 数据透视表——对计费系统、电子医疗记录、计算机化医嘱输入系统，以及可将数据导出到 Microsoft Excel 的其他数据系统中的数据进行计数和分类。在这里您可以发现那些表面上看不到但唾手可得的成果。请登录 www.qimacros.com/Moneybelt/six-sigma –pivottable–projects–video.html 观看详细视频。

■ 控制图——衡量顾客对关键质量指标（critical-to-quality，CTQ）的要求。请登录 www.qimacros.com/Moneybelt/control-chart.html 观看详细视频。

■ 帕累托图或柱状图——突出对根本原因的分析。请登录 www.qimacros.com/

Moneybelt/pareto 观看帕累托图表视频。也可以登录 www.qimacros.com/Moneybelt/ six-sigma-spc-healthcare-XmR-histogram-video.html 观看柱状图视频。

■ 鱼骨图——分析问题或症状的根本原因。请登录 www.qimacros.com/Moneybelt/ root-cause-analysis-video.html 观看详细视频。

有了这 4 个工具，您可以解决 90% 的有关缺陷、错误、失误、循环时间或者支出的问题——这些问题也是今天医疗保健行业所面临的关键问题。

六西格玛解决问题的过程（图 4.1）也遵循 FISH 模式。它着重于发现问题，确定问题的根源，并实施对策，减少或消除由这些问题引起的浪费、返工和延迟。

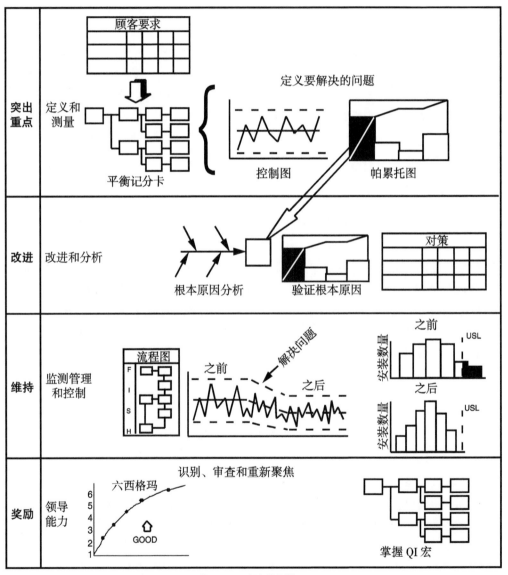

注：USL，客户的上限。

图 4.1　六西格玛解决问题的过程

所以，让我们来看看如何应用解决问题的过程来确认精益六西格玛在质量和成本方面的改进。其步骤包括：

（1）找出需改进的问题。使用测量工具展示数据，例如，控制图和帕累托图，并从中选择需要改善的事项。通常情况下，您需要使用数据透视表挖掘少量的数据，并计算和识别缺陷、错误和失误的类型。QI 宏数据挖掘向导将简化此分析。

（2）使用因果图分析根本原因，然后验证并确认根本原因。

提示：当一个团队没有对他们找到的根本原因进行验证时，这个团队可能会采取毫无价值的对策，并在改进过程中浪费时间和金钱。

（3）选择对策以去除根本原因，并评估实施对策结果。

（4）持续实施改进对策。通过控制图、帕累托图、柱状图、流程图和标准工作实现。

（5）反复实施改进对策。

关键质量指标（Critical-to-Quality，CTQ）措施

缺陷造成的问题只有两种类型——好产品不够多或者次品太多，无论是哪个类型，一般都是可测量的，并可以轻易用控制图描绘的。由于增加"好的"往往是减少"坏的"的结果，因此，减少不良现象的措施是获得改善的最佳起点。大多数医院要求统计患者的满意度情况，但不会统计患者的不满意度情况，统计患者的不满意情况会告诉您需要在哪里进行改进。

由于减少过程中不需要的结果往往是最好的开始，因此，改进通常可以表述为产品或者服务中减少的缺陷、错误、失误、返工或成本，这些通常具有两面性（图 4.2）。

增加……	相当于减少……
质量	缺陷的数量（例如，损伤、死亡）
	缺陷的比例
	DPMO——每百万缺陷率
利润	浪费、报废和返工的支出

图 4.2 改进的两面性

当您专注于降低"坏的"，而非增加"好的"时，通常是最容易解决问题的。目前在您的工作领域存在的问题是什么？这些问题是由于缺陷、偏差或成本造成的吗？其中某些示例包括：

■ 投诉属于缺陷。

■ 用药错误是缺陷。

■ 压疮、静脉血栓栓塞（venous thromboembolic，VTE）、呼吸机相关性肺炎（ventilator-assisted pneumonia，VAP）、中心静脉导管相关血流感染（central line-associated bloodstream infection，CLABSI）和手术部位感染（surgical-site infection，SSI）都是缺陷。

■ 错过预期计划（例如，手术室取消或开始时间）都属于缺陷和时间问题。

■ 浪费和滥用物资、建筑面积、计算机、网络或者人力都是成本问题。

- 由于用药错误、跌倒或其他可预防性错误导致患者受损且需要对该患者进行护理，这属于返工。
- "零概率事件（never events）"是一种缺陷（表4.1）。
- 有些医院甚至认为呼叫灯是一种缺陷，因为这意味着护理人员未预见到患者的需要。

表 4.1　零概率事件

事件类型	医疗错误类型
外科手术	对错误的身体部位或错误的患者进行外科手术 对患者进行错误的外科手术 手术或其他治疗后异物残留 术中或术后死亡
物资或设备	与以下项目相关的患者死亡或严重残疾事件： ·受污染的药物、设备或生物制剂 ·与预期效果不同的设备 ·血管内空气栓塞
患者保护	婴儿出院时交付给错误的人 患者失踪超过4小时 患者自杀或企图自杀
患者环境	与以下项目相关的患者死亡或严重残疾事件： ·触电 ·含有错误气体或有毒物质的管线 ·任何原因引起的烧伤 ·掉落 ·使用束缚带或床栏
护理管理	与以下项目相关的患者死亡或严重残疾事件： ·用药错误 ·由于血液制品血型错误引起的溶血反应 ·低风险怀孕时的分娩 ·低血糖 ·未能识别和治疗新生儿黄疸 ·3级或4级压疮 ·脊柱手法治疗
犯罪行为	冒充执业医疗服务工作人员从事护理 绑架所有年龄的患者 对患者进行性侵犯 对患者或医务人员的身体攻击

　　如何使用控制图测量和描绘上述问题，并为改进奠定基础？图4.3给出了一个有关阴道分娩、费用和不良事件数据的示例。请登录 www.qimacros.com/Moneybelt/spc-healthcare-case-studies.html 观看相关视频。

	A	B	C	D	E	F	G	H	I	J	K
1	DRG	医生	DRG	APS DRG	诊断	年龄	性别	LOS	总费用	日期	不良事件
2	373: 经阴道分娩	MD11	373	3730	664.01: 一级	26	F	2	$5729	2006–10–1	—
3	373: 经阴道分娩	MD11	373	3730	645.11: 足月妊娠	18	F	2	$9551	2006–10–2	—
4	373: 经阴道分娩	MD8	373	3730	663.31: 其他脐带环绕问题	37	F	1	$6976	2006–10–2	—
5	373: 经阴道分娩	MD8	373	3730	650: 正常分娩	19	F	1	$4589	2006–10–3	—
6	373: 经阴道分娩	MD1	373	3730	650: 正常分娩	28	F	2	$11033	2006–10–4	—
7	373: 经阴道分娩	MD2	373	3730	663.31: 其他脐带环绕问题	27	F	1	$7002	2006–10–4	—
8	373: 经阴道分娩	MD3	373	3730	646.81: 其他规范问题	24	F	2	$7190	2006–10–4	—
9	373: 经阴道分娩	MD3	373	3730	645.11: 足月妊娠	21	F	1	$6313	2006–10–4	—
10	373: 经阴道分娩	MD5	373	3730	650: 正常分娩	19	F	1	$7377	2006–10–4	—
11	373: 经阴道分娩	MD11	373	3730	656.61: 胎儿孕周过长	22	F	1	$7778	2006–10–5	—
12	373: 经阴道分娩	MD3	373	3730	664.01: 一级	19	F	1	$6753	2006–10–5	—
13	373: 经阴道分娩	MD6	373	3730	663.31: 其他脐带环绕问题	22	F	1	$8369	2006–10–5	并发症
14	373: 经阴道分娩	MD6	373	3730	664.11: 二级	24	F	2	$7292	2006–10–5	—

图 4.3　孕妇数据

使用 Excel 数据透视表的功能可轻易按日期、医生、诊断、性别、住院时间、年龄等来总结这些数据。一经汇总，这些数据可以绘制为支出或不良事件的控制图。例如，我们可以比较医生的费用，在 QI 宏中，用医生（MD）和诊疗日期对数据进行排序，将医生之间插入空白行，并绘制 XmR 控制图（图 4.4）。

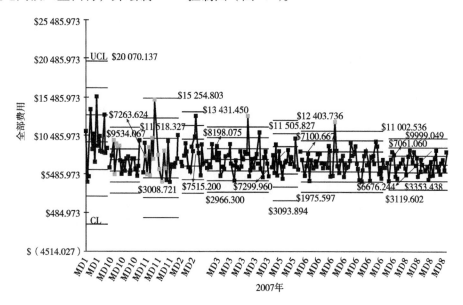

图 4.4　成本变动的 MD 控制图

MD1 和 MD11 收取了较高的费用，且可变性也较高。MD8 一直收取较低的费用且可变性较低。我们可以从 MD8 学到什么呢？

登录 www.qimacros.com/hospitalbook.html，您可以下载 QI 宏精益六西格玛软件 90 天试用版。您还可以使用数据透视表向导创建数据透视表，使用控制图向导来绘制控制图。

帕累托图可以突出改进重点

存在问题的领域通常较为广泛且复杂，我们很难一蹴而就，但是当我们将问题分解得足够小时，我们可以轻易而有效地解决每一个问题。在此步骤中，我们可以使用帕累托图（柱状图和累积线形图）以确定最重要的问题，并首先对此予以改进。通常情况下，我们需要两个或更多的帕累托图，这样才能使问题足够明确，并能够轻松地分析。

有了当前状况的控制图，您要分析造成问题的因素。在原始数据的基础上，您可以采用以下几种形式中的任一种帕累托图：

- 缺陷——缺陷的类型（例如，哪些类型的药物最容易出现用药错误？）。
- 偏差——造成见到医生或者进行球囊扩张术（血管成形术）时间变化的原因是什么？
- 成本——可预防的消耗类型，即返工或者浪费（例如，放射科工作返工）。

应当在您的数据中寻找什么

大多数医院都有大量的数据，但有时他们也不知道该怎么利用这些数据。我发现，我经常会使用一种通用性方法来分析公司的数据。我通常以同样的方式对 Excel 表进行分割：

（1）我有时必须使用 Excel 数据透视表的功能来总结缺陷、失误和错误数据。

（2）我用帕累托图分析"总计"行和"总计"列。

（3）然后我会用帕累托图进一步深入分析对各总行或总列影响最为显著的因素。

图 4.5 显示了阴道分娩、费用和不良事件的数据。运用 Excel 中的数据透视表功能，我们可以将不良事件总结到一个表中，然后利用这些数据来创建一起不良事件的帕累托图（图 4.6）。

	A	B	C	D	E	F	G	H	I	J
4	不良事件	MD1	MD10	MD11	MD2	MD3	MD5	MD6	MD8	总计
5	并发症	3	1		2	5	1	9	1	22
6	并发症，离群值（$）	1								1
7	异常值	1		1	1	1				4
8	再入院				1					1
9	再入院，离群值（$）	1								1
10	总计	6	1	1	4	6	1	9	1	29

图 4.5　MD 数据透视表

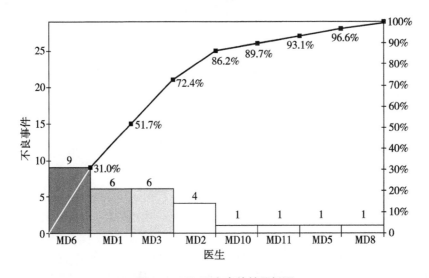

图 4.6　MD 不良事件帕累托图

MD6、MD1 和 MD3 占所有不良事件的 72.4% 左右。MD1 占 15 起不良事件中的 6 起，而 MD8 每完成 40 例分娩仅有 1 起不良事件。不良事件越少，成本就越低，可变性也越小。同样，我们可以从 MD8 中学到什么？

还有什么？我们可以使用数据透视表（图 4.7）和帕累托图（图 4.8）来诊断并评估并发症。

	A	B	C	D	E	F	G
3	不良事件统计情况	不良事件					
4	诊断	并发症	并发症，异常值（$）	异常值（$）	重新入院	重新入院，异常值（$）	总计
5	645.11：足月妊娠	3	1	1			5
6	648.91：其他现患疾病	2		2			4
7	654.21：前次剖宫产			1			1
8	656.61：孕周超期					1	1
9	656.71：胎盘	1					1
10	660.41：胎儿脐带绕肩	1					1
11	663.11：其他子宫问题	1					1
12	663.11：胎儿脐带绕颈	1					1
13	663.31：脐带环绕其他问题	1					1
14	664.01：一级时期	1			1		2
15	664.11：二级时期	3					3
16	664.21：三级时期	2					2
17	664.31：四级时期	1					1
18	664.41：会阴问题	1					1
19	664.41：高阴道	2					2
20	664.51：其他损伤	2					2
21	总计	22	1	4	1	1	29

图 4.7　不良事件数据透视表

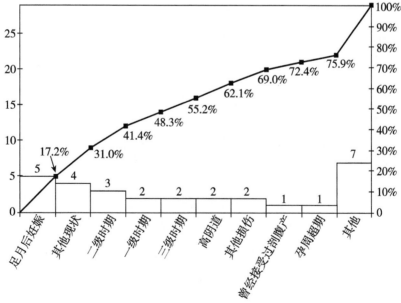

图 4.8　不良事件帕累托图

有许多其他方法可以查看这些数据：医生或并发症的平均 LOS 等。明白了吗？帕累托图是一种强大的工具，可用于找出您企业 4% 的业务造成的 50% 以上的浪费、返工和利润损失。

消除"零概率事件"

国家质量论坛（qualityforum.org）已经确定了以下多种医疗差错为"零概率事件"——这些事件不应该发生。这些事件包括：

- 手术事件，如部位错误或患者错误的手术，残留异物或者死亡。
- 产品或设备事件，如被污染的药物或设备故障导致的残疾。
- 患者的保护事件，如儿童出院被陌生人接走、患者失踪或自杀。
- 护理管理事件，如用药错误、输血血型不符、低血糖、压疮，以及妊娠和分娩导致的死亡或残疾。
- 环境事件，如电击、烧伤、跌倒、约束或者有毒物质导致的死亡或残疾。
- 犯罪事件，如绑架、殴打或者冒充医疗工作人员提供的护理服务。

这些事件很少发生，因此，人们很难收集足够的数据来描绘一个正常的控制图。但是，有一对图将有助于监控"零概率事件"：t 图和 g 图。

时间间隔图——t 图。正如您所能想象到的，t 图适用于测量罕见（即零概率）事件之间的时间。通过使用 QI 宏，您可以轻易地为这些零概率事件绘制 t 图。您只需要在左侧列中输入每个事件的日期和时间，该模板将计算出事件之间的时间并且转换成图表。图 4.9 的案例显示了在儿科单元发生心脏骤停事件之间的天数。

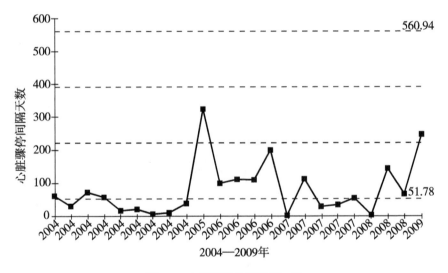

图 4.9　心脏骤停间隔天数 t 图

心脏骤停事件间隔天数平均为 52 天，控制上限（upper control limit，UCL）为 561，控制下限（lower control limit，LCL）为 0。显然，医院希望尽可能地提高这些限制，并降低其变化。

正如您所见，医院在 2004 年年底开始采取了某种形式的改进措施。在这一实例中，该医院在儿科单元实行家庭快速反应小组（rapid-response teams，RRT）。该措施的改善效果在 2006 年全年持续存在，但在 2007 年回落到以往的水平。这种现象较为常见。大多数的改进效果都会随着时间推进而消退，除非他们是融入了医院的结构中。随后在 2008—2009 年，这种改善效果又重新出现了。

绘制这些数据的另一种方式是使用 g 图。

几何均值图——g 图。g 图可以处理两种形式的数据：

■ 零概率事件的时间间隔（就像 t 图）。

■ 零概率事件之间的程序数量（例如，错误部位手术之间的手术数量）。

采用 g 图处理数据可得出类似的图表（图 4.10）。QI 宏 g 图模板能够显示一个过程的变化，在这一实例中，g 图显示了 2004 年和 2005 年之间的变化。注意观察平均天数是如何从 28 天升至 104 天的，这是一个明显的变化。

手术部位错误和患者错误只是零概率事件的一种类型——这是不应该发生的错误。您是如何分析和预防零概率事件的呢？

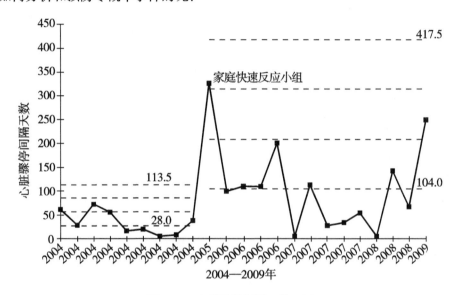

图 4.10　心脏骤停间隔天数 g 图

（1）使用 g 控制图追踪每个零概率事件。

（2）使用帕累托图分析导致零概率事件最常发生的因素。

（3）分析"大面积条块"（即高频率或问题多的）零概率事件的根本原因。

（4）实施对策，并验证结果。

（5）始终使用 g 图监控改进效果。

登录 www.qimacros.com/hospitalbook.html 可以下载 QI 宏精益六西格玛软件 90 天试用版。点击"填写空白精益工具"来探索 Excel 中的 g 图。

对改进措施的建议

如果您花所有的时间去手工计算总数和平均数，您可能会错过您真正想要做的事情，或者会完全避开您需要完成的任务。您应当学会如何使用数据透视表。

如果您选择了错误的数据或错误的图表，您会为了解决不存在的问题而白白努力。您应当学会为自己的数据选择合适的图表。

您可以同时使用数据透视表和 QI 宏，这样可以突出您的操作过程

■ 数据透视表。使用数据透视表可以帮助你利用多种方式汇总数据。

- 控制图。控制图可以绘制随时变化的缺陷或错误数据，并有很好的监测效果。
- 阶梯状控制图。阶梯状控制图表可以显示不同来源（例如，医生）的变化差异和集中趋势。
- 帕累托图。帕累托图非常适合用于显示类别之间的差异，而不适合显示时间之间的差异。还可用于识别"重要的少数部分"，而非"次要的多数部分"。另外，也有助于帮助您把注意力集中在 4% 的缺点、错误、失误或可以提供显著改进机会的类别上。

检查清单。如果您没有任何数据来缩小重点，那么您会怎么做？我发现最好的选择是使用一个检查清单（图 4.11）。一个检查清单可以是简单的医院或护理单元图示，图中散在地标示着某些内容，例如，在护理单元什么位置发生跌倒，或者是卒中记录矩阵。让您的"实干家"在每次遇到某种类型的问题时都能进行标记。当您没有足够的数据时，检查清单有助于帮助您。

	A	B	C	D	E	F	G	H
1	缺陷/问题/症状	周						总计
2		周一	周二	周三	周四	周五	周六	
3	延迟							0
4	错过预约	ⅢⅠ						6
5	缺陷							0
6	错误							0
7	返修							0
8								0
9								0
10								0
11								0
12								0
13	总计	6	0	0	0	0	0	6
14	http://WWW.qimacrcros.c/qiwizard/checksheet.html							

图 4.11　数据的检查清单

我曾经与一家医院的 ICU 合作以减少患者因过度镇静而引起的谵妄。目前，尚无关于患者镇静评分表（–3，–4 或 –5 表示过度镇静）的数据，因此我建议团队手动收集数据数周，并扩展了 QI 宏检查表，使它可以处理两周和两班的数据。我链接了几个 XmR 图表模板，使之可以显示两周内的表现（图 4.12）。像大多数 ICU 一样，40% 的患者存在过度镇静问题。该团队将进一步大幅度减少过度使用镇静剂和患者出现谵妄的问题。

帕累托图

我与一位 QI 宏用户进行了交谈，他发现大多数院内患者都是在骨科手术室发生跌倒（回想一下帕累托图，其中有一个"大面积条块"是在骨科手术）。在分析了骨科单元的跌倒问题后，该团队发现绝大多数跌倒的患者是年龄在 20 ～ 40 岁的男性（回想一下另一张帕累托图，其中"大面积条块"是年龄在 20 ～ 40 岁的年轻运动员）。帕累托图分析的第二级使根本原因分析变得更加容易。

A	B	C	D	E	F	G	H	I	J	K	L	M	N	O	P	Q
				第一周								第二周				总计
	缺陷、问题、症状	周一	周二	周三	周四	周五	周六	周日	周一	周二	周三	周四	周五	周六	周日	总计
倒班1	静脉滴注	1	4	5	4	6	1	4	4	2	3	3	6	3	1	47
	—镇静剂（静脉滴注患者人数）	1	2	5	2	4	0	3	2	1	2	2	4	2	1	30
	—疼痛（静脉滴注患者人数）	1	2	2	2	2	0	1	2	2	1	2	2	1	0	18
	机械通气患者人数	1	3	3	4	4	2	4	2	1	2	2	4	2	1	35
	RASS评分为-3、-4、-5且持续时间大于1小时的患者人数	1	2	1	1	2	0	1	2	1	0	2	1	1	0	14
	过度镇静评价	100%	67%	67%	25%	50%	0	25%	50%	50%	1%	50%	25%	50%	0	40%
	每小时进行一次疼痛评价	0	1	1	1	2	1	1	1	1	3	1	2	1	1	14
倒班2	静脉滴注（使用芬太尼或其他镇静药物的患者人数）	3	6	5	4	3	5	3	3	2	4	4	3	3	3	52
	—镇静剂（静脉滴注患者人数）	2	3	2	3	2	3	2	2	1	2	2	2	2	2	32
	—疼痛（静脉滴注患者人数）	2	3	3	1	1	2	1	1	1	1	2	1	1	1	20
	机械通气患者人数	2	4	4	3	3	3	1	1	2	3	3	3	2	2	38
	RASS评分为-3、-4、-5是持续时间大于1小时的患者人数	1	1	1	1	1	3	1	1	1	0	1	2	1	1	15
	过度镇静评价	50%	25%	25%	33%	67%	67%	100%	100%	50%	0	33%	67%	50%	50%	39%
	每小时进行一次疼痛评价	1	2	2	3	2	3	1	1	2	2	2	2	2	1	24

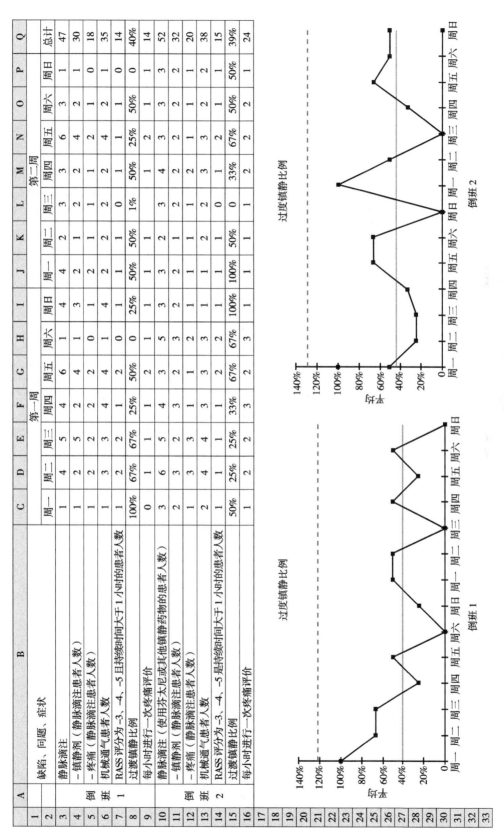

图 4.12　ICU 过度镇静检查清单

根本原因分析

一颗邪恶的大树，砍它枝叶千斧，不如砍它根基一斧。

——HENRY DAVID THOREAU

石川图又名因果关系图或鱼骨图，它有助于帮助您从问题中向后逆向分析，发现问题的根源。对于那些不熟悉根本原因分析的人而言，学习使用鱼骨图是非常困难的，但如果学会使用方法，有助于防止本能反应（knee-jerk reactions）的发生和缓解症状。鱼骨图有两种主要的类型，一个是通用的自定义版本——人力、流程、设备、材料、测量和环境（图4.13）。另一种是循序渐进的过程鱼骨图，早期错误往往会对过程造成很大影响，因此这种鱼骨图是从第一个步骤开始向后工作（图4.14）。另一种工具是因果矩阵，有时您可以使用它来确定原因和影响（图4.15）。详情请在网址 www.qimacros.com/Moneybelt/root-cause-analysis-video.html 上查看视频。

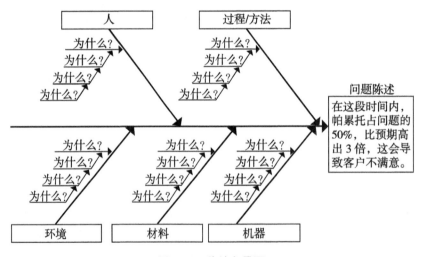

图4.13　传统鱼骨图

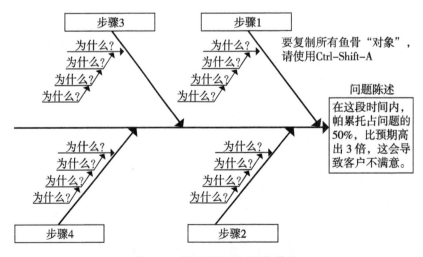

图4.14　循序渐进的过程鱼骨图

因果矩阵

		关键程序的输出																
客户的重要性		4	3															（1-5）

9 高
3 中
1 低

输出1　输出2

处理步骤	关键程序的输入	1	2	3	4	5	6	7	8	9	10	11	12	13	14	15	等级	总计
步骤1		3															2	12
步骤2			1														3	3
步骤3			9														1	27
上限																		
目标																		
下限																		

图 4.15　因果矩阵

　　鱼骨图不仅可以确定反复出现问题的根本原因（常见原因变化），而且在稳定流程方面也非常有用。特殊类型的变化（例如，零概率事件、不良事件等）也会导致程序的不稳定。

　　您可以确定这个问题的主要因素，也可以确定其根本原因。随着时间的推移，这些特殊原因的分析将为你提供数据，证明有必要实施改进以防止不良事件的出现。

　　鱼骨图。也会掩盖突出问题。团队主要有两种"掩盖突出问题"的情况——鲸鱼骨图和循环逻辑。

- 鲸鱼骨图（几十个或几百个"骨头"）表示分析的第一步并不能突出问题。这时您需要回头检查，并在较低的细节层次上再绘制一张帕累托图。
- 循环逻辑（C 会导致 B，B 会导致 A，A 再次引起 C）意味着在最初绘图的时候未检查逻辑。我提醒各位参与者，您在开始绘制每个"骨头"的时候都要问五次"为什么？"。然后每次添加"骨头"时都要检查您的逻辑，按照"B 导致 A"的顺序。如果 A 的原因是 B，但 B 不造成 A，那么这个逻辑就是错误的。提醒团队成员要验证其根本原因，然后再继续下一步分析。更多内容请访问：www.qimacros.com/Moneybelt/root-cause-analysis-video.html。

识别并验证的根本原因

　　　　去除原因，那么结果就会消失。

　　　　　　　　　　　　　　　　　　——CERVANTES

　　与杂草相似的是，所有问题都有不同的根本原因。像变魔术一样，去除根源后"杂草"就消失了。分析根本原因时，您应该问五次"为什么？"直到根本原因暴露出来。例如：

（1）为什么患者会跌倒呢？因为浴室离病床太远（或者因为年龄在20～40岁的年轻患者，他们认为手术后不需要帮助）。

（2）为什么浴室离病床那么远呢？因为该病房原始设计是容纳两张病床，后来被转换成一个单间，但病床放置在靠近窗户的位置，而非靠近浴室的位置。

（3）为什么病床放置在靠近窗户的位置，而非靠近浴室的位置呢？是因为患者想看到室外环境。

（4）为什么患者想看到室外环境？（提示：当您得到一个愚蠢的答案时就停下来）。

可能的对策：由于房间原始设计是容纳两张病床，那么可以把病床移近浴室，同时患者还能够看到外面吗。

针对骨科手术后年轻男性的对策：将他们标记为高跌倒风险患者并进行监控。

定义对策

> 大型问题一般不能用相应的大型解决方案来解决。相反，它们通常是通过一系列小的解决方案来解决的。微小的变化能像滚雪球一样引起大的变化。
>
> ——CHIP、DAN HEATH

目的：确定需要的对策以减少或消除根本原因。

就像预防杂草的方法一样，对策会将问题阻止在萌芽生根的阶段。一个好的对策，不仅能消除病根，还能防止其他杂草的生长。

在没有验证您所提出的对策能减少跌倒、用药错误或其他问题之前，不要将其视为解决方案。

> 医学已经成为一种极为复杂的艺术管理。目前有超过13 000种不同的疾病、症状及损伤类型。医生现在有6000多种药物和4000多种医疗技术和外科手术。要使之完全正确实施任重道远。
>
> ——ATUL GAWANDE

简单的解决方案

> 我询问了一家典型的美国医院，过去6个月里，它的手术死亡率和并发症率是多少，医院回答不上来。
>
> ——ATUL GAWANDE

"数一数您的错误"。数一数医疗失误和错误是一项简单的行为，但它能够帮助您找到需要做出重大改进的地方，而且无需花费一大笔钱。

要使质量始终如一，遵循清单是必不可少的。

——CHEF JODY ADAMS

"制作一个清单"。您将要从超市购买的东西列出来，这样您就不会遗漏东西了。为什么不把您需要为患者准备的东西列一个清单呢？清单保护每个人，避免我们产生潜在的致命错误，包括我们中最有经验的工作人员。

清单有两种类型：

■ 记录"简单但关键的东西"的清单不容忽视。

■ 检查清单以确保人们在事前、事中和事后进行沟通和协调。

清单有助于帮助所有人弥补我们固有的脑力缺陷——记忆力、注意力及全方面的缺陷。清单像我们手术护理中的肥皂一样——它简单、价廉、有效并且可传递。

——ATUL GAWANDE

一份好的清单应该能在 30 ~ 90 s 完成，否则应该选择其他方法。

简单的解决方案：永久性防错改进。

不幸的是，大多数流程随着时间的推移以特殊的方式发展。他们充满了变通的方法、不必要的步骤和犯错误的机会。大多数公司都会责怪人们犯错，而不会责怪系统或流程。防错不是要通过培训人员来适应"工作"，而是通过改进"工作"来防止人们犯错，从而提供更优的服务。请访问 www.qimacros.com/Moneybelt/six-sigma-mistake-proofing-video.html 观看相关视频。

防错是一种结构化的方法，它结合了创造性解决问题理论（theory of inventive problem solving，TRIZ）的见解，这是一种创造性解决问题的方法。

什么是防错或防误？防错是指提高业务操作水平，包括材料、机器和方法，以防止由于人为错误而引起的问题。防错有 4 个阶段。

防错或防误的四个阶段：

（1）确定潜在的故障模式，即故障模式和效果分析（failure modes and effects analysis，FMEA）。

（2）生成解决方案。

（3）确定优先顺序并选择解决方案。

（4）部署解决方案。

FMEA：

（1）定义 FMEA 的范围（图 4.16）（您可以从 QI 宏的精益六西格玛模板菜单访问 FMEA 模板）请登录 www.qimacros.com/GreenBelt/six-sigma-FMEA-Excel-video.html 查看相关视频。

（2）组建团队。

http://www.qimacros.com/lean-six-sigma-articles/fmea/

AIAG第4版

过程												FMEA编号	插入FMEA编号		
项目 项目名称/编号												页码	共	1	
建模年份					责任人 姓名							编写者	名字		
核心团队 队员					关键日期 2018/7/15							FMEA日期 2018/7/15			

过程 功能要求	潜在的失效模式	潜在的失效后果	严重程度	级别	潜在的失效原因/机制	发生频率	现行过程控制方法	现行检测控制方法	可探测度	风险系数	建议措施	责任&目标完成日期	措施结果			
													采取的措施和完成日期	严重程度	发生频率	可探测度	风险系数
名称、部件编号或级别 功能	部件失效的类型：裂隙、松动、泄露及氧化等	对其他系统和部分人的影响：发出噪音，不稳定、无法运行及功能受损等			列出所有潜在的失效原因/机制：材料不正确，维护不恰当，疲劳，磨损等		列出预防措施，以确保过程的充分性，防止或减少事故的发生	列出检测措施，以确保过程的充分性，防止或减少事故的发生		0	方案措施，用于降低严重程度/发生和检测等级，严重程度为9或10需要特别注意	机构名称或者个人体性名和日期 完成日期	措施和真实的完成日期				0

影响的严重程度：
1. 无影响
2. 轻微 非常轻微
3. 轻微
4. 非常轻微 低
5. 次要功能减损或下降 中度
6. 中度
7. 主要功能减损或下降 高
8. 非常高
9. 无法达到安全运行规范 危险并发出警告
10. 危险并发出警告或无法发出警告

发生频率评级：
1. 非常低 <0.01/1000
2. 低-1/1000000
3. 低-1/100000
4. 中度-1/10000
5. 中度-1/2000
6. 中度-1/500
7. 高-1/100
8. 高-1/50
9. 非常高-1/20
10. 非常高>1/10

可探测度：
1. 几乎可以肯定
2. 非常高
3. 高
4. 轻微高
5. 中度
6. 低
7. 非常低
8. 渺茫
9. 非常渺茫
10. 几乎不可能

严重程度	失效后果	严重程度
	所有者安全问题	10
	所有者严重不满	8
	所有者中等程度不满	6
	所有者轻微不满	4
利益相关者	工厂安全问题	10
顾客买方	可能召回	9
顾客（生产商）	生产线停止	8
AIAG PPAP第4版	保修成本	7
	废品	7
	监管机构警告	7
	中度返工（<25%）	5
	工厂不满意	4
	轻微返工（<10%）	3

图 4.16 故障模式和效果分析（FMEA）

（3）以图形方式描述该过程。

a. 开发并验证流程图。

b. 识别此图每个模块下所有子流程。

（4）进行危害分析。列出每个子流程的故障模式。"可能出现了什么问题"。故障模式可能在此流程中产生错误行为，如省略药物。省略是动作（动词），药物是对象（名词）。

a. 确定每种故障模式的严重性和概率。

b. 评估每种故障模式的检测机会。

c. 列出导致关键故障模式发生的潜在原因。

（5）监测措施和结果。

一般故障模式。正如您所想象的，所有业务操作都会发生大量常见类型的故障：

■ 过程失败。

·遗漏：子流程的哪个部分容易被忽略？

·过度重复：子流程的哪个部分容易过度重复？

·序列错误：子进程可能会在哪种错误序列中执行？

·执行提前或者延迟：哪项可以提前或延迟执行？

■ 选择失败。

·识别/选择不正确：子流程中哪些对象容易被错误地选择或识别？

·计数/计算不正确：子流程中有哪些项目会在计数、测量或计算上发生错误？

■ 感知失败。

·忽略：哪些信息、风险或失败/错误容易被忽视？

·误读/误解：容易发生什么误解或误读？

·决策不正确：容易发生什么错误的决定？

·沟通不畅：容易发生什么误传？

■ 运行失败。

·转录/输入错误：容易发生什么转录/输入错误？

·路径/方向/定位/设置不正确：容易发生什么路径/方向/定位/设置错误？

·无意触摸/粘连/溅到：有哪些项目可能会被无意触摸、粘连或溅到？

·危险行为：哪些行为可能造成伤害（走路、滑倒、跌落）？

■ 其他故障。

·不可用：谁/什么容易发生不可用的情况？

·硬件故障/信息错误：容易发生什么硬件故障或信息错误？

·意外反应：容易发生什么意外反应？

如何生成解决方案。防错原则有五种（消除、替换、便利、检测和缓解），它们可用于开发各种解决方案。其中3项原则侧重于防止错误；另外两项侧重于降低失败的影响。

（1）事前防止错误或失误的发生。

a. 消除：消除任务或风险。

b. 替换：自动化或支持。

c. 便利：简化、净化或调整。

（2）发生错误或失误后，尽量减少错误或错误的影响。

a. 检测：记录、验证或限制。

b. 缓解：故障消除、保护或实施重复措施。

解决方案：基于 TRIZ 的方法。TRIZ 为常见错误和失误提供各种创造性解决方案。实践证明，有大量方法可以应用上述五项原则：

■ 消除部分组成或流程步骤。

·消除手动数据输入；消除重复问题；消除不安全的操作。我们可以消除容易出错的程序或有害的物体吗？错误是可以自行消除的。

·状态 / 性能反转：破碎的药丸不会再滚动。

·使事情一致：标准形式；一个尺码适合所有人；使不对称的部分对称。

·独特的形状 / 几何形状（1D、2D、3D）：电源插座；符号。

·重复：重复的表格；条形码；应急发电机（例如，航天飞机有 5 台计算机和 2 套独特的软件系统）。

■ 事先采取措施。

·预包装货物、供应品或表格。

·瓶子安全密封、包装袋、橡胶手套。

·彩色编码文件、货架、商品。

·客户记录；1 份原件和 3 份复印件的订单。

·计算商品数量；使用清单。

■ 自动化。

·自动计算；电子验证系统（条形码、客户记录验证）。

学习。每个过程都会遇到类似的人为错误和失误。每种错误都有已知的解决方案，这些解决方案可用于防止问题的发生。所有这一切需要我们重新审视流程，并提出一些创造性的问题，以激发防错解决方案。

您应该开始从自己的经营方式中消除犯错的机会，或者您不应仍满足于继续尝试训练您的员工，您应该改变您的流程（archive.ahrq.gov/professionals/quality-patient-safety/patient-safety-resources/resources/wrongproof/wrongproofing.pdf）。

两分钟内提高手术室的水平。世界卫生组织发布了两分钟外科安全检查表和实施手册，您可在 www.who.int/patientsafety/safesurgery/ss_checklist/en/ 上找到它。

简单的解决方案 1。手术切开前：确认手术团队所有的成员，让大家介绍自己的姓名和职责。这有助于创造团队合作，对于取得成功非常关键。手术操作前：Atul Gawande 说："问患者一个书面上没有的问题。""您在哪儿长大的？""您住在这个城市多长时间啦？"让手术团队做自我介绍，并让患者交谈，当出现问题的时候他们就更容易说出来，即使只是细微问题。

简单的解决方案 2。巡回护士的主要任务是保持团队无菌操作，检查所需要的仪器和用品，接听电话，做文书工作，并提供帮助（Gawande，2007）。

降低感染率。根据疾病控制和预防中心（the Centers for Disease Control and prevention，CDC）数据显示，200 万美国人在医院内发生过感染。

1/3 ～ 1/2 的护士和医生洗手频率较低。手部卫生是医院应解决的复杂问题之一。

医院需要采取大量对策，但并非所有医院都需要采取对策（www.ihi.org/resources/pages/tools/howtoguideimproving–handhygiene.aspx）。

简单的解决方案：

（1）接触患者前要洗手。

（2）询问医务人员"您为什么不能洗手？"这个问题的答案会告诉我们哪里需要添加洗手液及其他相关用品。

（3）正向偏离——应建立在人们已经有能力的基础上，而不应建立在要求他们改变的基础上。您不需要进行培训，而是这样说，"医院感染是一个问题，我们想知道你们是如何防止医院感染的"。然后按着医生、护士、保洁及餐饮服务人员告诉您的做法去实施。

在匹兹堡 VA 医院（Pittsburgh VA Hospital），这种方法将耐甲氧西林金黄色葡萄球菌（methicillin–resistant staphylococcus aureus，MRSA）的感染率降为零。纪念赫尔曼已经将其医院中的医院获得性感染减少到零。

验证结果

目的：验证问题及其根本原因是否已经减少。

为确保改进措施得以实现，我们将继续监控测量［关键质量指标（critical-quality-issue，CTQ）］。如果对策有效，则控制图和帕累托图表都将得到改善。

（1）验证用于确定对策的指标是否已降至预期水平或以下（图 4.17）。

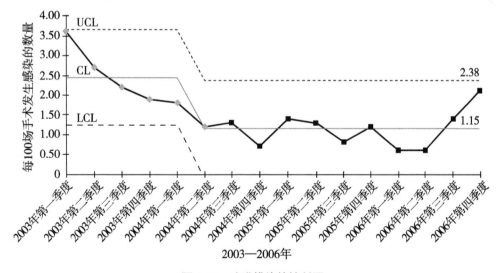

图 4.17　改进措施的控制图

（2）帕累托图确定了对对策影响最为显著的因素，通过比较改进前后的帕累托图，验证这种因素是否有所减少（图 4.18）。

为确保问题的根本原因已经得到解决，我们需要绘制一个改进过程的流程图，找出一种测量方法，这种方法可以满足患者的需要。

做任何事情总是有一种最好的方法。

——RALPH WALDO EMERSON

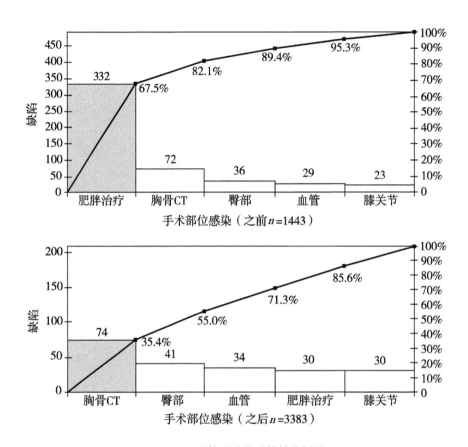

图4.18 比较改进前后的帕累托图

维持改进效果（控制）

目的：防止问题和根本原因卷土重来。

就像在花园里种植作物一样，大部分的改进均需制订一项周密的计划，以确保它们可以在其他花园"生根发芽"。当您要将这些新的改进移植到其他花园时，您需要制订一个计划，以对当前的效果进行监测和控制。

在改进过程中，投入"控制"系统来测量、监测，并明确改进效果是人们最容易忽视的一步。维持改进效果可能需要改变政策、程序、工艺流程，并需要进行监测（图4.19）。QI宏控制计划、流程图和控制图可以协助记录和监测当前的改进效果。请登录www.qimacros.com/GreenBelt/six-sigma-APQP-control-plan-video.html 查看相关视频。

什么？（变化）	该怎样做？ （采取措施）	谁？	什么时候？		监测？ （结果）
			开始	完成	
人	培训				
程序	定义系统和监测				
	实施				
	用控制图进行监控				
机器（计算机、车辆等）					
材料（表格和供应品）					
环境					
复制	确定复制区域				
	启动复制				

图 4.19　监测表

增加收益

目的：增加每个改进工作的投资回报率。

为了最大限度地提高投资回报率，您会希望其他所有可以使用它的人都能采用这一改进方法。如果您找到一个方法来解决一家医院的某方面问题，那么其他医院也可以复制此解决方案（图 4.20）。

这个过程 在哪里有用？	需要做什么来 启动这个过程？	如何复制流程？	谁进行了副本？	什么时候？ 开始了吗？ 完成了吗？
		采用过程		
		适应过程		
		结合现有的改进措施		

图 4.20　复制方案前需要思考的问题

5. 4-50 规则

在 19 世纪后期，有一位意大利数学家维尔弗雷多·帕累托，他创造了我们已经熟知的 80/20 规则，这项规则改变了我们看待生活和商业的方法，并为全面质量管理

（total quality management，TQM）和六西格玛管理奠定了基础。

帕累托法则是幂法则。帕累托发现，20%的人拥有80%的财富，而不是像面包上的黄油一样均匀分布。因为帕累托法则是幂律，所以它也适用于自身。这意味着只有4%的人拥有64%的财富。以美国为例，4%的美国人拥有一半以上的财富（50%）。

帕累托还提出，即使财富被平等地重新分配给社会上的每个人，在很短的时间内，它还是会恢复到80/20的分配形式。

在与大量团队合作20多年后，我将帕累托法则浓缩为4-50规则：所有业务流程中的4%（25个步骤中的一个）都将会造成50%以上浪费、返工、缺陷和偏差。请登录www.qimacros.com/Moneybelt/six-sigma-4-50-rule-video.html 观看相关视频。

6. 减少患者跌倒：案例研究

几乎每家医院都存在患者跌倒问题。以下是一家医院团队发现跌倒原因并解决患者跌倒问题的方法。首先，该团队分析了每1000例患者日跌倒次数基线值下降情况（图4.21）。然后，该团队使用帕累托图来确定患者跌倒的最常见原因（图4.22）。呼叫铃故障，以及病房未提供袜子和警示标志是两个主要的原因。接下来，该团队在帕累托图上对第一个主要问题进行陈述，并分析了呼叫铃故障的根本原因（图4.23）。对于帕累托图上的第二个主要问题，该团队分析了病房未提供袜子和警示标志的根本原因（图4.24）。该团队确定了对策（图4.25）。实施对策后，该团队对采取措施前后的控制图和帕累托图（图4.26、图4.27）进行了验证，证明根本原因已经减少。从这些图表中可以轻易地看出跌倒次数和变动有显著减少。

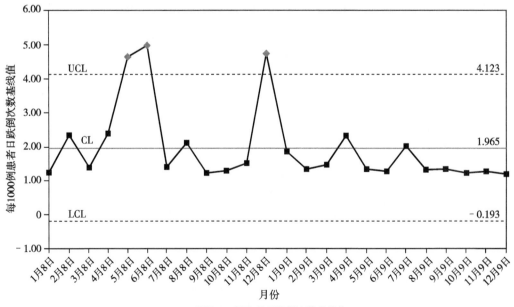

X型每1000例患者日跌倒次数基线值

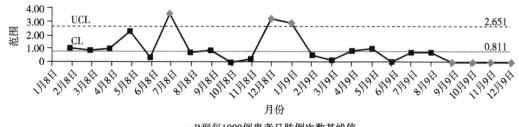

mR型每1000例患者日跌倒次数基线值

图 4.21　每 1000 患者日跌倒次数控制图

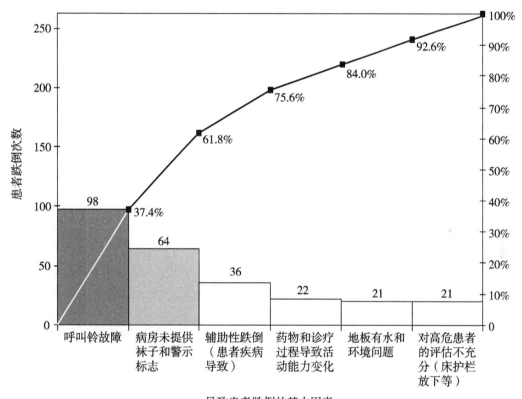

导致患者跌倒的基本因素

图 4.22　患者跌倒原因的帕累托图

在另一家医院，最常见的患者跌倒类型都发生在患者的房间中，且这部分患者大都是年龄在 20 ～ 40 岁的骨科手术患者，这些年轻的患者认为他们不需要帮助就可以自己去洗手间。

在您的医院，大多数患者跌倒事件发生在哪里？摔倒患者的演示图是什么？摔倒后最容易受伤的患者人口统计数据是多少？您的数据可以告诉您患者跌倒的方式、原因和位置吗？以及您可以采取哪些措施来预防跌倒吗？您只需要进行一些数据分析，就可以获得解决方案，进而进行改善。

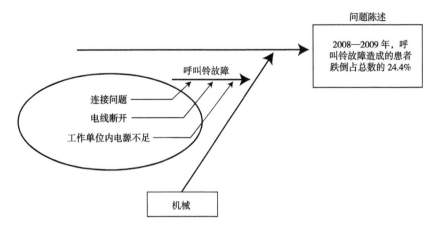

图 4.23 呼叫铃故障根本原因的鱼骨图

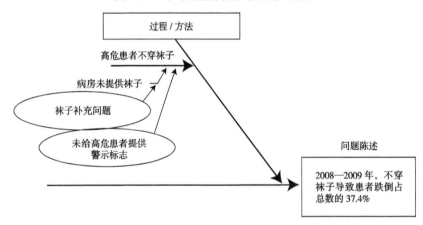

图 4.24 病房未提供袜子和警示标志根本原因的鱼骨图

1	问题陈述：2008—2009 年，呼叫铃故障、不穿袜子和无警示标志导致患者跌倒占全部跌倒的 60% 以上							
2	根本原因	措施 / 解决方案	可行性	具体措施	有效性	总共	行动（人员）	价值（$/周期）
3	未发现呼叫铃故障	每个科室每日查房完毕后，都要检查呼叫铃是否正常，并进行记录。呼叫铃有任何异常都要通知给相关部门让其采取措施	5	护士查房后，检查呼叫铃，发现异常通知后勤，让其采取措施	5	25	护士和医务科人员	500
4	应该为容易跌倒的高危患者提供预防跌倒的辅助工具，风险评估过程不完整，未发现这类患者。袜子和警示标识短缺，未给容易跌倒的患者提供袜子，无法展示警示标志	建立跌倒风险监测机制并完善良好沟通文件记录制度。发现袜子和警示标志缺乏时，能够立即发现，并进行解决或采取其他代替方法	5	护士进行风险评估，发现高危患者在病历中记录，同时为这类患者提供袜子和病房警示标志等防止跌倒的工具	5	25	护士和后勤人员	500

图 4.25 改进措施

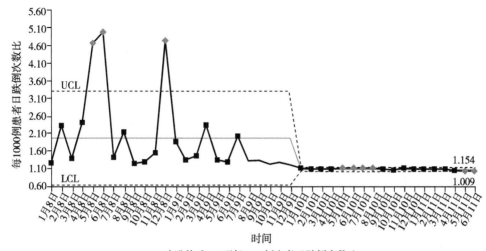

改进前后，X型每1000例患者日跌倒次数比

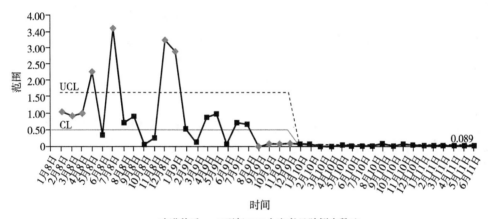

改进前后，mR型每1000个患者日跌倒次数比

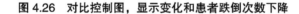

图 4.26　对比控制图，显示变化和患者跌倒次数下降

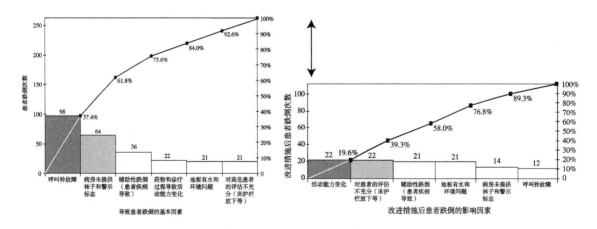

图 4.27　比较帕累托图，显示改进效果

7. 防止错误表格有助于提高查房质量

最近，我在一家医院工作。他们向我展示了一个 ICU 查房表（表 4.2）。这种 ICU 查房表看起来确实很密集。我想知道：他们是如何通过这种形式获得一致结果的？如果他们想从表单中收集一些数据，该怎么办？这很难！

新版 ICU 查房表

许多年前，我参加过信息制图课程。我认为 ICU 查房表可以进行改进，预防错误发生。当我更仔细地观察现该表格时，我注意到药物遍布整个表格（第 8 行、第 10 行、第 12 行及第 19 行），但是药物整合审核与签字却在第 11 行，而在第 12 行和第 19 行列有药物。在您审核每种药物之前，您怎么签字确认药物是正确的？

信息制图课程的原则之一是"将相似的事物放在一起"。因此，我将药物放在一起（第 8 ~ 11 行），对齐复选框，并在行之间放置一些空格（表 4.3）。在我这样做之前，我没有注意到芬太尼既是镇痛药又是镇静药，做完这些改变之后，我才意识到这点。

修订后的表格更清晰、更一致、更易于阅读。新版 ICU 查房表更容易收集信息，且该表只是我的第一次修改稿。

设计不良的表格会带来问题。也许您不在 ICU 工作，但您的表格是否也会带来问题？它们会让人容易出错吗？使用起来困难吗？您是不是也应该对自己的纸质表和电子表格进行改进，防止发生错误？

8. 六西格玛陷阱

最近，我应邀协助一个已经组建 6 个月的团队。该团队的时间流程图主要显示的是返工情况。在几周的时间里我一直在呼吁，让团队提供有关过程数据。在开会的前一天夜里我拿到了所需数据的一部分，到开会当天中午我才拿到其他数据。但是，我围绕过程对这些问题整理了一上午之后，团队对整个过程已陷入"抓狂"的状态。团队成员感到沮丧，而我也是如此。

> 陷阱 1：头脑风暴研究。头脑风暴研究可以提高创造力，拓宽思路，迸发见解的火花，并产生大量有创意的想法。当我第一次接触 TQM 时，教官教我们在思索问题时要集思广益。困难的是，我们不知道好的问题是什么样的。而且我们也无法让某个团队先集体讨论出一个问题并解决这个问题，然后再告诉他们这个问题很愚蠢。头脑风暴研究虽然开展广泛；但效果却收效甚微。

表 4.2 旧版 ICU 注册护士查房表

1）诊断：_____
2）病史概述：_____
3）重点检查：□肺炎 □MI □心力衰竭 □中风 □SCIP** 审查并完成核心测量表
4）神经 / 镇静：RASS 评分____ CAM ICU：□阴性 □阳性 □PAD 系列疾病
5）心脏：当前问题_____
6）呼吸：向 RT 说明：评估；呼吸方式等 自发醒来试验 □是 □否 自发呼吸试验 □是 □否 ** 说明未进行这些试验的原因 呼吸衰竭指征：FiO₂ > 50% Peep > 8 血流动力学不稳 呼吸衰竭第二阶段：RSB > 100，RR > 35，镇静剂药效过后，患者仍然没有苏醒
7）疼痛得到控制？ □是 □否 疼痛评分：0 1 2 3 4 5 6 7 8 9 10 CPOT：0 1 2 3 4 5 6 7 8
8）镇痛药物：□芬太尼 □吗啡 □氢吗啡酮 □其他____ □静脉滴注 □PO □IVP
9）输液：□PICC 置管 日期____ □中心静脉置管 日期____ □PA 置管 日期____ PICC 或中央静脉置管未移除的原因：□血气检测 □血管加压药支持治疗 □输注刺激性药物 □正常输液路径受限 或 □输液管移除
10）输注药物：所有输注药物及其输注速率： □芬太尼 □咪达唑仑 □异丙酚 □左旋去甲肾上腺素 □盐酸右美托咪定 □胺碘酮 □泮托拉唑 □胰岛素 □多巴酚丁胺 □血管升压素 □其他____
11）医生药物整合审核与签名
12）应激性溃疡预防措施：□泮托拉唑 40 mg IV/PO □法莫替丁 20 mg IV/PO □其他____
13）GII 营养：肠内营养：□是 □否 □NPO □吃饭 □TPN □禁忌证 上次 BM____
14）血糖控制：前 4 次血糖____ / ____ / ____ / ____ 超过 150？→进一步控制血糖
15）过去 24 小时 I&Os □阳性 □阴性 多少____
16）GU：导尿管：□是 □否 导尿管未拔出原因：□严格 I&Os □机械通气 □血流动力学不稳 □无意识
17）皮肤 / 伤口 / 切口护理：皮肤破损 □伤口护理咨询 □专科
18）活动：向理疗师说明 □BR □OOB □PT/OT □一级（AROM/PROM）□二级（坐 / 走路摇晃 / 轮椅） □三级（能走动）
19）VIE 预防：□SCD □依诺肝素 SQ □肝素 □其他 □禁忌证：
20）实验室检查异常结果：_____
21）抗生素：药师
22）培养与药敏结果（最近 48 小时）：药师 / 重症监护医师
23）社会服务 / 患者管理：社会服务 / 患者管理
24）其他需要解决的问题：_____
25）今天诊疗目标及计划：_____

表4.3　新版 ICU 注册护士查房表

1）诊断：＿＿＿＿＿＿＿＿＿＿＿＿＿＿＿＿＿＿＿＿＿＿＿＿＿＿＿＿＿＿
2）病史概括：＿＿＿＿＿＿＿＿＿＿＿＿＿＿＿＿＿＿＿＿＿＿＿＿＿＿＿＿
3）重点检查：　　　　　　　　　　　　□肺炎　□MI　　□心力衰竭 　＊＊审查并完成核心测量表　　　　　□中风　□CSIP
4）神经/镇静：RASS 评分＿＿＿CAM ICU：□阴性　□阳性　　□PAD 系列疾病
5.心脏：当前问题＿＿＿＿＿＿＿＿＿＿＿＿＿＿＿＿＿＿＿＿＿＿＿＿＿
6）呼吸：　　　　　　　　　　　　　　自发醒来试验　□是　　　　□否 　向 RT 说明：评估；呼吸方式等　　戏法呼吸试验　□是　　　　□否 　＊＊说明未进行这些试验的原因　　呼吸衰竭指征：$FiO_2 > 50\%$　PEEP > 8 血流动力学不稳 　呼吸衰竭第二阶段：RSB > 100，RR > 35，镇静剂药效过后，患者仍然没有苏醒
7）疼痛得到控制？□是　□否 疼痛评分：012345678910　CPOT：012345678
8）镇痛药物：　　　　　□芬太尼 □吗啡 □氢吗啡酮 □其他 □静脉滴注 □PO □IVP
9）输液/日期：　　　　□PICC 置管＿　□中心静脉置管＿　□动脉置管＿　□PA 置管＿ 　进行 PICC 或中央静脉　□血气检测 □血管加压药支持治疗 　置管未移除的原因：　□输注刺激性药物　□正常输液路径受限　或　□输液管移除
10）输注药物：　　　　　□芬太尼 □咪达唑仑 □异丙酚 □左旋去甲肾上腺素 　所有输注药物：　　　□盐酸右美托咪定 □胺碘酮 □泮托拉唑 □胰岛素 　及其输注速率：　　　□多巴酚丁胺 □多巴胺 □血管升压素 □其他＿＿＿
11）应激性溃疡预防措施：□泮托拉唑 40 mg IV/PO　□法莫替丁 20 mg IV/PO　□其他＿＿＿
12）医生药物整合审核与签名
13）GII 营养：□肠内营养：□是 □否 　上次 BM □NPO □吃饭 □OPN □禁忌证
14）血糖控制：前 4 次血糖＿＿＿/＿＿＿/＿＿＿/＿＿＿/ 超过 150？→进一步控制血糖
15）过去 24 小时 I&Os　□阳性　□阴性　多少＿＿＿
16）GU：导尿管：□是 □否 　导尿管未拔出原因：□严格 I&Os　□机械通气　□血流动力学不稳　□无意识
17）皮肤/伤口/切口护理：皮肤破损　□伤口护理咨询 □专科
18）活动：向理疗师说明 □BR □OOB □PT/OT □一级（AROM/PROM）□二级（坐/走路摇晃/轮椅） 　□三级（能走动）
19）VIE 预防：□SCD □依诺肝素 SQ □肝素 □其他 □禁忌证：
20）实验室检查异常结果：＿＿＿＿＿＿＿＿＿＿＿＿＿＿＿＿＿＿＿＿＿＿
21）抗生素：药师
22）培养与药敏结果（最近 48 小时）：药师/重症监护医师
23）社会服务/患者管理：社会服务/患者管理
24）其他需要解决的问题：＿＿＿＿＿＿＿＿＿＿＿＿＿＿＿＿＿＿＿＿＿＿
25）今天诊疗目标及计划：＿＿＿＿＿＿＿＿＿＿＿＿＿＿＿＿＿＿＿＿＿＿

这说明了头脑风暴的主要问题：如果您不知道您在寻找什么，那么您不会得到有用的想法。

头脑风暴研究

在 *Made it Stick*《粘住》（Random House，2007 年）一书中，Heath 兄弟参考了头脑风暴研究。各个小组需要创造产品的营销思路。

- 第 1 组开始思索有创意的点子。
- 给予第 2 组 2 小时的时间去培训头脑风暴方法。
- 给予第 3 组 2 小时的时间去学习 6 个最成功的广告模板。

所有的广告都经过营销总监评估并经过客户测试。

- 客户认为第 1 组中的广告是恼人的。
- 客户认为第 2 组中的广告并不十分恼人，但缺乏创意。
- 50% 的客户认为第 3 组的广告具有创意，并有 55% 的客户给予了好评。

换而言之，当您不知道自己在找什么，或者有成功的模板时，头脑风暴发挥不了什么作用。

> 解决方案：当我寻找问题，并要使用精益六西格玛解决这个问题时，我总是寻找有助于帮助我解决这个问题的方法和工具。

您无法修复供应商或客户的流程，这往往是头脑风暴造成的；您可以看到别人的缺点，但看不到您自己的。有很多团队试图修复管理层、供应商或客户，但您不能修复别人的流程，因为您并不拥有它。

您无法使用精益六西格玛恢复士气。您不能修复观念。但是，您可以解决士气和观念之下的潜在问题。

当谈到精益六西格玛管理时，我一直在寻找：

- 延迟。精益的应用总是有益于减少低迷的过程。大部分的延迟存在于步骤之间，此时产品正在等待下一个过程。
- 缺陷。易出错的流程会造成浪费和返工，进而削减了利润。如果存在缺陷及其影响（即成本）的详细数值记录，那么您可以使用六西格玛管理轻易地发现并解决问题。如果没有关于这个问题的事实和数据，六西格玛管理就是无效的。
- 偏差。与理想目标不同会导致成本增加和利润率降低。常见的偏差类型包括：
  - 过长或过短。
  - 过大或过小。
  - 太宽或太窄。
  - 太少或太多。
  - 过快或过慢。

明白了吧？您可以对以上这 3 个模板中的某个问题进行头脑风暴，从而从中获得改进措施，但是如果没有这 3 个模板，头脑风暴通常就一文不值了。最糟糕的是，大多数团队不想被修复问题所捆绑，因此他们对于找出真正急需解决的问题而犹豫不决。

提示：首先关注最严重的问题。

如果可以解决最严重的问题，那么其他的一切就会开始回归原位。不要在小事情上"用牛刀"。

陷阱2：在没有数据（至少应有控制图和帕累托图）时就组建团队，就意味着您无法利用六西格玛来解决问题。

没有数据来指导您，您不知道谁应该进入团队，所以您会纳入不同的人，试图解决不同的问题。

解决方案：组建团队，对您已收集的数据进行分析，别让团队成员再去收集一堆新的数据；您要先优化问题，之后再让一群人进入房间分析根本原因。

您可以通过突出要解决的问题以保证团队的成功。当使用QI宏时，一个人只需要用几天的时间就可以完成分析。

陷阱3：质疑数据。某些不喜欢使用数据的成员会用一个自信的声音说数据存在显而易见的错误，这会让这个团队离开既定的轨道。如果您任其发展，这会破坏团队工作而导致需要进行更多的数据分析。我从经验中知道，所有的数据都是不完美的。

通常情况下，系统会扭曲数据，它会使重要成员看起来非常优秀，并操纵奖励系统，但也正是系统的这种扭曲，让您可以使用这些数据。

解决方案：当您认识到这名成员是在用直觉说话，而非用数据说话时，您先简单地问："好吧，您有更优的数据？"（他/她没有）然后您问，"您怎么知道数据无效的？"（我刚刚知道的）。"您怎么知道的？"（本能、直觉）。"好吧，除非您有更优的数据能证明这些数据是无效的，否则我们将要继续使用这些数据。欢迎您去寻找您的数据，但与此同时，我们要继续向前迈进。"

如果该成员不愿继续，您应该将他/她从团队中去除，因为他/她会继续破坏进展。

陷阱4：鲸鱼骨图。当寻找根源时，如果您的鱼骨图变成了"鲸鱼骨"图，涵盖了多个方面，这提示您最初的重点过于宽泛了。

解决方案：回过头去检查您的帕累托图。将图中最大的一条下降一个水平，使之更具体。写一份新的陈述问题。然后继续进行根本原因分析。

陷阱 5：调动大家的积极性。每个团队都有一种坚定的精神，即希望一下子解决大问题或者所有的问题。如果您在突出问题重点方面做得很好，您会在一个特定的区域有一个特定类型的缺陷。如果您让团队扩大焦点，您最终会得到一张鲸鱼骨图，这时，您必须返回再去寻找一个特定的问题。

解决方案：这个问题的解决方案很可能会提高整体问题中的其他几项因素，因此，您需要使团队一致同意仅解决这一个问题。您需要向团队成员保证，您会回来解决其他问题，但首先您需要先解决这一个问题。

陷阱 6：监测过程，而非结果。公司会监测六西格玛黑带培训的人数，以及开始时团队的人数，但不会监测这些团队取得的成果。

解决方案：监测最差结果——监测的是结果而不是过程。

陷阱 7：将您的结果与美国平均水平（即基准）相比较。急诊科周转时间美国平均水平为 4 小时，而您的周转时间为 3 小时，但不要得意。

解决方案：寻求最小周转时间，并将您的周转时间与其他医院周转时间进行比较。您可以在 1 小时内"治疗并安置"ED 患者吗？

美国铝业公司前 CEO 和匹兹堡地区健康倡议（Pittsburgh Regional Health Initiative，PRHI）领导者 Paul O' Neill 认为："国家规范理念的建立是不断进步的敌人。"或者正如 Jim Collins 所说的："良好是伟大的敌人。"

我的观点是：使用数据进行阐明，而非进行支持。让数据做您的向导。这些问题的答案会令您大吃一惊，并加快您前往精益六西格玛的脚步。

9. 成为精益六西格玛侦探

在 2005 年 8 月的商业周刊上，Michael Hopkins 分析了畅销书 *Freakonomics*《魔鬼经济学》（William Morrow，2005 年），以及本书作者利用数据探索和解释世界的策略。作者们写道："道德代表的是人们希望世界如何运转，而经济学代表了世界实际上是如何运转的。"

2005 年 11 月的 Fast Company 称，2005 年是"经济学者之年"。为什么呢？因为由 Steven Levitt 和 Stephen Dubner 编著的 *Freakonomics: A Rogue Economist Explores the Hidden Side of Everything*《反常经济学：一个流氓经济学家探索一切事物的隐藏面》一书成为畅销书。金融专栏作家 Tim Harford 说："一旦《魔鬼经济学》登上了畅销书排行榜，经济学家作为侦探英雄的想法突然变得更加容易被营销。"

作者的代理人 Suzanne Gluck 说，人们将用"魔鬼经济学"来代指非传统智慧。秘诀是什么？快公司杂志（*Fast Company*）询问。"只是数学"，合作者 Dubner 回答。

这是不是精益六西格玛的精髓？用数字来探索缺陷、延迟，以及支出隐藏的一面，并且揭示大大小小的企业每天浪费的隐形利润和财富。

是什么"秘密武器"使得 Steven Levitt 如此成功？合著者 Dubner 说："在看待事物时，它似乎不是一个学者，而是一个非常聪明、好奇的探险家——也可能是一个纪录片导演，或者是一个法医调查员，或者一个从体育、犯罪到流行文化的书徒。"他是一个直觉主义者。他通过一堆数据来寻找其他人找不到的故事。纽约时报杂志说他属于"一类智慧型侦探，试图算出这些事情"。

这些也正是精益六西格玛的核心，像智慧型侦探一样，精益六西格玛详细审查大量的数据，试图解释清楚缺陷、延迟和隐藏成本的那一面。

解决方案：数据策略

在霍普金斯的文章中，他指出了 Steven Levitt 和 Stephen Dubner 使用的关键策略。这些策略包括：

（1）使用您的数据。专家们利用自身的信息优势来为自己的工作服务。因此，他们可以歪曲数据，进而证明他们想要证明的一切东西。令人惊奇的是，许多公司的经理想用数据来证明自己所偏爱的理论或为自己的行为辩护。只有经过一段长时间的斗争之后，他们才开始学习如何使用数据来指导思维和行动。有一句我一直很喜欢的话：某些人使用数据的方式，就像一个喝醉的人利用灯杆来支撑身体而非用来照明。在精益六西格玛管理中，这种情况太常见了。

（2）知道测量什么及如何测量，这样才能够使复杂的世界变得简单。当您学会正确看待数据时，您才能解释问题，否则您无法进行解答。

在 *Moneyball*《点球成金》一书中（W.W.Norton，2003），迈克尔·刘易斯解释了 Oakland A 是如何始终使用统计数据为球队挑选优秀的但价值被低估的球员。在 *Think Twice*《再想一下》一书中（哈佛商业出版社，2009 年），Michael J. Mauboussin 解释了葡萄酒爱好者 Orley Ashenfelter 是如何利用回归分析通过降雨和温度来解释和预测波尔多葡萄酒的质量和价格。

企业产生大量有关订单、销售、采购、付款等数据。公司越大，它产生的数据就越多，它利用数据的可能性也越小。搞清楚哪些数据是有用的，并使用它们。找出哪些数据是没有用的，并停止收集这些数据。

（3）提出奇怪的问题。如果您专注于研究事情为什么会出问题，那么就提出问题："我们哪件事做得正确？谁在正确地做这件事？"如果您专注于研究事情为什么会不出错，那么就重点研究什么是错的，并从"最糟糕的"开始。在《魔鬼经济学》一书中，Levitt 和 Dubner 不再问为什么犯罪率自 1990 年以来开始下降，他们开始问什么样的人最容易犯罪，然后问："为什么他们从人群中消失了呢？"他们对这个问题的回答是令人吃惊而又发人深省的，他们的方法是："让数据引领您"。

（4）不要将相关性误认为是因果关系。美国的医疗保健消耗比所有其他国家要高2.5倍，但是美国人并不比其他人更健康。富裕的女性乳腺癌发病率比贫困的女性还要高。难道财富会导致乳腺癌吗？医疗保健会导致疾病吗？

（5）戏剧性的影响往往有遥远甚至微妙的原因。六西格玛寻找直接的因果关系，但系统性的影响可以将细微的因果关系放大为戏剧性的因果关系。这就是为什么 HRO 专注于故障，以便他们能够在故障升级之前检测并响应微弱信号和小故障。

（6）质疑传统观点。传统的观点往往是错的。如果传统的观点是正确的，那么大部分的问题就应该已经解决了。您无法从旧的思维方式中得到新的见解。

（7）尊重激励机制的复杂性。激励是现代生活的基石。人们遵循这样的系统会得到奖励，但这个系统也会导致缺陷、延迟和支出。人类总是会想方设法击败这个系统。但您需要依靠它。

这个故事的寓意："让数据成为您的朋友，"霍普金斯说。我会说，"让数据成为您的向导"。

提示：依据数据，而非您的直觉。

在《魔鬼经济学》一书中，Levitt 认为："处理数据时，您不需要很精通数学。我的数学就很糟糕。"许多人的数学都很糟糕。不要担心，直接跳过数学。我在 Excel 内做了一个 QI 宏 SPC 软件程序。这个程序会运行完成所有可怕的数学计算；您只需要知道如何解释产生的图形。

请登录 www.qimacros.com/hospitalbook.html 下载 QI 宏精益六西格玛软件，可试用90 天。成为六西格玛侦探或超级寻宝英雄。了解如何测量，以及测量哪些数据来简化过程。让您的监测带领您找到并堵住您现金流失的漏洞。质疑传统的观点。寻找那些微妙的原因，您放大这些微妙的原因后它会带来令人烦恼的结果。分享您所学到的。最重要的是：与之前行！对于揭示奥秘和解决问题而言，永无终点。

10. 错误、缺陷和失误

在佛罗里达州奥兰多医疗保健改进研究所（Institute for Healthcare Improvement，IHI）的会议上，一位学者的演讲涉及了丰田生产系统（toyota production system，TPS）在某家医院的应用。发言者开头是这样说的，总体上而言，医疗保健服务质量很差，有价值的医疗服务成本太高。我立刻被发言者发出此类声明的胆量震惊了。发言者在整个演讲过程中多次重复了这一观点。然而我怀疑，许多人未领会其内涵。

对于精益六西格玛而言，最大的困难不是使用方法或工具，而是建立一个思维方式，寻找缺陷和偏差并解决这些问题。不是每个人都认为这些问题应归入我所说的缺陷和偏差的类别里，所以我就进入"同义词搜索（Synonym Finder）"来寻找意思相同的词。在英语中有大量单词都表示错误与失误。这些词如表4.4所示。

表 4.4　表示错误与失误的单词

瑕疵（blemish）	谬论（fallacy）	印刷错误（misprint）
大错误（blooper）	错误步骤（false step）	过失（misstep）
污渍（blot stain）	故障、错误、缺点和毛病等（fault）	错误（mistake）
污点（blotch）	错误的（faulty）	搞砸、弄糟、做错（muff）
大错误（blunder）	缺陷（flaw）	大错特错（off the beam）
失误（bobble）	错误、过失（flub）	遗漏（omission）
愚蠢的错误（boner）	紊乱、混乱（foul-up）	疏忽（oversight）
愚蠢的错误（boo-boo）	失球、漏接（fumble）	磕磕碰碰（rough spots）
笨拙的修补（botch）	害怕穿帮（goof scare）	畸形（deformity）
违反（breach）	人为错误（human error）	刮伤（Scratch）
漏洞（bugs）	不合常理的（illogical）	纰漏（screw-up）
失败、笨拙（bungle）	不完美（imperfection）	短缺（shortage）
失败结果（clinker）	不精确的（imprecise）	缺点（shortcoming）
严重错误、彻底失败之物、败笔（clunker）	不准确（inaccuracy）	疏忽（slip up）
歪的、荒唐的（cockeyed）	不足（inadequacy）	混乱（snafu）
裂纹（crack）	不完整的（incomplete）	障碍（snags）
缺陷（defect）	不正确的（incorrect）	改正点（spot）
缺乏（deficiency）	不准确的（inexact）	裂口（tear）
缺点（drawback）	扭曲（kinks）	绊倒、错误（trip）
错误（error）	泄漏（leak）	不健全的（unsound）
缺点（failing）	弄糟（louse up）	弱点（weak point）
失败（failure）	失误（miscue）	劣势（weakness）

　　如果您继续搜索和查看那些描述人们如何犯错误的词汇，您会发现另一组词汇描述导致产品和服务质量较差的词汇（表 4.5）。

表 4.5　词汇描述

误用、滥用（misapply）	做错事（misdoing）	管理不善（mismanage）
理解错误（misapprehend）	错误估计（misestimation）	不匹配（mismatch）
计算错误（miscalculation）	被误导的（misguided）	错位（misplace）
未能理解（misconceive）	不幸事故（mishap）	读错（misreading）
未能理解（misconception）	错误识别（misidentification）	算错（misreckon）
曲解（misconstruction）	曲解（misinterpretation）	滥用（misspend）
曲解（misconstrue）	误判（misjudgment）	失误（misstep）
算错（miscount）	放错（mislay）	误认（mistaken）
被误导的（misdirected）	误导（mislead）	误解（misunderstanding）
		滥用（misuse）

　　您需要停止对于自身工作的满足，并开始重视那些惹恼患者、使员工士气低落并削减您利润空间的缺失、错误、失误、遗漏、缺陷和延迟，否则精益六西格玛的方法和工具都不会对您有所帮助。您需要将每一个错误都视为防错和提高医疗服务的机会，这样您才会

迷上精益六西格玛。在此之前，这些方法和工具将成为危机管理世界中的另一个负担。

11. 监测简化效果

Jack Welch 说："简易原则也适用于测量。我们测量了一切，却什么都没有搞明白，这种情况很多。"我多次从 QI 宏用户那里听到，他们疲于为管理方和其他人绘制图表和图形，以致他们没有时间来分析和改进任何东西。这是约束理论中的一种"虚拟约束"；如果每个人都有 QI 宏这样的软件，那么他们可以绘制自己的图表，让改进过程的人能有精力专注于改进，而非去绘制图表。

一家医院使用 QI 宏来追踪 300 种不同的测量结果。300 种？这种情况有什么不对的地方吗？我来告诉您——他们不可能使用这些测量结果。从精益的角度来看，这是典型的生产过剩。10 种或 12 种测量就足以提供医院运转所需的大部分信息。测量应该是帮助您，而非阻碍您。

测量的目的是引导、预警、通知。

（1）当您在进行工作时，指南为"飞行"的航向提供修正指导。

（2）测量也可以向您预警潜在的问题（例如，控制图的趋势或不稳定性）。

（3）测量有助于帮助保持客户、供应商和领导了解您的进步。

有些测量结果对上述 3 个目的中的任何一个都没有实际用处，您是不是正在收集这种无用的测量结果呢？您是否真的需要它们？一些其他测量是否应用得当？（4-50 规则：4% 的测量满足您 50% 的需求）

首先，您需要系统地暂停那些有问题的测量，如果有人出来抱怨缺少了信息，那么就问："他们是如何使用这些信息的？一些其他的测量是不是能为他们更优地服务？"其次，如果一个暂停的测量无须在 2 个月或 3 个月内继续，那么就彻底停了它。最后，每个人在进行改进和做出明智的决定时，可能会需要使用同一种测量数据，开始寻找这种"失败"的"少数关键"测量。所有企业都有缺陷、延迟和支出。您还需要对成功进行测量，包括利润、投资回报等。

这里有 4 个基本步骤可用于创建您自己的程序测量：

（1）定义对您和医院最为重要的测量结果。

（2）画出提供这些结果的跨职能流程图。

（3）确定成功完成该过程所需的关键任务和功能。

（4）设计追踪这些任务和功能的测量。

最常见的测量错误是什么？

■ 大量数字。使用平衡计分卡（QI 宏模板之一）找出那些非常关键但是数量较少的数据。

■ 不准确、延迟或不可靠的数据。如果某些数据不是实时系统和自动收集来的，那么这些数据的可靠性令人怀疑。

■ 试图达到一个目标，而非试图理解一个过程。

■ 一刀切。尝试使用过于宽泛或过于具体的测量。

- 盲目测量。即使有证据指向相反的一面仍信任测量结果（如不动的油表会让您搁浅）。
- 精确测量与不精确测量。如果对"不重要的"事情进行精确测量，那么就无法对"重要的"事情进行精确测量。
- 惩罚员工，而非修复过程。使用您的数据开展学习并使程序更好。
- 简化和优化您的测量系统，维持重要的东西，并丢弃不重要的东西。您会惊讶于有大量不重要的东西占据了时间和资源，而您本可以使用这些时间和资源来改善您的业务水平。

12. 事故不是偶然发生的

下文所述是您所在医院不愿意看到的：

男孩在 MRI 检查过程中意外死亡——一个 6 岁男童在做 MRI 检查过程中，MRI 设备强大的磁力将金属氧气罐吸引到设备中央部分，导致男童头骨骨折，进而死亡。Westchester 医学中心的工作人员表示，有人不小心将金属氧气罐放进了检查室。该工作人员并没有指明谁把氧气罐放进了 MRI 房间。

不要再去追究是谁把金属氧气罐放进了检查室。您应当去想怎样才能杜绝把金属氧气罐放到 MRI 室。机场扫描仪可检出任何大于 25 分硬币的东西，可以把这样的装置安装在 MRI 室门口吗？当然可以。金属检测器的警报可以阻止 MRI 操作开始吗？当然可以。如果这样可以挽救一个 6 岁男孩的生命，那么这是不是值得我们去做呢？

现在要问：为什么呢？为什么呢？为什么呢？为什么呢？为什么呢？为什么氧气罐会在 MRI 设备附近的地方装卸呢？是因为 MRI 接近装卸台，还是从手术室出来的男孩正在用着一个氧气罐，那么在进行 MRI 检查之前为什么没有去除这个氧气罐呢？

13. 如果您知道要查找什么，分析起来就会容易

过程非常简单：

（1）寻找缺陷、错误或失误随时间变化的数据。使用数据透视表汇总数据。绘制绩效随时间变化的控制图。

（2）描绘已知缺陷类型的帕累托图。

（3）使用帕累托图中最占比最高的条目来构建分析根本原因的鱼骨图。问题陈述会反映帕累托图发现的问题。现在，您对问题有了深入了解，选择合适的团队进行根源分析。

（4）分析根本原因，并使用数据确认此原因是真正的根源。

（5）使用控制图显示实施改进前后的绩效。

（6）继续监控和改进过程。

我不知道为什么大多数人试图将这个过程复杂化。您不必这样。您可以让您的数据引导您，以得到显著提高。

第五章　降低医院费用或增加盈利的简单步骤

高效率、高水平的医院运营起来会产生更低的费用和更高的盈利。在急诊科，当患者入院和出院过程没有任何延迟时，候诊的患者会减少，患者转院数量会减少，未就诊直接离开的患者也会减少。您可以诊治更多患者进而增加收入。当您不必面对可预防性跌倒、感染和用药失误的额外支出时，医院就会更具成本效益和盈利能力，并且更安全。

1. 更快 + 更优 = 费用降低和盈利增加

有一年，佛罗里达州遭受了飓风 Charles 和飓风 Frances 的重创。这之后，在飓风 Ivan 和热带风暴 Jeanne 接连袭击该州的空隙里，奥兰多市举行了美国医疗质量会改。那时，郊区仍散落成堆的瓦砾。

大多数飓风季节会有三四场飓风，现在大多数人认为佛罗里达州是飓风之州，而非阳光之州。这个季节和上一个季节的区别是什么？不是飓风数目，因为每一个季节飓风数目都差不多。不同的是，飓风之间都发生在如此接近的时间，我们能够探测出一种模式：热带风暴可以演变为袭击佛罗里达州，佛罗里达州的狭长地带或墨西哥湾海岸的飓风。

这是所有的质量工程师面对的困难。错误和失误发生的频率足够频繁时，人们能够轻易发现它们。但是，当这些错误的频率低于一定水平或只是影响轻微时，您无法再凭感觉检测到它们了。您需要使用一些更优的工具。幸运的是，5C 流程的过程和工具很简单：

（1）统计：统计您的遗漏、错误和失误。

（2）整理分类：使用帕累托图表对遗漏、错误和失误整理分类。

（3）找出原因：使用鱼骨图确定根本原因。

（4）校正：利用相应的对策和行动计划纠正流程和系统中的遗漏、错误和失误。

（5）确认：使用控制图和帕累托图对预期的校正结果进行确认。

统计您的遗漏、错误和失误

虽然大部分医疗质量的重点是临床护理、联合委员会和国家数据库护理质量指标的测量，在业务的财务或"交易"方面仍有大量待提升的空间，医院可以消除成本并增加利润。一位医疗保健委托人有 3.7 万份保险索赔申请被驳回，索赔金额达数百万美元。显而易见，他们需要花大量的精力来重新处理这些拒赔及申诉。一家医院可能会在临床方面取得很大的成功，但同时也可能存在严重的经济问题。无论是医院的临床方面还是运营方面都需要完美运转，降低成本，最大限度地提高患者满意度和治疗结果。

对遗漏、错误和失误进行分类

我的团队从将这些失误按照拒绝索赔、申诉和驳回索赔请求进行分类开始工作，但是要使这些类别具有可控性，我们还需要付出进一步的努力。

驳回的索赔。 由于"驳回"的索赔涉及金钱，我们做了大量帕累托图来寻找更重要的类别。驳回索赔中最大的类别是那些因缺乏及时申诉（45日内）的索赔。然后，我们由保险人对驳回索赔进行分类。当我们做完这些之后，发现了一件惊人的事情：一小部分保险人占了驳回索赔的64%。

这种现象又将我们带回到我所说的4-50规则：类别中的4%造成50%的返工、浪费和利润的损失。如果您想堵住医疗质量的漏洞，那么您就必须使用您的数据发现并解决这些小却花费高的类别。

有了这些数据，我们利用周末时间对这些流程进行了优化，结果每个月能节省38万美元。

拒绝的索赔。 拒绝的索赔的原因包括信息不正确或不完整，保险公司拒绝了这些索赔。我们查看了拒绝理赔的数据后发现，"重复索赔"类占了问题的24%，共消耗3500万美元。我们用我的"肮脏的（dirty）30进程"对这些问题进行优化：我们查看了30例重复索赔的案例后发现，这些案例只是简单的编码错误导致的。在这些案例中，索赔已支付，没有一个重复索赔。我们改变程序，并使用正确的代码，进而消除了数字错误造成的问题。

其他类别的问题还有蓝十字蓝盾保险身份证上的字母前缀，以及家属无投保，如新生儿和学生。

原因：首先找出最大类别的根本原因

我们按照类别依次进行处理问题，我们使用"简易30过程"，首先识别和修复每个类别中最常见的问题。这些修复措施通常也能够减少其他相关类别的问题。大多数团队会表现出好高骛远的态度，而您应先让自己解决最大的一类问题，您会发现这样更容易取得效果，之后，您将取得意想不到的进展。

申诉。 驳回索赔和拒绝索赔是申诉，其中真正的问题是时间。解决申诉的平均时间为298天。我的团队使用精益思想关注周期时间，进而将申诉时间压缩至90天以内，这样可以增加80万美元以上的资金流动量，可改善最终盈利。

纠正流程和系统

为了纠正拒绝、申诉和驳回索赔的根本原因，该团队制定了对策和行动计划。

确认更正措施产生了预期的结果

随着这些更正措施的实施，该团队追踪了拒绝、申诉和驳回索赔的减少情况和预防索赔处理错误措施带来的收入。

不要等到飓风季到来

每个医疗保健业务都会面临偶发性困难，但这种困难是由一系列平时较为常见问题引起的，既然如此，为什么我们还要等小问题引发大困难才采取行动？您已经拥有了所需要的数据，请开始在您医院的各个方面寻找和修复主要的遗漏、错误和失误。

不要只专注于临床方面；将注意力转移到医院交易的大问题上：采购、结算和索赔。最近的一项研究估计，八成的医院账单有错误。有一种咨询顾问，他们收取一定的咨询费用，并会帮助患者理解决索赔问题，使患者的医药费得到支付。注意：当发生这种情况，您的患者已经成为"修复工厂"的一部分。

仅仅提供高质量的临床护理是不够的；您还必须为患者提供一个高质量的就诊体验，从接诊到出院，从各个方面服务患者。现在的患者已经不再有耐心。全球市场已经教会他们去体验更优、更便捷且更经济的东西。把患者当作"非耐心群体"去对待。

使用六西格玛工具来改进工作，可以减少拒绝、申诉和驳回的索赔。这个过程非常简单：

（1）使用控制图和帕累托图分析每种类型的索赔或所谓过程中存在的缺陷：

    a. 拒绝索赔。

    b. 申诉的索赔。

    c. 驳回索赔请求。

（2）使用"简易30过程"分析根本原因。

（3）实施对策。

（4）追踪结果。

2. 5个工作日内减少索赔的驳回数量

索偿被拒意味着提供了服务但得不到金钱，因为结算过程在某一方面是失败的。欠款增加了医疗保健成本，迫使大量医院破产。在这个案例中，每月被迫的索偿额超过100万美元（图5.1）。

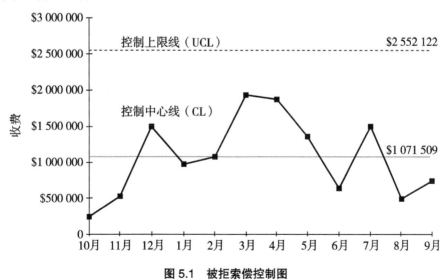

图5.1　被拒索偿控制图

使用驳回赔偿请求帕累托图

Excel 数据透视表和 QI 宏可以轻易地将重点缩小到几个关键的需要改进的地方：在索偿期限内提出索偿（图 5.2）和选择同一家保险公司（图 5.3）。请登录 www.qimacros.com/moneybelt/six sigma –claims–case study.html，观看相关视频。

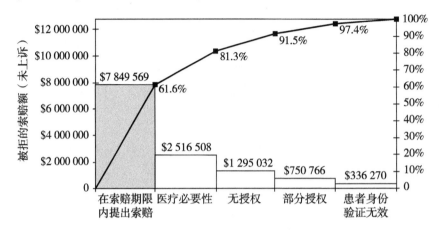

图 5.2　在索赔期限内被拒的索赔帕累托图

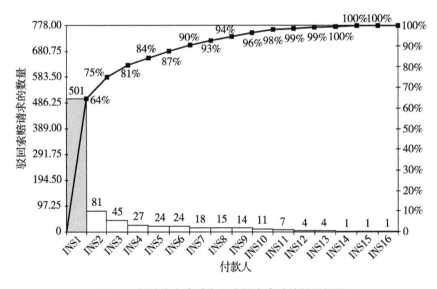

图 5.3　付款人在索赔期限内提出索赔的帕累托图

分析根本原因并实施对策

在一次持续半天的根本原因分析会议上，我的团队确定了多种方法，改变流程，以解决被拒问题，改变合同流程：①减少延迟，这有助于及时备案拒绝索赔；②与保险公司合作，以解决不当的拒绝情况。

验证结果

我们在随后的星期一改变了程序，之后，每个月的拒绝赔偿金额减少了 38 万美元

（一年1500万美元）。XmR图（图5.4）可以显示改进前后的拒绝索赔情况。

请登录www.qimacros.com/hospitalbook.html，您可以下载QI宏精益六西格玛软件90天试用版。您可以使用数据透视表向导创建数据透视表。您可以使用控制图向导来绘制控制图。您可以使用帕累托图宏绘制帕累托图。您可以使用鱼骨图来发现根本原因。

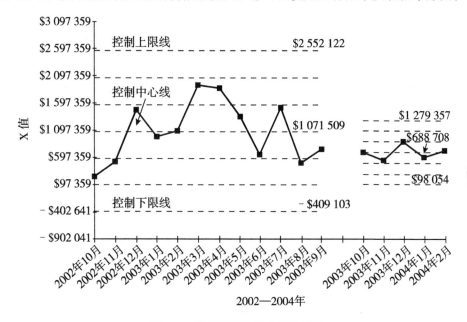

图5.4　被拒赔偿请求改进控制图

3. 5个工作日内减少拒绝索赔的数量

在软件业，我们有句俗语："在计算机程序中寻找错误就像是在您的酒店房间找到一只蟑螂。"您不会说："噢，有一个错误。"您会说："这个地方不干净。"这也同样适用于拒绝赔偿。我们从绘制拒绝赔偿的控制图开始说起（图5.5）。

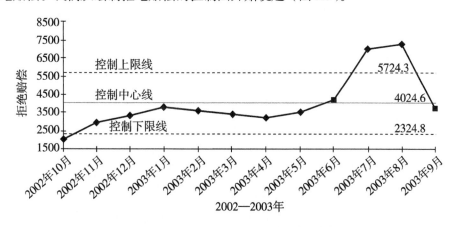

图5.5　拒绝索赔、申诉、驳回赔偿请求控制图

使用一系列帕累托图来缩小焦点

被拒赔偿是最常见的错误类型（图5.6），申诉与应收账款绑定，被拒赔偿会造成收入损失。我们应如何利用精益六西格玛？这要从被拒绝赔偿说起。

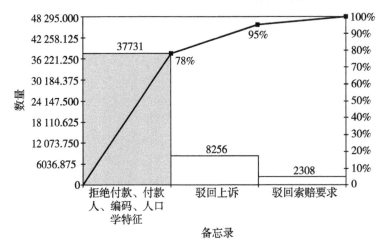

图 5.6 拒绝赔偿帕累托图

对拒绝索赔进行分类

被拒索赔中，重复索赔占27%（图5.7）。帕累托图中接下来的4个"条块"，再加上重复索赔，占所有拒绝赔偿的80%。帕累托图中这5个"条块"的每一个都需要根本原因分析来改进。

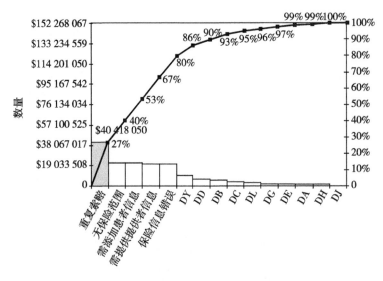

图 5.7 拒绝索赔中重复索赔的帕累托图

让我们把重复索赔降低到帕累托图的下一个级别（图5.8）。

在这个示例中，二次支付的医保患者占重复索赔83%。该团队研究了这些二次付款患者中的72例，发现他们已经获得了理赔，但会计对他们进行了错误的编码。一个简单的程序改变可以减少重复索赔 2400 万美元。

团队继续研究其他 4 个"大条块"

- ■ "超出保险范围"竟然是由保单终止后的收费引起的（图 5.9）。
- ■ "保险信息无效"导致了"社保号不正确"和"原保险人错误"（图 5.10）。

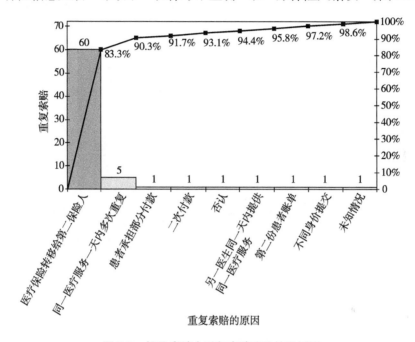

图 5.8　拒绝索赔中重复索赔确认帕累托图

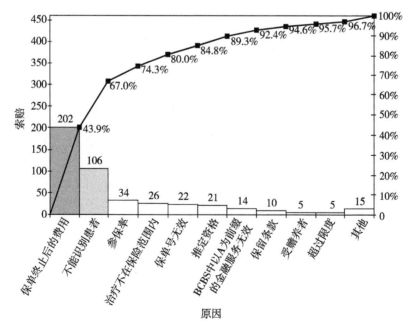

图 5.9　无覆盖帕累托图

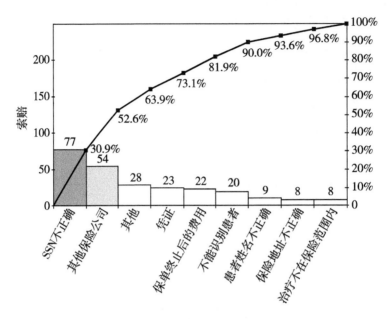

图5.10　保险信息无效帕累托图

■ 因"患者信息"被拒绝的索赔（图5.11）促使我们对"其他保险"（41%）和"无法使用父母保险的学生"（39%）进行分析。

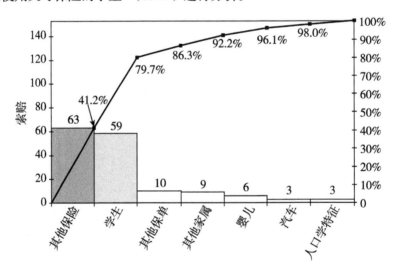

图5.11　因患者信息错误被拒绝赔偿的帕累托图

结果

针对这些帕累托图中每个"大条块"开展的、持续半日的问题根源分析会议及后续改进措施使得保险理赔"直通率（first-pass yield）"显著提高。

■ 急诊科拒绝赔偿情况减少72%。

■ 受影响的费用减少了60%。

4. 在 5 个工作日内减少申诉索赔

　　申诉索赔引起延迟付款会导致医院财政紧缩。在 2003 年，由于医保 B 部分的变化，申诉索赔数量飙升（图 5.12）。近期医疗改革立法和随后的变化很可能会进一步导致申诉索赔数量暴增。

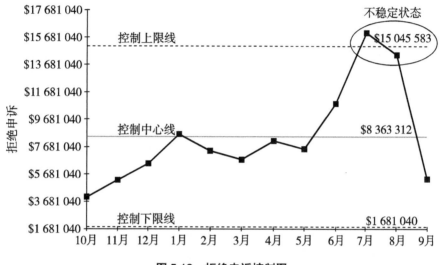

图 5.12　拒绝申诉控制图

使用帕累托图来分析申诉索赔

　　我们有多种方法可用于分析申诉索赔的数据，例如，通过患者和通过申诉类型（图 5.13 至图 5.15）。

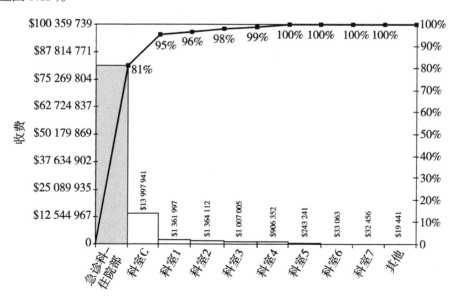

图 5.13　拒绝申诉帕累托图

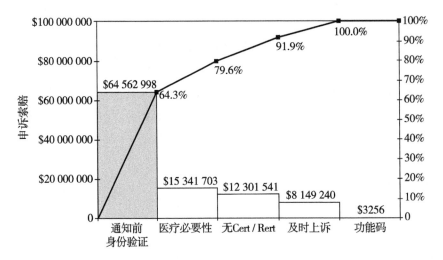

图 5.14　申诉索赔帕累托图

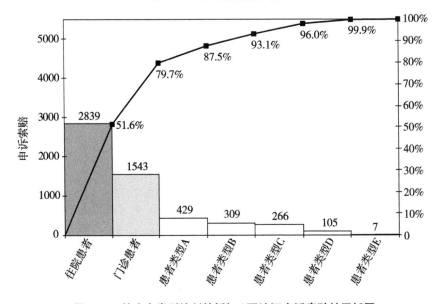

图 5.15　按患者类型绘制的授权／预认证申诉索赔帕累托图

　　这些帕累托图显示，经急诊科入院的授权和预认证是最常见且昂贵的申诉索赔。我们需要急诊科和住院部工作人员加入根本原因分析团队，来识别和降低授权或预认证申诉索赔。

缩短申诉索赔的周期时间

　　我们可以使用柱状图（图 5.16）展示申诉索赔周转时间。运用简单的精益工具（便利贴），我们可以将申诉索赔流程重新设计为：

- 将与每个账户的接触次数由 21 次降至 11 次。
- 降低每次接触的时间（16 分钟）。
- 每个账户可以节省 2.97 小时（按 50 美元／小时的平均工资进行评估，每个账户可以节省 150 美元）。

■ 加快支付，降至 50 天。

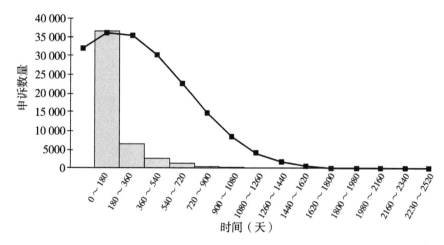

图 5.16 申诉索赔延迟柱状图

其他示例

2002 年，蒂博多地区农村医院医疗中心使用精益六西格玛减少了"出院时未行最终结算"事件，他们从 330 万美元减少至 60 万美元。他们还将净应收账款从 73 天降至 62 天，这使得他们每年增加 200 万美元流动资金。项目的第二阶段使得他们每年库存成本节省了 489 000 美元。

2006 年，北岸长岛犹太人卫生系统使用六西格玛将肿瘤计费错误（收费遗漏）从 50% 减少至仅 2.5%。这使得他们每年增加 400 万美元的收入。该系统还将收费录入周转时间从 3.7 天减少到 2.4 天，并将 DOS 到计费的时间从 13.6 天减少到 6.8 天。及时提交账单最大的障碍是缺少信息，其罪魁祸首是药房（图 5.17）。

美国医疗保健与一家医院集团合作，拟在 6 个月将不能和解的索赔由 23% 减少到 4.8%。

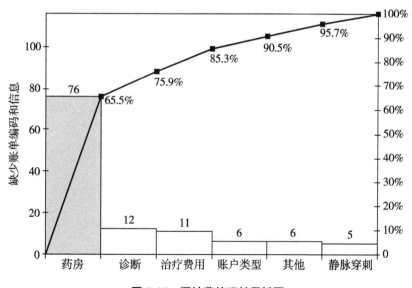

图 5.17 漏计费编码帕累托图

5. 如何在5个工作日内降低医院费用或增加盈利

通过与各行业的团队合作，我开发了一个简单方法，实现了对交易过程（例如，计费）的突破性改进。我称之为"简易30过程。"我在本章所介绍的案例研究中使用了这一方法。

"简易30过程"可以优化计费

其中的秘诀是：

（1）纠正这些拒绝赔偿、申诉，以及否认赔偿事件会产生一定的费用，量化这些成本。

（2）了解这些拒绝赔偿、申诉，以及否认赔偿事件的帕累托模式。

（3）在这些拒绝赔偿、申诉，以及否认赔偿事件的主要类型中，选择30～50个进行分析，确定其根本原因。

（4）修改程序和系统，以防止出现拒绝赔偿、申诉，以及否认赔偿事件。

> 过程：仅仅依靠根本原因典型分析无法详细了解所有错误，因此这种分析根本不起作用。详细分析错误"桶"中最靠前的30个错误（即"简易30"）可帮助我们了解错误是如何发生的，以及该如何防止错误发生。简单的检查表可以使我们从这个小样本中分析得出其根本原因。果然，错误就集中在几个主要类别里。

"简易30过程"有四个步骤：

（1）聚焦。确定先分析拒绝赔偿、申诉，以及否认赔偿事件错误"桶"中的哪一个，可以获得最大利益（该分析需要2～3天）。

（2）改进。使用"简易30"的方法来分析根本原因（每个错误类型4小时——团队里要有一个协调员），并确定该方法和系统的变化是防止该问题发生所必须做的。

（3）持续。实施改变后追踪拒绝赔偿、申诉，以及否认赔偿事件的发生情况。

（4）奖赏。表彰和奖励团队成员。

6. 观　察

通过采用六西格玛基本工具，所有人都可以在一天或更少的时间里学会使用我的"简易30"过程，并能找到交易错误的根本原因。一个团队发现这些错误的根源之后，他们只需要改变程序和系统，就能消除错误。

许多人的工作内容就是处理这些拒绝赔偿、申诉，以及否认赔偿事件。他们都认为他们在做有意义的工作，而非在修复本不应发生错误的东西。

7. 结　论

在您能够防止错误发生之前，每个系统（财务、病历、药房等）都可以从分析和消除错误的方法中获益，这些方法通常是简单而严格的。"简易30"过程是理想化的，实施该程序所需的数据大都是由系统自动收集的。然后，该系统只需要几个小时的分析就能找出每个错误的根本原因，并能确定防止错误发生的对策。

第六章　医院的六西格玛管理

每家医院都有两个"工厂"：

（1）一个是为患者提供护理的"好"工厂，包括急诊科、手术室、护理站、实验室、放射科、药房、住院部、结算中心等。

（2）另一个是不为人知但费用高昂的"修复"工厂，处理主要工厂内发生的所有医疗差错、操作失误及各种延迟。

医院急诊科经常会出现同一患者在同一天重复就诊。根据 *Business Week*《商业周刊》的一篇文章，在此情况下，医生误诊率为15%。如果您的医院就是这种情况的话，那么"修复工厂"的成本在每100元运营成本里占25～40美元。如果医院运营成本是1亿美元，那么您花在修复工厂的成本为2500万～4000万美元。

1. 利润倍增

大多数医院运营的利润微薄，通常小于5%（即1亿美元运营费用中可产生500万美元利润）。减少20%的延迟、缺陷、偏差成本（2000万美元）可以使您的利润增加一倍以上。试想，节省一小部分的浪费能使您的工作效率和盈利能力出现什么变化！吉尼亚-梅森医学中心从亏损走向盈利超过5%。

任何一项紧急业务都会消耗您所有的时间。幸运的是，如果仪表盘上有合适的仪表，甚至当您还专注于业内工作的时候，那么您也可以轻易地判断出应该在哪里集中精力做出改变。

我发现临床医生不愿意谈论金钱或利润，但如果您把它视为全面成功的一个指标，您可能会有不同的看法。患者恢复得好就意味着成本的降低和利润的提高，患者满意度提高意味着有更多的患者愿意转诊来到您所在的医院，而患者转诊增加意味着您将拥有更多的患者和更多的收入。提高护士和医生的满意度意味着减少人员流动，减少错误意味着减少返工、降低成本和提高利润。

不再根据常识来改进诊疗服务

当我在一家电话公司工作时，这家公司的管理者常说，过程改进"只是常识"，但根据我所学到的知识，常识只会让您达到1%～3%的错误率。医院因感染和用药失误产生1%的错误，但是这也正是他们达到的人类意识极限的边缘——常识在此终结。

当您在解决问题时所用的技术（如常识）已经"黔驴技穷"时，您需要达到一个新的水平：解决问题的系统性方法和精益六西格玛工具。某些原始方法和工具可以让您保持盈利的能力，但这些对您没有更大的益处。您应该把您的"摇钱树"变成"产金蛋的鹅"，您将需要精益六西格玛的基本理念来取得突破性的改进。以下是您可以用精益六西格玛完成的任务：

（1）将您的效率提高两倍，而不需要更加努力地工作。大多数医院的流程存在大量的延迟。消除延迟，您可以在竞争中鹤立鸡群，并提高患者满意度。

（2）降低 50% 以上缺陷和失误，进而将您的质量提高两倍。精益自身就可以减少 50% 缺陷。IHI 估计，每两个患者中就有一个遭受过某一种可预防的伤害。精益有助于帮助医院将上述发生率降低至 1/3（即三个患者中有一个遭受过这种伤害）。加入六西格玛，您将获得一个世界级性能的配方。您的医院可能成为一个零伤害、高可靠性组织。

（3）降低成本，提高利润。曾经在修复问题上会花费大量钱，现在，这些钱可以节省下来用于发展业务，为患者提供更高质量的诊疗服务。与其将运营成本中 25% ～ 40% 浪费在修复本不应出现的问题上，倒不如让这些资金流向业务，增加利润。

2. 制造业和服务业

在抽象的层面上，服务过程和制造过程之间没有真正的区别。他们都会发生延迟、缺陷、偏差和成本。服务是让患者出院，而不会产生盘式制动器，或者是产生医嘱单而不会产生电脑，或者是会产生结算而非产生刹车片，但他们都会消耗时间，花费金钱，发生缺陷，需要返工，并造成浪费。

在医院，我们可能会重点关注用药错误，入院、诊断、治疗或出院延迟的变化。我们可能会重点关注医疗差错的成本，而医疗差错可导致住院时间延长。

在医院，临床方面仅仅是诸多问题中的一个元素。账单和保险索赔方面的缺陷和延迟可能会使成本增加数百万美元。这种情况在所有公司都是存在的，从家族式餐厅到财富 500 强企业。不正确的账单、遗漏的收费、不正确的采购订单、多付、少付等等都会花费一大笔资金。答复电话和修复金融交易方面的费用比账单错误修正方面的成本更高。

Ken Miller 编著了 *We Don't Make Widgets*《我们不生产零件》（Governing Books，2006 年）一书，他已经确定了 3 种常见的借口，员工会使用这些借口解释他们在其服务行业为什么不能应用精益六西格玛：

（1）我们不处理小部件。我们做"模糊的、无形的东西"，如护理患者。

（2）我们没有客户。医疗保健行业：我们只有患者（正如 Ken 所说的，"您有的并不是患者；您有的是人质。"）。

（3）我们在这里不是为了赚钱。医疗保健行业：我们在这里是为了护理患者。

听听任意一位医院员工的解释，他们都会告诉您理由，为什么精益六西格玛无法发挥作用，您会经常听到以上 3 个理由之一。可悲的是，Ken 说，这些话会让组织失去获取彻底改进的机会。如果您将医疗保健行业视为由人产生"小部件"的系统过程（例如，外科手术、索赔、床头餐），且其目的是达到期望的结果（即痊愈）时，您会更充分地理解该如何使用精益六西格玛为所有患者创造完美的结局。

3. 行业的诀窍

在当地的一家中国餐馆就餐后，这家餐馆送我的幸运饼干内有一个纸条，纸条上有一行字，"如果您忙于学习一门行业的诀窍，那么您可能永远学不会这门技术。"当我思考这句话该如何适用于精益六西格玛时，我意识到以下说法似乎是显而易见的，有大量精益六西格玛培训是专门为获取行业的诀窍，这并不足以掌握实际的行业情况。

六西格玛工具的"长尾"部分

为了填满长达数周的六西格玛培训课程，大部分培训师会讲解工具箱里的每一个工具，就好像这些工具的重要性相当。一位培训师承认，他为一家医院进行的医疗保健的黑带培训包括3天的实验设计，然而医疗保健很少需要这种技能。

2003年 *Quality Digest*《质量文摘》杂志的一项研究证实了我认识了很久的事实：讲解精益六西格玛的一小组工具和方法，就能得到很大的效益。集中使用这些工具将在短短的24个月的时间里带您从普通变成优秀，同时它也能在效率、利润和患者护理方面带来惊人的改进效果。

在所有领域，您可以一直使用某个小组的工具，而大部分工具您很长一段时间才使用一次。六西格玛也是如此，它有一个工具"长尾巴"（图6.1）。

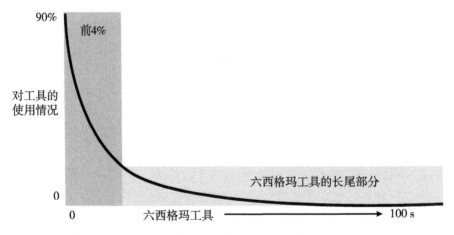

图6.1　精益六西格玛工具的长尾部分

掌握前 4%

成人学习的一个原则是，参与者必须在72小时内使用他们所学到的东西，否则他们将忘记他们学到的知识中的90%。大多数六西格玛训练是以为期一周的形式完成的。这意味着，在周四，参与者就忘记了周一所学的；到周五，他们已经忘记了周二所学的；到了下周一，他们已经忘记了前一周所学的大部分知识。

我知道大量培训师都在想："但是我们会在课堂上增加案例研究。"我发现，除非人们在自己的工作环境使用六西格玛方法和工具，否则掌握的知识并不会牢固。课堂案例很不错，但他们增加投入。这是不能接受的。

一小组工具(前4%)，如控制图、帕累托图及鱼骨图，将解决90%的常见缺陷问题。如果出现了很大改变（我称之为偏差，因为改变听起来太温和），您可以再加一个或两个柱状图。

首先掌握这些工具。然后根据需要添加工具的"长尾"部分（您需要承认的是，这就是您家工具箱里的工具的摆放方式——先是锤子、螺丝刀，然后是一把老虎钳）。

我们应该使用公司数据，来为参与者量身定制学习方案，而非使用案例研究的数据。用该公司的数据，参训人员可以在一天内学习这些工具的使用，而不需要一个星期。

如果访问 www.qimacros.com/hospitalbook.html，您可以下载 QI 宏精益六西格玛软件 90 天试用版。您可以使用数据透视表向导创建数据透视表。您可以使用控制图向导来绘制控制图。使用帕累托图宏绘制帕累托图。您可以使用石川图创建根本原因鱼骨图。

石器时代和太空时代的工具

直觉、反复试验和常识是卡拉哈里沙漠或内陆地区才使用的原始工具，而非优秀运营应采用的工具。线条、条形图和饼图是鼓励短期反应思维的原始工具，而非长期改进思维的原始工具。我见过的所有医院管理人员的仪表板都是这三种图表的组合。他们没有采用智能化工具来帮助他们工作，使信号与噪音分开。

要打造一家高可靠性的医院，您不需要什么都懂。您只需使用一小组的方法和工具，能够解决医疗保健行业大部分的常见问题。是不是到了让原始商业部落快速上手这些工具的时候了？

我觉得哪些是必不可少的工具呢？我大部分时间使用的那些工具包括：

- 透视表，对缺陷数据进行计数和分类。
- XmR 控制图，显示绩效随时间的变化。
- 帕累托图，识别改进机会。
- 柱状图，分析与目标的偏差。
- 石川（鱼骨）图，显示因果效应。
- 对策和行动计划。
- 价值流图，来确定工序之间的延迟。
- 意面图，用于识别人员和物资的不必要移动。

QI 宏提供了获得这些工具方便、经济的途径。其他一切对于原始企业而言都是多余的。我们应该让他们在使用这些工具时感到舒适、安全，然后就可以开始补充其他工具了。

学习行业本身，而非诀窍！

在学校里，我们学习阅读、写作和算术，而我们不会在刚出幼儿园就学习微积分。我们不应该期望员工跳过小学就开始大学课程，但是我们在用六西格玛时就是这样做的，我们覆盖了工具的"长尾"部分——员工很少会使用这部分工具。

让我们开始教人如何解决他们企业的常见问题吧。让我们教会他们如何成功掌握工具的前4%，然后在必要时添加工具的"长尾"部分。我碰到了15年前我培训的人，无论从事什么工作，他们都仍在使用这些工具。当他们从书桌里拿出来他们的改进故事给我看时，我感觉很好，我知道那为期一天的培训已经印在了他们的脑子里，并扎下了根，开花结果。

让我们教会他们行业本身——然后是行业的诀窍。这种培训方式是很难赚钱的，却是一个强大的，可以实现底线成本控制和提高利润的方式。

4. 更快、更优、更价廉的工具箱

精益六西格玛是帮助您去思考行业以外东西的最佳工具箱。工具的目的是帮助员工将企业看得比以往任何时候都更清楚。

精益六西格玛是一种以结果为导向、以项目为重点的，提高质量、生产力和盈利能力的方法。这些削减转化为节省成本，利润增长，并具有竞争力的优势。而且该过程很简单：

（1）通过计数和分类您的延迟、缺陷、遗漏、错误、失误和偏差，聚焦关键问题区域。

（2）通过消除延迟、缺陷和偏差而进行改进。

（3）如果他们变得不稳定和不可预测，通过监控关键措施和反馈，维持改进。

（4）嘉奖进步。

如果我们将精益六西格玛运用到医院，那么每100万入院患者中将只有3.4人死亡，而非美国国家科学院出版社所报告（1999年）的每300入院患者就有1人死亡。

访问 www.qimacros.com/webinars/webinar-dates.html 可以免费观看一小时的精益六西格玛医疗保健网络研讨会，了解该如何在医院运用精益六西格玛。如果您想要更深入的培训，请访问 www.lssyb.com 参加我的免费培训。

5. 每个企业都有两个现金流来源

现金是每一家企业的命脉。为了提高利润，您会想赚取更多的金钱，或者减少损失。每个企业都有两个来源的现金流：

（1）外部纳税人向您付款，他们使用金钱获得您的患者护理服务。

（2）内部流程就像一个生锈的水桶，存在现金漏洞。为什么内部流程会是一个现金来源呢？因为当您堵住了现金流的漏洞，您就能留住所有的钱！而且这是大量的金钱——占您支出的1/3以上。在医疗保健领域，这项资金中的大部分的都用于照顾那些受到医疗伤害的患者。您的医院应当成为高可靠性医院，节约金钱、节省时间、拯救生命。

我想让您思考一下，医疗保健部门把大量的时间和金钱都集中在患者护理的最新技术上，实际上，他们几乎没有时间来封堵内部流程引起的现金漏洞。

您对于医院内的流程和技术拥有绝对的控制权。即使您在每100个交易只犯一个错

误——预约、结算、采购订单、支付、产品或服务——即您只有 1% 的失误率，但它也会在整个医院或机构形成 6% ～ 12% 或高达 18% 的失误率。

　　Juran 研究所发现，延迟、错误、返工和浪费的累计成本占您总支出的 25% ～ 40%（图 6.2）。不相信会花费那么多吗？您可以在您的机构或部门花一天时间追踪每一个错误、故障和客户投诉。然后计算查找成本和修复它们的费用。这些在您真正的业务中占据了多少时间、精力和金钱？这花费了多少钱？如果您没有修复这些错误，那么您可能做什么呢？请您使用周、月或年的天数乘以这费用。

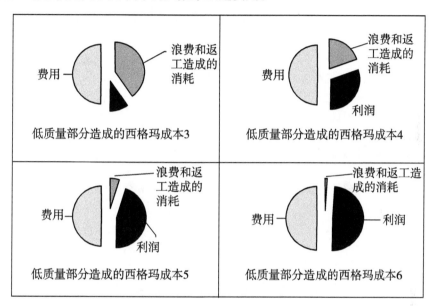

图 6.2　低质量的六西格玛成本

　　这些错误不是您的错，也不是您员工的错。这是系统和流程的过错；他们让人们犯错误，而这些错误是可预防的。

提示：要怪就怪您的流程，而非您的员工。

---

6. 每一个行业程序都有三大漏洞

　　不管您是在制造业或服务业，医疗保健行业或者买卖杂货，注塑成型行业或咨询行业，每个行业都存在现金的漏洞。大多数三西格玛企业试图把这些问题归咎于他们的员工，但是问题却不在于员工。

　　大漏洞 1：延迟。在过程中的步骤之间的延迟浪费了您的时间和金钱，会损害您的生产力和盈利能力，并增加错误机会。

提示： 您需要关注您的患者，而非您的员工！

大漏洞2：缺陷。您需要对这些缺陷、错误和失误进行修复或者放弃。修复本不应发生的错误会消耗时间和金钱，而您可以利用这些时间和金钱，更优地用于服务客户，提高精益底线。

提示： 这是成为高可靠性医院的本质——专注于失败。

大漏洞3：偏差。这些差异会从一个患者到另一个患者，一天天、一月月地从小变大。

提示： 忘记规格限制，着眼于目标价值。客户目标的小偏差都会花费时间和金钱。

即使是您将您关键任务流程中的延迟、缺陷和偏差减少了很小的一部分，它们都可以给您一个可持续的竞争优势。客户们不傻，他们可以区分一家运营不良的医院与一家运营良好的医院。一旦您有了一个良好的开端，您的竞争对手总是跟在您后面追赶。

7. 每一个企业有两个改进的重点

每个企业包括：①核心业务活动；②辅助的运营流程。

（1）核心业务：在医院，核心业务是患者的诊断和治疗，包括医生、护士、实验室工作等。打印机制造商注重如何在某种介质得到图像。制造商关注让产品制造符合规范。酒店经营者关注顾客的住宿。我已经看了这些所有的数据，甚至包括医院护理患者的数据，没有一家公司的错误率会低于0.6%（每百万6000个的错误）。1999年的一项研究及 *To Err Is Human*《人难免犯错》（美国国家科学院出版社，2000年）一书发现，在医院护理各个方面的死亡率使得它成为美国死亡的第八大原因。最近的分析表明，医院护理是可预防死亡的第三大原因。

提示： 即使您99%都是好的，1%有问题，解决这个问题的费用也会很高。

（2）运营：运营包括核心业务以外的其他每一个环节：市场营销、销售、订单、采购、结算、付款等。我阅读过一个数据，该数据显示3%的患者存在臂章错误，17%的订单存在错误，而且还有拒绝保险理赔案占据了100万美元的资金。这些都是运营上的问题。

大多数企业在自己的优势（使核心业务过程更有效和高效的）区域花费了太多的时间，而在其弱点（市场营销、销售、开票、结算、运输、采购和付款）方面花费的时间过少。核心业务中的患者影响性改善措施十分重要，但在影响利润的运营方面，其改进对于降低成本和提高利润是至关重要的。为了使突破性改进的速度和质量成为可能，您必须在百忙之中花一些时间并改变您关注的焦点。

成功的秘诀1：针对您的单位工作，而非在您的单位里工作

最近，我走进 Sears 订购一台洗碗机和一台电视机。我拿到零件编号，去家电输出部门提货。收银员说，她可以预约洗碗机，但是不能预约电视机。我必须去到电视销售部门预约电视机。如果我想在交付洗碗机的同一天签收电视机，电视销售部门就要收取双倍的运输费用。这听起来很愚蠢，难道我不应该能够同时预约并支付这两个家电吗？

我走进别人的公司，几乎可以立即发现某种改进方式，它可以使销售人员的运营变得更优、更快或更价廉，您有没有经历过这种情况？为什么经营者却没有注意到您所发现的显而易见的方式呢？

这个问题的答案不是很明显：经营者忙于他或她的业务工作，但他或者她很少能走出来，为他或她的生意工作。我们花了大量时间在医院工作，因此，我们都被困在医院和我们的岗位里面。您需要一些心理训练，学习如何走出业务，与之保持一定的距离，这样您就可以处理您的业务及其流程工作。如果您想有一个可靠的、可依赖的医院产生可预测的一致结果，那么您将需要经过验证的方法和工具来实现这一目标。

成功的秘诀2：看您的过程，而非您的员工

初创企业之所以成功，是因为聪明的人知道如何盈利。客户服务的过程是以一个特设的方式成长起来的。企业所有者依靠自己的员工，而非企业的流程，以实现一致的投资回报率。

因为企业往往是从小型公司开始发展的，它们会迅速成长，超越了基层能力，它们也容易乐不思蜀，忘记居安思危。这成为大多数企业存在的方式。当需要每天豪言壮语来避免遗漏的承诺、防止失误发生时，公司会需要依靠一位英雄来实现这些。医疗保健的临床方面特别容易出现这种情况。甚至还有一个专门产生英雄事迹的地方：急诊科。

这又是一个错误的观点。它往往来自您的业务定位。以人为导向的公司关注做这项工作的人——医生和护士。以人为导向的企业认为，质量和生产效率是他们员工的指标，而非企业流程的函数指标。他们认为，"如果我找到了适合这个岗位的人，那么一切都将是欣欣向荣的。"遗憾的是，优秀的员工总是价值不菲，而当他们离开时，他们把自己的智慧和程序一同带走了。这听起来很像医疗保健行业，是不是？

在另一方面，在以流程为导向的企业，他们依靠防错流程确保护理服务准时无误。以流程为导向的公司专注于开发正确的流程并按照正确的流程操作。他们依靠良好的流程产生优异的业绩。有了卓越的程序，您就可以雇佣和培训最低技能级别的人完成这个程序，这是一个好的消息。从清洁卫生间（如麦当劳），到养护海军喷气式战斗机，他们都拥有了完美的程序。如果空军可以教18岁的年轻人养护价值3000万美元飞机，您也可以开发所有人都可以遵循的流程。

弗吉尼亚-梅森医学中心主动地把工作转移给最好的员工去做。这减轻了医生的负担，提高了护士的工作满意度。这种情况会一直持续下去。

例如，在美国各地的医院，当患者的生命体征崩溃时，医院就要处理"代码

（codes）"。只有不到5%的患者可以恢复生命体征。一项澳大利亚完成的研究表明，大多数医院都设立快速反应团队（rapid-response teams，RRTs）以防止"代码"问题的产生。有几个关键的生命体征能表明患者正在走向一个"代码"，护士接受培训，确定患者的这些变化，并打电话呼叫RRT。这是一个高可靠性医院的本质——关注小故障来预防大故障。已实施RRTS医院可以将"代码"（和死亡率）降低一半以上。同样，医院已经确定了几个关键程序和疗法能够防止诸如心脏病发作、心力衰竭、呼吸机获得性肺炎和感染的问题。其中一些很简单，就像在到达医院和出院时给予患者阿司匹林一样。医疗保健改进研究所估计，2004—2006年，这些治疗在18个月的时间里挽救了122 346条生命。这就是良好流程的力量。良好的流程不仅节省了时间和金钱，也挽救了生命。

当您制定了很好的流程时，加班的需求就会减少，您还可以雇佣最低技能级别的人来担任岗位。劳动力成本下降，因为您不再仅仅依赖一小群的最优秀的员工，所以您可以雇用任何人，培养他们来胜任这份工作。弗吉尼亚-梅森医学中心（VMMC）将医疗记录更新为医疗助理，以便在医生完成工作后立即记录患者的就诊情况。医生可以看更多的患者，可以按时下班，而不用迟到几个小时。患者的病历也将更准确。

成功的秘诀3：关注您的患者，而非您的员工

如果您观察您医院里的医生和护士，会发现他们的工作通常非常繁忙。通过观察您工作机构中的患者，您很有可能会发现，这些患者每小时只能得到3分钟的护理服务。其余时间他们都在等待着下一步。看看任何一个候诊室：患者和家属在等待。看看大多数急诊科检查室：患者在等待。

如果您想了解如何让您的设备得到充分利用，那么别再费心关注您的同事，而是去看看您的患者。他们在做什么？也许您可以轻易找到使对医疗更有益、使医疗更容易实施且不太可能会失败的方式。

成功的秘诀4：关注您的产品，而非您的员工

有些人试图让员工提高工作效率，但他们的措施通常是徒劳的；提高员工50%的工作效率对整个周期时间影响甚微，如果您想使产品或服务更有效，那么您就需要更优地利用时间。收集所有的信息并开具发票、账单或办理出院需要多长时间？为什么信息不是实时更新并立即可用的？为什么一个订单需要这么多的审批？为什么订单被堆在一起只能等待签署？您需要面对现实，您的产品或服务是懒散的。在超过90%的时间里，您的产品或服务只是在坐等别人来使用。关注您的产品，而非您的员工。

当您把这些秘诀印在心里，并开始进行改进，您会看到精益底线和患者安全方面出现了迅速的改善。

成功的秘诀5：实施行之有效的改进系统

由于以人为导向，大多数管理者和员工认为他们凭借自己的直觉应该能够找到并解决其业务问题，但是在一定程度上他们却碰了壁。这不是他们的错。对于变化科学的研究发现，一套解决问题的方法（如常识和试错）能够解决某一类问题，但是对于另一种问题就不再适用了。那么您需要探索一套新的方法和工具，并使用它们解决下一类问

题。想一想抗生素：抗生素可以治疗细菌感染，但不能治疗病毒感染，如普通感冒。同样，在企业也是如此。

由于大部分过程都是意外地以一种特殊方式产生的，所以随着企业发展，人们会通过常识和试错来修复程序中出现的问题。然而，在某种程度上，这两种方法在解决更神秘和更复杂的问题时，它们的能力开始下降。最终，这两种方法完全失效了。这种早期成功－后期失败的综合征影响着所有解决问题的方法。

在整个时间进程里，人们经常能发现方法，并解决看似无法解决问题。爱迪生发明了电灯泡。莱特兄弟发明了飞行器。但是，要做到这一点，他们必须总是发明新方法来解决超出老办法范畴内的问题。

幸运的是，我们已经开发出来了用于创建和改进流程和系统的方法和工具，并且我们在各行各业都进行了验证，证明这些方法和工具是行之有效的。精益六西格玛用于做出改进的工具和技术是层出不穷的，但我发现，您所需要的是按着正确顺序使用一些关键工具，这样才可以立即对速度、质量、生产效率和盈利能力做出突破性改进。

每个企业都需要可以逐年提高绩效的关键环节，进而在竞争中立于不败之地。唯一的问题是，您是打算依靠低效的常识和试错方法，还是打算升级您的能力，来突破顽固的、看似无法解决的问题。如果您不打算采用简化的精益六西格玛这一行之有效的战略，您打算怎么办呢？

您应当把医院变成一个能产生可预测结果的资产。不要让您的医院控制您。每天您在医院处理看似不相关的问题，您是不是也厌烦了？您有没有因等待太久而去寻找新的改进方式来堵住您的现金流漏洞？

8. 常见改进方法

> 授人以鱼，不如授人以渔。
>
> ——亚洲谚语

无论描述业务流程改进的缩写是什么——TQM、PDCA、DMAIC、DFSS 等——这些程序使用的总体方法始终是相同的。我的用于业务流程改进方法的英文缩写是 FISH ——聚焦、改进、维持和奖赏。很少有公司可以在一夜之间获得成功。实现持久成功的公司是通过随时间的推移变得越来越好才做到这一点的。他们已经学到了 "FISH" 的秘密。

在您的生活和事业中，您会经历一系列渐进的持续改进、间或有周期性的大幅度和破旧立新的改进。这些突破性的改进或过程创新很少是通过计划获得的，这些到都是重视某种改进措施后得到的一个结果。个人和专业发展的这一过程会涉及四个关键步骤：

（1）在一段时间内专注于一个关键问题、技能或您的业务领域。

（2）在这方面取得显著改进。

（3）通过重复和实践保持改进措施持续存在，直到它变成一种无意识的习惯。您还需要进行测量和监控，以确保维持新的高绩效水平。

（4）通过简单的奖励来嘉奖您的进步。然后检查您学到的东西，并再次专注于需改进的其他领域。

这个简单的过程是您掌握业务各个方面的秘密。您不会在一夜之间完成，但您会随时间完成这些！

聚焦

> 一把弓箭不能打到两只小鸟。
>
> ——土耳其谚语

> 开始时进行太多，最后完成得太少。
>
> ——德国谚语

大多数人都不清楚他们从自己的业务中上想得到什么。如果您不能清楚认识到您想要的是什么，那么您就会不知道要做什么和什么时候做。

成功的秘诀是不要试图做所有的事，而是专注于最重要的、有最高杠杆效率的事情。正如 Zig Ziglar 所说，有太多的人"专注于小事情"。

4-50 规则。帕累托的 80/20 规则表示，您做的东西中有 20% 会产生 80% 以上的结果。通过与个人和企业合作，我发现了这个规则的细化版本，我称之为 4-50 规则：您做的东西中有 4% 的部分将产生 50% 以上的结果。这些是您应该花时间的地方。您没有必要改进您业务的一切，只需要改进一些真正重要且关键的东西。

改进

> 想要学会飞翔，您必须先学会站立、走路，跑步、攀登和舞蹈；一个人不能一下子就会"飞"。
>
> ——尼采

> 行动可以消除理论解决不了的怀疑。
>
> ——TEHYI HSIEH

> 您唯一可保持的优势可能就是比您的竞争对手学习得更快的能力。
>
> ——彼得·圣吉，《第五项修炼》

第1步：开始行动，但从简单、成本低廉的部分开始。专注于一个或两个领域：使用精益消除延迟或使用六西格玛减少缺陷或偏差。

第2步：确定一个需要解决的关键问题。这个问题必须是您可以直接影响的。例如，您不能直接修复市场份额损失这个问题，但您可以减少造成患者流失的产品缺陷和延迟。

第3步：使无形的东西可视化。如果您想减少延迟、缺陷和偏差：

（1）减少延迟

■ 绘制您过程的价值流图或意面图。

■ 分析大多数延迟或不必要的运动发生在哪，并消除它。

（2）减少缺陷

■ 统计您的遗漏、错误和失误，并绘制控制图。您需要控制图来监控改进，所以先绘制一个。

■ 对您的遗漏进行分类，并使用一个或两个帕累托图来展示。缩小聚焦，关注第一个"大条块"。

■ 使用鱼骨图分析这些错误的根本原因，并利用对策矩阵找出防止错误发生的方法。

（3）减少误差：所有过程都会产生不同的结果。一家医院的入院过程可能需要多一点或少一点的时间。保洁人员可能需要多一点或少一点的时间来清洁房间。管理人员可能需要不同的时间来做出决定。获取采购投标会花费不同的时间。获得采购批准花费的时间也有很大变化。为了减少变异性，您需要：

■ 使用周期时间或金钱来衡量您的表现。

■ 使用柱状图和控制图，了解变异性。

■ 分析变化的根本原因，并减少原因。

维持

也许所有变化最困难的部分是维持新的思维和新的行事方式。您容易重蹈覆辙。

第1步：使无形的东西可视化。开始使用控制图和柱状图来监控您流程中的行为。要使用控制图和柱状图，您不需要成为一名统计学家，您不需要知道所有的公式，您只需要知道如何解读它们。当在您的程序中发生异常时，控制图会通知您。QI宏软件有内置的规则，它们会提醒您每一个潜在的不稳定状态，这样您就可以采取行动了。

第2步：监控和维持改进。在开始的时候，要有耐心和开放的心态，学习如何使用这些图表，进而揭示您企业运转的内部奥秘。当他们提醒您要改进时，您就可以开始采取行动，以达到新的更高水平的绩效。

嘉奖

> 所有工作中嘉奖会使人愉悦感倍增。
>
> ——EURIPIDES

大多数企业都在不断改进，但有时却忘记花时间嘉奖他们的进步。这些企业总是有更多的东西需要去学习，有更多的事情需要去做。如果您只关注您还不知道、您还没有做的，您最终会筋疲力尽的。因此，您需要周期性地回头看看过去的一周、一个月、一年，这是有一定道理的。

■ 什么有效？有哪些收获？

■ 您有什么成就？

■ 您是如何成长的？

■ 接下来会发生什么？

生活中经常会出现断断续续、前进后退的情况，但在一般情况下，如果您在开始时的信仰和价值观是正确的，那么您的生活质量总是会提高的。5年或10年前，您在哪里呢？有什么改进吗？您去除了哪些您不再需要的东西？如果没有回报，大家最终将放弃自己对改进的追求。而且，外面的世界是如此的忙碌，有时您会无心进行思考，您需要弄清楚如何奖励和表彰改进的团队和流程。

您需要制定奖励和表彰制度，来支持人们使用精益六西格玛和高可靠性的方法和工具。一旦愉悦感与改进连接在一起，对质和量改进的想法就会多到意想不到的数量。如果您在某个业务领域找到问题，进行改进，并且使绩效保持在新的水平，那么别的东西对您的个人和职业发展就更重要了。

您知道接下来把重点放在哪里吗？回过头看看您的测量结果。接下来会发生什么？

■ 延迟？

■ 缺陷？

■ 偏差？

9. 精益六西格玛

精益六西格玛会重视您的改进工作，进而推动速度、质量和盈利能力发展，使这些方面得以显著改进。精益方法和工具将有助于推动速度和效率的显著提高。六西格玛的方法和工具将有助于推动缺陷和偏差的大幅减少，这可以提高生产力和盈利能力。无论所使用的缩写词或步骤数目是什么，精益六西格玛都遵循一个普通的改进过程：突出重点、改进、维持和嘉奖（FISH）。在每个步骤中，您只需要使用一小组工具，就可以将误差率从三西格玛改进为五西格玛。如果您想要提高到六西格玛，那么您需要一些更强大的工具，但是直到您接受并掌握了基本的工具，您才做好了迎接这些更严谨方法的准备。

还有一些额外的方法和工具，您可以用它从无到有来设计创新型产品和流程。这些被称为精益六西格玛设计（Design for Lean Six Sigma，DfLSS 或 DFSS）。

> 变化在项目中发生。
>
> —KEN MILLER

虽然大多数的书开始就将您引向企业文化和业务流程的主导道路上，但我希望您首先尝试一些专注于精益和六西格玛的改进项目。只有当您开始掌握改进流程之后，我才会想让您考虑扩大范围，纳入更多的人和项目，并使精益六西格玛成为开展业务的方式，而不仅仅是一个月计划或首席执行官的最爱项目。

方法和工具是容易的部分，文化变革是较困难的部分。当让公司小道消息为您传播精益六西格玛时，您会发现改变文化变得非常容易，因为文化会自动融入和适应精益六西格玛。而当您试图通过不断的训练将精益六西格玛强加给每个人，改变文化就会变得很难，甚至变得不可能。

精益六西格玛不会解决您业务中所有的问题。它不会解决供应商的问题，它不会解决客户的问题，它不会解决士气的问题，它不会解决领导不力的问题，但它是一个可以间接提高士气、领导力和患者满意度的管理系统。学习精益六西格玛将帮助您选择和改进您的供应商。它会帮助您了解并更优地服务于现有客户和未被发现的客户。

您应该花一些时间来测试每一个改进的方法和工具。您可以将它们应用于您的业务和流程。使用 QI 宏工具聚焦、改进、维持并嘉奖您已取得的进步。您会发现，您可以轻易取得显著的改进。最重要的是，这些方法和工具已经经受住了时间的考验。您可以在您曾就职的任何企业、从事的任何工作上使用这些工具。并且您是可以找到行业里隐藏金矿的员工，因此，您将得到赏识。

通过精益六西格玛，您可以达到什么样的目标？

第七章 精益六西格玛的 Excel 工具

精益管理并不需要大量工具,您需要的仅仅是一沓便利贴,但六西格玛需要有图表、图形和绩效数据图才能蓬勃发展起来。在 2015 年的医疗保健改进协会会议上,Don Berwick 要求每个人重新提交改进科学控制图、帕累托图和绩效柱状图。我听说,他对不使用精益六西格玛工具和方法感到恼火。我理解他的沮丧。2006 年,当他要求大家"宣誓忠于科学证据"时,我就在现场。多年来,我对 IHI 海报展示中使用的质量工具做过一次统计。我为每一张海报使用的每一种工具提供了一个复选标记(图 7.1)。

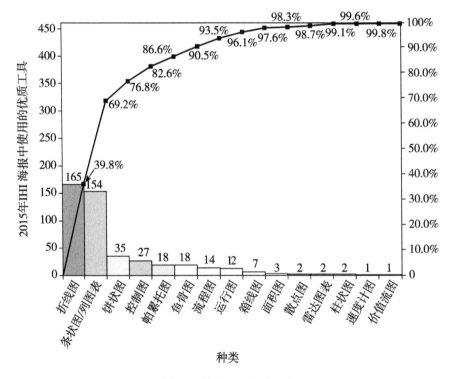

图 7.1 使用六西格玛工具

遗憾的是,即使所有的重点都放在控制图表、帕累托图表和其他的质量工具上,人们也很少在海报展示中使用这些图表和工具。他们使用的绝大多数是 Excel 行、列或柱状图。这就像使用旧的老式电话,而不使用智能电话。基本的 Excel 表格不能告诉您大量的处理过程,但是控制图表、帕累托图表和柱状图可以提供大量关于性能的信息。

1. 趋势线能分辨谎言

我阅读了 *Joint Commission Journal on Quality and Patient Safety*《质量和患者安全联合委员会》杂志的一篇旧期刊。在一篇关于患者跌倒的文章中，作者使用了一个运行图。他们通过使用趋势线，认定他们已经实现了 9.9% 的下降（图 7.2）。

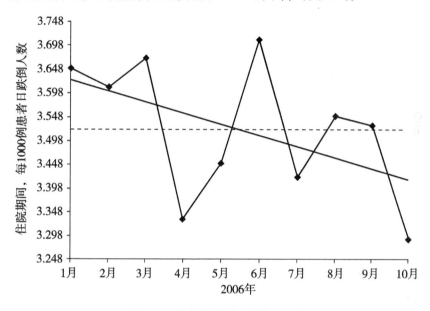

图 7.2　患者曲线图与趋势线一致

趋势线表明趋势，这真的存在趋势吗？如果我们使用 XmR 控制图绘制相同的数据（图 7.3），我们可以发现程序是稳定的，且未发生变化，趋势线在改进效果方面撒了谎。这是原始线形图、运行图表和趋势线会如此误导的原因——它们不能进行有效统计。您需要一个控制图来检测性能的真实变化。

2015 年高可靠性医疗保健 IHI 会议（例如，赫曼纪念医院）建议使用精益六西格玛，以及变革管理，这样可以实现零缺陷，这基本上是一种"改进科学"。不使用这些工具您就不能实现零伤害。如果您想使用六西格玛成功实现零伤害，那么您就需要一套有力的工具。但您不需要六西格玛工具包中的每一个工具。您主要需要使用以下几种工具。

- Excel 数据透视表汇总和分类电子系统数据。请访问 www.qimacas.com/Moneybelt/pivottable-examples.html 观看相关视频。
- XmR（ImR）控制图监控比率（例如，每 1000 例住院患者中跌倒的次数）和周转时间。请访问 www.qimacros.com/Moneybelt/six-sigma-spc-healthcare-XmR-chart-videeo.html 观看相关视频。
- g 控制图中的"零概率"事件。
- 帕累托图表缺陷的分类类型（如药物错误）。请访问 www.qimacros.com /

Moneybelt/pareto-chart.html 观看相关视频。

■ 柱状图分析周转时间、停留时长等。请访问 www. qimacros.com/Moneybelt/histogram.html 观看相关视频。

■ 石川（鱼骨）图的根本原因分析。请访问 www.Qimacros.com/Moneybelt/ishikawa-fishbone-diagram.html 观看相关视频。

■ 矩阵图，如对策和行动计划。请访问 www.qimacros.com/Moneybelt/Countermeasure.html 观看相关视频。

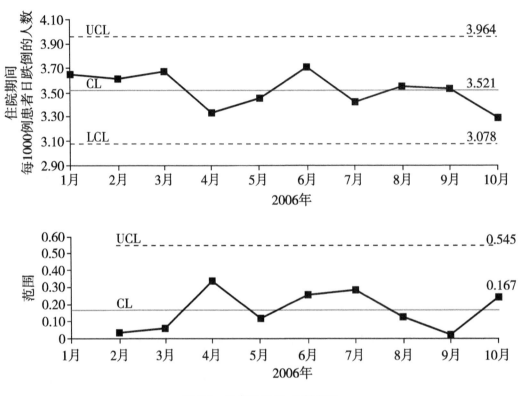

图 7.3　患者跌倒 XmR 控制图

什么是控制图？

　　人类在质量控制方面的进展一直很缓慢……它需要应用统计方法，到目前为止，大多数统计方法在其出现的期刊中均无人问津。

——沃尔·休哈特（1931）

　　改进的第一步是评估缺陷、错误、失误和周转时间的性能。如果您发现药物错误或患者跌倒、缺陷、浪费和返工消耗了大多数医院预算的 1/3，您无须重点关注这一现象。您可以使用控制图表来测量和监测所有程序的性能，例如，药物错误或进入院门到进行球囊置入术的时间。没有控制图表，您就无法持续进行改进。这是导致大量医院改善项目回落到以前性能水平的一个关键原因。请访问 www.qimacros.com/Moneybelt/what-is-a-control-chart.html 观看相关视频。

控制图（图 7.4）由几个关键部分组成：

■ 线图数据显示，随着时间的推移执行过程。

■ 中心线（均值或中位数）从数据计算。

■ 控制上限线是三西格玛中心线以上。

■ 控制下限线是三西格玛中心线以下。

■ 稳定性分析——对于突出不稳定点或需要调查趋势的数据的分析。QI 宏可以为您完成这一任务。这些不稳定的条件在 1000 个数据点中应该仅存在 3 个，因此，在 20～50 个数据点中寻找一个数据点是不可能的。您需要对这些特殊的原因进行调查。在一个稳定的过程中，1000 个数据点中 997 个将会落在控制上限和控制下限之间。

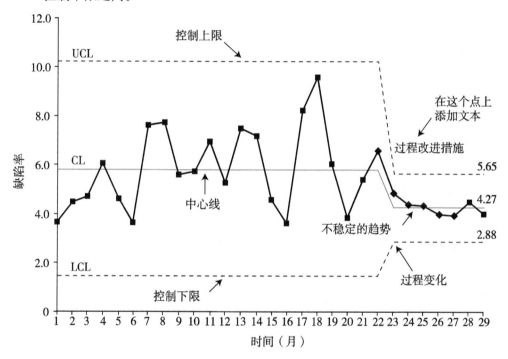

图 7.4　控制图解剖

控制图表起源于 20 世纪 20 年代的美国西电公司。最近我收到了一份《西电统计质量控制手册（1956）》。我喜欢这篇序言开头说："这本书是用非技术性语言写的，也没有试图为专业的统计学家或数学家而写。"西方公司计划的重点是"控制图，特别是过程能力研究，作为整个项目的基础。"

作者接着说："统计质量控制是可以用于能够用数字形式表示的任何东西。是的，这包括所有制造业或医疗保健行业。"

什么是统计质量控制？

西部电气公司总结得相当不错：

■ 统计：数字或数据提供帮助。

■ 质量：我们研究过程的特点。

■ 控制：为了让它按照我们想要的方式运行。

控制图表的力量

简而言之，控制图表有助于帮助我们，它可以用我们想要的行为方式研究性能。如果您的医院过程跟您想要的不一样，那也许是因为您没有将它置于控制图的检查中。所有的过程都是不同的："不同于从一个点到另一个点，或者从一个时间点到另一个时间点，数据是不同的。"

利用控制图在日常运行"噪音"中检测微弱信号

高可靠性组织（HRO）的特征之一是在故障变大之前，他们可以集中注意力在小故障发展成大故障之前检测小故障。在《信号与噪音》这本书中，作者内特·西尔弗研究了大量预测失败的原因，但有些您找不到它失败的原因。这其中的诀窍在于，您是否将信号（重要的）与噪音（不重要的）分开。

在阅读西尔弗的书时，我意识到控制图可以在日常操作的噪音中检测出某些微弱的信号。西尔弗的书侧重于预测将会发生什么，而控制图则不同，控制图表会向后查看所有医院程序的性能，以检测出现"失控"的条件。我开始相信，如果没有控制图，您就无法监测和纠正医院的表现或维持改进效果。如果您不能维持改进的效果，那么六西格玛就会失败。

混淆信号与噪音所造成的成本

单靠电子表格运行医院会产生某些副产品，其中之一是对变化的持续篡改和对变化的下意识反应。管理人员会查看性能的简单介绍资料（通常是月度性能的条形图），而不会去查看正在进行的性能记录（控制图），因此，会出现这种现象。我有一个朋友从事企业金融，她发现，她几乎每周都会为了弄清楚为什么有些数字会上升或下降而浪费大量时间，而且她依旧什么都没弄明白。经过回想之后，她开始相信这些运动中的大部分都是噪音，不是信号。如果她有财务管理图表，她可以轻易地从噪音中分离出信号。

信号或噪音

当我们查看医疗保健中拒绝赔偿的电子表格（图7.5）时，我们很难识别出这些信号。B5信号看起来很高吗？

当我们使用性能数据，并使用这些数据绘制出折线图（图7.6）时，我们仍然无法真正判断事情是否发生。我们可以看到五月出现了一个尖峰，它是信号还是噪音？

但是如果我们把相同的数据转换成一个控制图（图7.7）时，QI宏将计算出控制上限和控制下限，这其中包含了所有数据的99.7%。我们可以认为在这些限度内的大多数点是噪音（即共同原因变化）。使用这些限制，软件突出了统计上不太可能的点，也就是信号或特殊原因的变化。我们可以从菱形点的角度看出，这个程序是失控的。

	A	B
1	拒绝赔偿金额	
2	ADM 日期	总计（美元）
3	2000.3.28	387.48
4	2000.4.25	379.62
5	2001.3.13	6908.98
6	2001.7.24	311.16
7	2001.7.26	2124.86
8	2001.8.6	3224.83
9	2001.8.20	537.16
10	2001.10.23	230.42
11	2001.11.16	2186.16

图 7.5　拒绝赔偿的电子表格

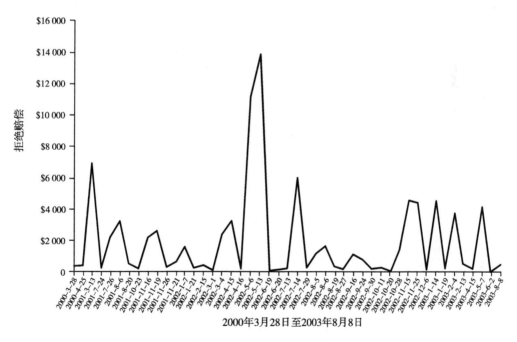

图 7.6　拒绝赔偿的折线图

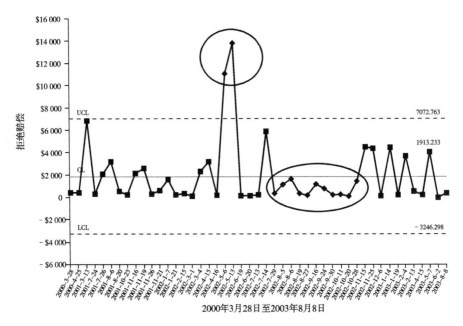

2000年3月28日至2003年8月8日

图 7.7　拒绝赔偿的控制图

因此，控制图将 5 月份的两个点识别为过程失控的信号，但检测到低于平均值的 11 点也是一个信号。使用第一个信号，我们将寻求确定问题的根本原因并纠正该问题。使用第二个信号，我们可能想知道我们通过哪些措施可以降低被拒绝保险赔偿的成本。有时候，这些信号可以捕捉到您做对的事，而非做错的事。

控制图信号

QI 宏统计过程控制（SPC）软件使用计算控制限制和控制图表规则从噪音中分离信号。每一个规则自然应该在 1000 次中只发生 3 次（3 ∶ 1000）。所以当它们出现在 20 ～ 50 个数据点时，它们很可能是一个信号，不是噪音。

一旦 QI 宏软件检测到这些信号中的某一个，它就会通过将这一点变成红色亮点来强调存在这种信号，下一步您需要的就是立即问 5 次"为什么？"，进而确定根本原因并纠正它。

共因变异是一种噪音形式

一个稳定的程序是没有信号的。从点到点的变化仅是日常运作的噪音。当然，如果我们想把保险赔偿支付时间减少到 30 天，我们需要一个改进团队来调查为什么保险赔偿支付时间平均需要 33.3 天。

对噪音过度反应会使事情变得更糟

使用数据快照可以导致管理人员篡改一个稳定的程序。篡改一个稳定的程序会使得它变得不稳定。例如，如果经理在"支付保险赔偿的日期"中对第 26 点做出反应，它可能会导致员工加班去清除积压或其他一些下意识的反应。这可以在短期内减少支付的天数，但也可能导致员工工作倦怠，并导致他们延长赔付时间。

如果一个过程是稳定的，那么您不要乱动它。您可以使用精益六西格玛减少周期时间和变化。那些不使用控制图表的公司会持续表现为大约 3 个西格玛（6%）的错误率。在这个水平上，发现、修复或替换有缺陷的产品或服务需要花费 1/4～1/3 的成本费用。这会造成加班和管理危机。我认为，您也希望可以削减 25%～33% 的成本。但当您做出改进，并提升到四西格玛或五西格玛时，在您的程序中将检测不到失控的信号。如果没有控制图表，您将无法检测到将性能缓慢地恢复到三西格玛时的细微变化。

您只需要在业务的每个方面使用控制图表，且使用时付出的努力再多一点，那么将避免大量的返工和浪费，这可以解放员工并满足客户的需要，并且不需要您再面临紧急状况。

您需要学习如何使用控制图表来检测过程正在移动的信号。您需要使用控制图表来确定是否需要改进，且它们会根据需要启动改进。您需要使用控制图表来监视和维持新的和改进的性能水平。您的患者会很高兴。员工的士气也会随着业绩的提高而提高。您的 CFO 会因降低成本和增加利润感到高兴。从首席执行官到护士长，每个人都能睡个好觉。

现在，您是不是应当将控制图表增添到竞争工具箱中呢？

2. 什么是帕累托图?

帕累托图有助于确定约瑟夫·朱兰所说的"至关重要的少数"事情。它们最常用于管理缺陷或缺陷成本。帕累托图将一个有序的条形图和一个累积线形图（图 7.8）相结合。通常，帕累托图的左边两三个"大面积条块"代表大部分问题。累积线形图告诉我们每个条对整体问题的贡献。

每个"大面积条块"都可以变成一个问题语句，并成为一个鱼骨图的"头"。如果您曾经尝试在 Excel 中创建一个帕累托图表，您就会知道它是多么复杂和耗时。QI 宏可以让它变得简单。

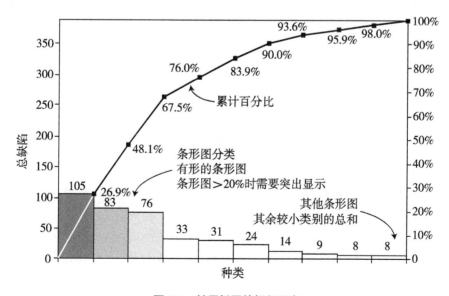

图 7.8　帕累托图的解剖研究

3. 什么是柱状图？

　　柱状图显示了变量数据（图 7.9）的扩散或分散。在医疗保健中，柱状图通常用于周转时间、等待时间和在医院的停留时间。客户的上限（upper specification limits，USL）和下限（lower specification limits，LSL）决定了这个过程是如何满足客户需求的。因为我们使用柱状图来追踪周期，所以很少有下限；0 是基数值。某些事情几乎总会有一个上限：例如，患者进入医院到进行球囊扩张术的时间为 90 分钟。范围之外的度量值则代表不满足客户需求的数据点。

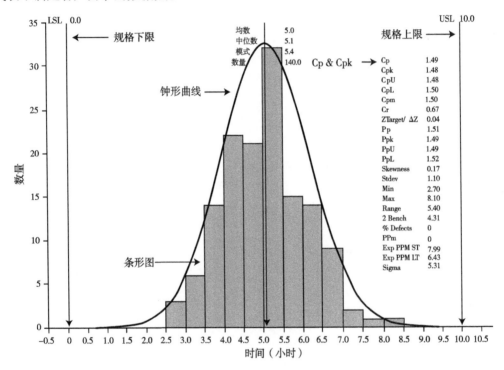

图 7.9　柱状图的剖析

4. 什么是鱼骨图？

　　您可以使用石川图或鱼骨图（图 7.10）分析导致延迟、浪费、返工或成本的根本原因。询问 5 次"为什么？"，来确定其根本原因。鱼骨图包括：
- 源于帕累托图上的"大条块"中经常出现的问题陈述。
- 鱼骨代表了构成问题的重要原因（最常见的过程）。
- 问自己 5 次"为什么"，来确定鱼骨图的骨骼部分。
- 根本原因（环状），它总是链条上的最后一根骨头。

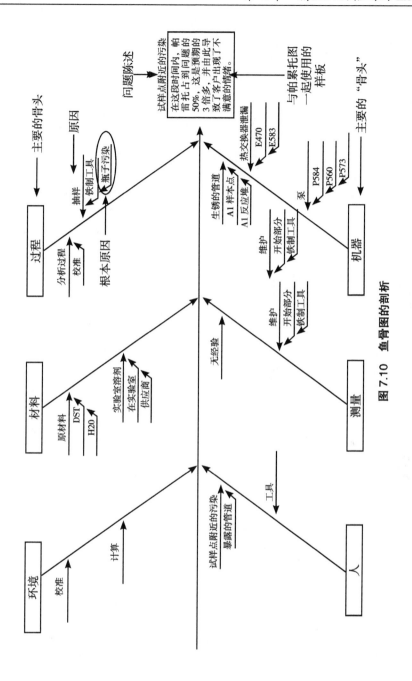

图 7.10　鱼骨图的剖析

5. 什么是对策矩阵?

　　当您完成了根本原因的分析之后,接下来您就该找出减少或消除根本原因的对策了。就像生态杂草防治一样,一种对策可以防止问题在一个过程中生根。一个好的对策不仅消除了根本原因,而且也可以防止其他杂草生长。以下是怎样做(图 7.11):

　　(1)从您的根源分析或鱼骨图中转移问题陈述和根本原因。

　　(2)对于每个根本原因,确定 1 ～ 3 种广泛的对策(应该做什么)。

（3）对每个对策的有效性进行排名（低、中、高）。

（4）确定具体的行动（如何做）来执行每一个对策。

（5）对每个具体行动的可行性（时间、成本）进行排序（低、中或高）。

（6）决定要执行哪些具体的操作。

这些是分析医院所有缺陷、错误、失误和时间延误的关键的工具。

问题陈述：在此期间，主要导致因素占问题的 40%，比预期高出 2 倍。

根本原因	对策 / 提出解决方案	可行性	具体行动	有效性	整体	操作（谁？）	花费（美元 / 阶段）
		3		5	15		
		2		2	4		

http://www.qimacros.com/quality-tools/solution

可行性：1- 低，5- 高
1- 昂贵且难以实现
5- 价格价廉，易于实现

有效性：1- 低，5- 高
1- 有效性欠佳
5- 非常有效

图 7.11　对策矩阵

6. 我们为什么要用 SPC 软件？

这个问题的简短回答是，如果没有 SPC 软件，您就不能进行六西格玛管理。在 1989 年我学习质量改进课程时，我必须手工绘制所有的六西格玛图表。我花了五天时间学习控制图课程，并使用手持计算器计算所有的公式，我还绘制了各种图表。我和大多数同学一样，希望自己可以努力做到准确运算。在课程快结束时，培训师仅仅用了 2 小时讲解图表的含义。工作以后我知道，我没有办法让电话公司的员工手工绘制控制图，而我又不能让我的管理办公室花费 1000 美元购买统计过程控制（statistical process control，SPC）软件，所以我只能自己不断挣扎着前进。

不管您使用 QI 宏还是别的什么，您都需要 SPC 软件来进行六西格玛项目。没有控制图表，您就无法监控改进措施和检测细微的流程改变。没有帕累托图表，您就无法深入到您的数据中去发现需要的突破性改进。没有精益六西格玛模板，您将浪费时间重新创建非标准工具来记录您的改进项目。

为什么要考虑使用 QI 宏软件呢？因为它能将学习曲线从几天缩短到几分钟。请登录 www.qimacros.com/trial/hospitalbook，您可以下载免费的 90 天试用版。在美国，有3000 家医院使用 QI 宏，因此，我讨论它们。

1995 年我离开了电话公司，我开始尝试使用 Excel 来绘制所我所需的精益六西格玛图表。1997 年我的公司推出第一代版本的 QI 宏，自此以后我们一直在更新 QI 宏的版本。1999 年，当联合委员会开始要求医院使用控制图表来追踪核心措施时，医疗保健机构发现了它们。绘制图表是一项繁重的工作，由于 Excel 完成了所有绘制图标工作，所以这有助于帮助我的用户把成本维持在一个足够低的水平。并且虽然我不知道现有的六西格玛软件的工作原理，但该软件易于操作，我也可以使用。

对于精益六西格玛而言，微软 Excel 是一个非常强大的工具，但大多数人甚至不知道如何使用 Excel 的基本功能。如果您认为您是一个 Excel 使用高手，请继续阅读本文，因为我们接下来要讲解如何使用 Excel 中的 QI 宏。如果您不是非常熟悉 Excel，且不知道该如何设置您的数据，使数据易于分析、绘制图表和图形，那么您也会从下面的讨论中收获大量知识。如果您没有自己的 Excel 或 Office 软件，您可以在 ebay.com 或亚马逊上购买到价廉的旧版本。如果您的管理者不给您买一份，您就可以给自己买一份。QI宏与所有的 Excel 版本兼容。

7. Excel QI 宏

QI 宏精益六西格玛 SPC 软件由 4 个主要部分组成：

1. 宏	2. 模板	3. 统计	4. 数据变换
图表向导	仪表板	统计信息向导	数据挖掘向导
控制图	控制图	ANOVA	数据透视表向导
帕累托	鱼骨图	回归	字计数
柱状图	FMEA	样本大小	叠放 / 再叠放
箱线图	价值流图	t 检验、F 检验	
多变量	流程图	卡方检验	

- 它有 40 余种绘制控制图、柱状图、帕累托图等的工具。控制图向导会自动为您选择合适的控制图。
- 它有 100 余种精益六西格玛表单、工具的空白模板，例如，价值流映射、意面图、鱼骨图和控制图（如 XmR 控制图）。它有四种空白的仪表板工具模板，用

于绘制 XmR 图、c 图、np 图、p 图和 u 图（如果使用比率，XmR 指示板是监视所有关键流程指示器的简单方法）。

- 统计工具，例如，方差分析、t 检验、回归分析等。
- 数据转换工具，例如，数据挖掘向导，可以从数据中自动开发整个改进项目。还有数据透视表向导、词频统计，它们可以对自由形式的注释、堆栈和重栈进行文本分析。

8. QI 宏很简单

因为在接触当今为大家所熟悉的点击、鼠标驱动界面之前，我从来没有接触过 SPC 软件的开发，因此，我可以在微型计算机强加的界面设计之外自由地思考。我用鼠标通过"抓取并开始"方法来设计软件，通过这种方法来选择数据，然后点击菜单绘制图表。QI 宏学习和使用起来非常容易：

- 该软件是从头开始开发的，并融合到 Excel 软件中工作，通过使用"抓住它再走"的简单方法，您可以在公司里收到立竿见影的效果：

· 数据防错选择。您的数据可以在连续或分隔的行或列；QI 宏将清理非数值数据，修正偏差，并且像手工选择数据一样进行数据的使用。

· 控制图表向导自动为您选择合适的控制图。

· 控制图仪表盘简化月度报告。

· 数据透视表向导简化分析复杂的交易文件。

· 防错的统计分析。如果数据使用不正确，Excel 可以指出错误或者产生无效结果。

- QI 宏会为您进行所有的数学运算和统计分析。所以您不需要掌握及使用复杂的公式，只需要读懂图表和结果的含义。
- 它有 100 余种简单（只需填写数字）的图表和文档模板。
- 您不需要浪费时间把数据从 Excel 调换或传输到一个单独的程序。QI 宏就在 Excel 里面。

9. QI 宏简介

在精益六西格玛和 SPC 里有大量图表、表格和工具。QI 宏有四个关键要素：宏、模板、数据转换和数据统计。

90% 的常见问题可以使用 XmR 控制图、柱状图、帕累托图和鱼骨图来解决。控制图会帮助您维持改进的效果。您可以使用微软 Excel 和 QI 宏创建这些的所有图表、表格和工具。

安装 QI 宏

如果您需要安装 QI 宏，您只用进行以下操作：

（1）请访问我们的网站 www.qimacros.com/hospitalbook.html 并填写您的电子邮件地址，来下载 QI 宏和免费的精益六西格玛快速参考卡。这也将为您免费申请 QI 宏和精益六西格玛的网上培训课程。

（2）点击 CD 图标下载 QI 宏 90 天的试用版。

（3）双击 QIMacros90day.exe 安装 QI 宏。

（4）当您启动 Excel，QI 宏菜单中会出现在 2007—2016 版本 Excel 的工具栏或者2011—2016 版本麦金塔电脑 Excel 功能区菜单。

（5）如果您有任何问题，请访问 www.qimacros.com/techsupport.html。

样本测试数据

Excel QI 宏将试验测试数据安装在电脑的"我的文档 /QI 宏测试数据（My Documents/QI Macros Test Data）"路径。您可以利用 Healthcare SPC.xlsx 文件里面的这些数据进行图表练习，并在开始分析自己的数据之前确定格式化数据的最佳方法。

使用 QI 宏菜单创建图表

在创建图表时，QI 宏有两种不同的方式可以使用：

（1）选择数据，然后从菜单运行 QI 宏。如果您想从菜单中使用 QI 宏来创建一个图表，您只需用鼠标选择待绘图的数据，然后使用 QI 宏菜单（图 7.12），选择您想要创建的图表。QI 宏会完成数学运算等，然后为您绘制出图形。

（2）或者您可以使用填空式空白图表模板。

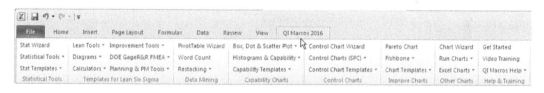

图 7.12 QI 宏菜单

创建一个控制图

（1）打开一个工作簿（例如，Healthcare SPC.xlsx，其中有绘制控制图和帕累托图所需的医疗保健数据的工作表）。

（2）选择待绘图的标签和数据（例如，XmR 数据——每 1000 例住院患者中跌倒的数量）。点击左上角的单元格，拖动鼠标选中右侧单元格。

（3）从 QI 宏菜单中选择控制图表向导。Excel 将开始绘图。填写图形标题，以及合适的 x 轴和 y 轴的标题。

（4）若需要在图表的任一部分添加文本，只需点击空白处，然后输入文字。再用鼠标点击和拖动文本到所需的位置。要改变标题或标签，只需点击即可进行更改。在工作表中可以用同样的方式更改其他工作表。

（5）要更改坐标轴的刻度，双击坐标轴。选择"刻度（Scale）"，并输入新的最小值、最大值，并勾选增量。

（6）要改变图形任一部分的颜色，双击该项目，会出现一个样式窗口（图7.13）。选择"字体（Font）"可以更改文本颜色；选择"线（Line）"，可以改变线的颜色和样式；选择"标记（Marker）"，可以改变前景颜色和背景颜色。绘制显示"缺陷"或"延迟"的线图是解决问题关键的第一步。

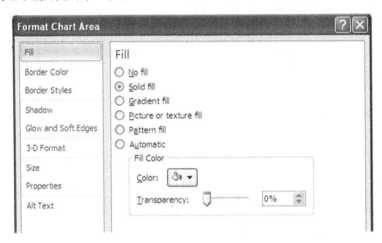

图7.13　Excel图表的模式窗口

（7）要更改图形上任一线条的样式，双击该线条即可，线条的制式窗口（图7.14）会显示出来。更改线条样式、颜色和粗度均在这个窗口执行。当您完成后，单击"确定"。对图形进行修改，使之更易于阅读。

（8）要更改图形类型时，右键单击图表并选择"图表类型"。单击所需的图形类型，然后单击"确定"。

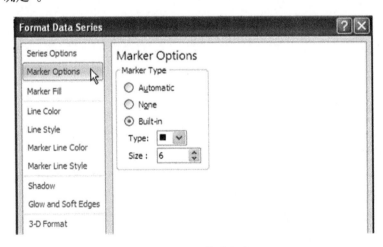

图7.14　Excel格式行窗口

填空式模板

除了菜单上列出的图表外，QI宏还包含80余种填空式空白模板。如果您想要获得这些模板，选择QI宏菜单上的"填空式模板"（图7.15）。

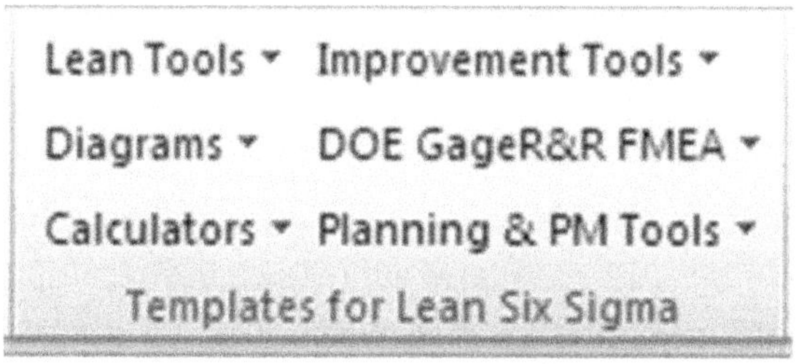

Lean Tools ▼　Improvement Tools ▼

Diagrams ▼　DOE GageR&R FMEA ▼

Calculators ▼　Planning & PM Tools ▼

Templates for Lean Six Sigma

图 7.15　QI 宏填空式模板菜单

　　每个模板都是为便于使用而设计的。绘制流程图和鱼骨图需要用 Excel 的绘图工具栏。要查看 Excel 的绘图工具栏，您可以在 2007—2016 版本 Excel 中选择"插入 – 形状"。

　　使用模板创建控制图。为了监测和控制绩效，医院会希望每个月将数据添加到图表。为简化这个过程，QI 宏包含各种控制图模板。您只需要剪切和粘贴数据，或将数据直接输入黄色区域。在您输入数据时控制图将自动填充。

　　如果您有新的人员（如在护士站）需要输入数据，或者您没有足够的数据来运行宏（您处在刚刚开始收集数据的阶段），那么这些模板可以帮到您。使用模板创建一个图表，请点击 QI 宏菜单，选择"填空式模板"。点击您要使用的模板（例如，"SPC 图表 –g 图"）（图 7.16）。

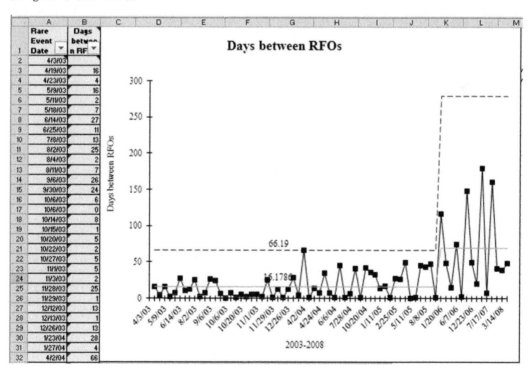

图 7.16　QI 宏 g 图模板

　　大多数的模板输入区域开始于 A 列（图 7.16）。您可以把您的数据直接输进模板上的黄色单元格，或者从另外一个 Excel 电子表格中剪切数据，然后将剪切的数据粘贴过来。当您输入数据时，图表将在右侧绘制。X 图表模板也显示柱状图、概率图及散点图。

在模板创建一个图表后，运行稳定性分析。您需要使用控制图模板在创建图表后运行稳定性分析，单击图表（在图角处将出现深框），单击 QI 宏菜单（图 7.17），然后选择"分析稳定性。"

选择指定的数据点。每个模板默认为 50 个数据点。如果您的数据点少于 50 个，并且您希望只显示这些数据点，在 B1 单元格点击箭头，会弹出一个菜单（图 7.18）。选择非空白选项，那么软件将只会用这些数据点进行绘制。

除了控制图，还有 Cp 和 Cpk 模板的柱状图、预控图、概率图、帕累托图等。控制图的仪表盘有一个数据工作表，其中有多达 120 种测量。数据输入后，点击"创建仪表板"按钮，将创建一个列出所有图表的单页。每个月，您只需将数据添加到工作表，然后点击"更新图表"，软件即可更新所有的图表。

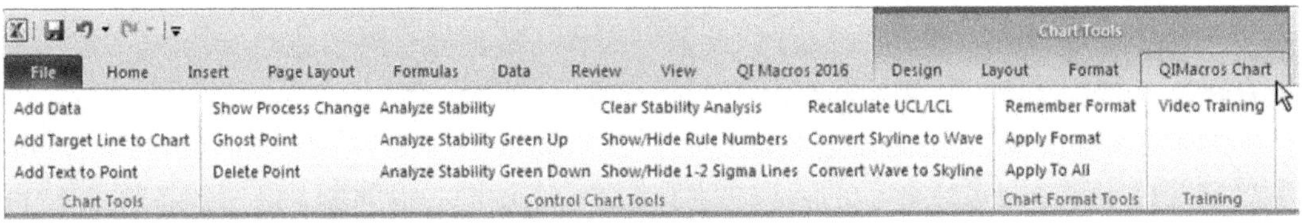

图 7.17　QI 宏图表菜单

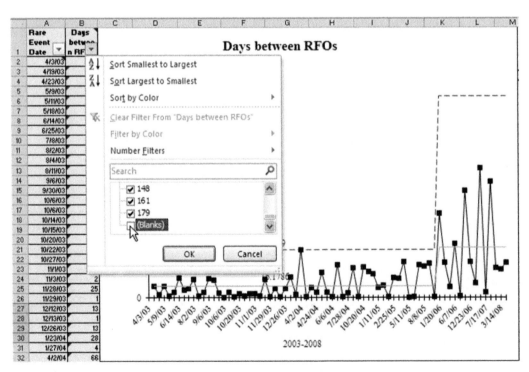

图 7.18　消除 QI 宏模板中的空白

有些模板可用于质量改进工作。您将在 QI 宏发现其他模板，举例如下。

■ 使用平衡计分卡、树形图，客户意见矩阵或成本 – 质量模板来突出您改进工作中的重点部分。

■ 使用帕累托图、鱼骨图、对策矩阵减少缺陷。

- 用价值流图、流程图、增值流分析、时间追踪和节拍时间模板等来减少延迟。
- 使用控制图和柱状图减少变异性。
- 使用压力 R & R 模板减少测量误差。
- 使用故障模式和效果分析（failure modes and effects analysis，FMEA）、QFD 质量屋、Pugh 概念选择矩阵，以及实验设计来设计精益六西格玛。
- 使用 Gantt 图、行动计划、投资回报（return-on-investment，ROI）计算器来实施项目管理和规划。

把您所有的 QI 事件放在一个工作簿内

QI 宏是一个集所有功能于一身的工具包，它用于精益六西格玛管理，您可以把您的整个改进计划放在一个工作簿中，这样您只需添加工作表单。比方说，您已经在一个工作簿创建了控制图和帕累托图。您需要从"填空式模板"选择"石川图/鱼骨图"，然后只需要右击工作表名称，并选择"移动"或"复制工作表"，将模板迁入现有的工作簿。将所有的 QI 事宜放在一个位置，这是一个极佳的方式。

数据转换

将数据表从一个尺寸转换为另一种尺寸。有时数据必须进行重组或汇总才可以进行绘制。当您的仪表或数据库给您一列代表几个样本数据时，您会怎么做（图 7.19）？您怎么进行数据转换，才能绘制 XbarR 图或其他图表呢？

	A	B
1	**Drug**	**Diffrate**
2	Drug 1	8
3	Drug 1	4
4	Drug 1	0
5	Drug 1	14
6	Drug 1	10
7	Drug 1	6
8	Drug 2	10
9	Drug 2	8
10	Drug 2	6
11	Drug 2	4
12	Drug 2	2
13	Drug 2	0
14	Drug 3	8
15	Drug 3	6
16	Drug 3	4
17	Drug 3	15
18	Drug 3	12
19	Drug 3	9

图 7.19　单列数据

（1）选中单列数据。

（2）单击"数据转换 – 堆叠/重新堆叠"来选择各种工具，包括重新堆叠矩阵。

（3）输入列数（例如，5），然后单击"确定"。宏会把您的数据转换为五列或者您输入的行数。例如，如果您有18个数据点，您输入6，您会得到6列3排数据。

使用数据透视表汇总数据。QI宏可以绘制图形，但是它不能汇总您的数据，因为QI宏无法了解您的心思。但是，您可以使用Excel中的数据透视表功能对数据进行多种方式的汇总。例如，如果您有一系列计算机系统或机器的代码报告，在绘制图表之前，您首先需要对数据进行汇总。选择原始数据，并转到Excel的菜单栏，选择"数据 – 透视表（Data—PivotTable）。"只需要认真琢磨琢磨，您就可学会如何以您希望的方式总结您的数据。

使用QI宏可轻易创建数据透视表、控制图和大量帕累托图。在表单中只需用鼠标（和Alt键）选择工作表中的两个标题 – 日期和美元、日期和缺陷或任何您感兴趣的两列标题。然后运行"数据转换 – 数据透视表向导"。它将分析您的数据并为您创造数据透视图标和所有的图表。

或者您可以使用QI宏创建数据透视表。只需使用鼠标（和Alt键）在表单中选择最多4个标题。然后运行"数据转换 – 数据透视表向导"（图7.20）。向导将预测如何将选入数据透视表中的数据进行最好的排列。

或者，在Excel中，您可以进行以下几种操作。

（1）选择待汇总的标签和数据（图7.21），在这个示例中，我们根据日期、机构和区域来排序"否认收费"。每当有事件发生时，大量计算机系统会产生一个代码或测量数据。这些数据通常需要总结，以简化分析。

（2）在本地Excel中，选择"插入数据透视表"（2007—2016版本的Excel）。点击"完成"，得到的结果如图7.22所示。

（3）点击、按住并拖动数据标签到数据透视表的相应区域，然后您可以获得您想要的结论（图7.22）。

- 页字段（page fields）：大类别时使用页字段（例如，供应商代码、公司机构）。
- 左侧栏：通过日期和类别来概括时，使用左侧栏。
- 最上面一排（top row）：对子类别汇总时使用最上面一排。
- 中心部分：进行计数、求和或平均时，使用中心的下拉字段。

	A	B	C	D	E	F	G	H	I	J	K
1	Region	POST DATE	ENT	ADM DATE	DIS DATE	AS	COS	FC	IN1	PT	DENIED CHARGES
2	North	6/27/03	Hosp1	2/13/03	1/1/00	OL		X	AEH	O	543.07
3	South	12/24/02	Hosp2	7/13/02	1/1/00	OL		X	BCP	E	215.4
4	South	2/25/03	Hosp2	12/6/02	1/1/00			X	CGH	O	157.92
5	South	5/23/03	Hosp3	10/20/02	1/1/00	OL		X	MAH	O	90.73
6	North	7/15/03	Hosp1	5/7/03	1/1/00	AP		X	HEH	O	4103.78
7	North	11/5/03	Hosp4	8/6/01	1/1/00	OL		F	PTB	E	3224.83
8	North	11/20/02	Hosp5	4/15/02	1/1/00	OL		F	PTB	O	3291.76
9	North	11/27/02	Hosp1	5/13/02	1/1/00	OL		F	PTB	O	13 845.9
10	North	11/27/02	Hosp4	9/16/02	1/1/00			F	PTB	O	1151

图 7.20　透视表中的数据

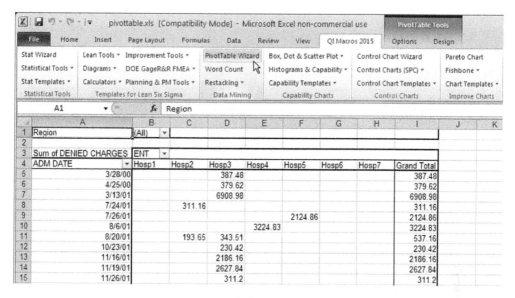

图 7.21　数据透视表的结果

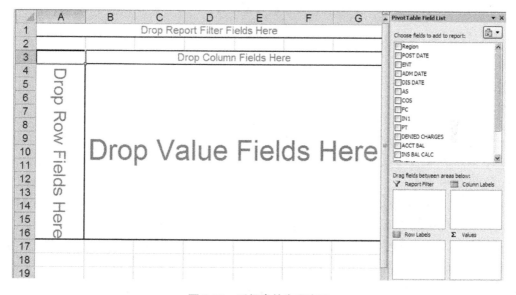

图 7.22　透视表的布局窗口

（4）要更改数据汇总方式时，您可以使用数据透视表向导或双击顶部左侧单元格。您可在谷歌搜索"Excel 数据透视表"来获取在线教程。

（5）选择标签和汇总，并使用汇总数据绘制图表。

使用方差分析和其他分析工具

大部分六西格玛黑带会对数据进行更详细的分析，进而确定变异性。方差分析（Analysis of variance，ANOVA）的目的是了解数据围绕平均值是如何分布的。

在本地 Excel 进行方差分析，您必须安装具有 Excel 的数据分析工具库。进入"Excel 选项 – 加载项 – 管理 Excel 加载项"，并勾选"分析工具库"（图 7.23）。Excel 将运行这些工具或要求您去安装。若要检查是否已经安装，点击"工具 – 数据分析"查看。如果您在工具菜单中看不到"数据分析"选项，则是未安装统计分析工具。

(1)选中待分析的数据。这些数据必须按列组织。

(2)从 QI 宏下拉菜单中选择"方差分析和其他分析工具。"

(3)单击相应的分析工具（方差分析、回归分析、F 检验、t 检验等）。

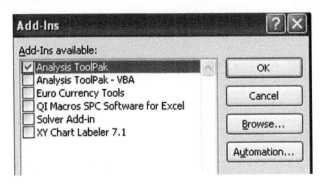

图 7.23　打开数据分析工具包

请查看每个工具的示例测试数据示例，并通过路径 C:\qimacros\testdata 在您的计算机上进行测试。

10. 精益六西格玛的有力工具

从这些示例中，您可以发现，Excel 和 QI 宏是简化精益六西格玛的有力工具。通过将数据导入到 Excel，用数据透视表汇总数据，并使用 QI 宏作图，您可以加速自己前往六西格玛的旅程。

(1)QI 宏能够使您具有选择数据和立即绘制所有关键图表的能力：绘制出用于解决问题的帕累托图表和鱼骨图，以及用于减少变异性的柱状图和控制图。

(2)QI 宏的模板为您提供了填空式模板，简化了控制图、帕累托图、鱼骨图、流程图和价值流图的绘制。

(3)QI 宏方差分析和其他分析工具会让您轻松使用 Excel 的统计工具等。

(4)控制图的仪表盘可以简化每月报告。

(5)数据转换工具有助于帮助重新组织数据或者把它们放到数据透视表中。

您应当开始使用 Excel 和 QI 宏来整理分析数据、绘制图表，这样您就可以寻找改进的机会。

11. 分析隐藏在故障报告系统的客户服务数据

在服务行业，如果您想要获得突破性改进，那么您就需要收集大量信息，这些信息可能会隐藏在故障报告系统里。呼叫中心的工作人员经常想要统计客户投诉，并进行分类，包括客户问题的有关谈话内容。遗憾的是，大多数信息系统预定义的类别不灵活，且很少能体现出顾客投诉的本质。某些客户已经在一个呼叫队列中等待了数分钟，他们有足够的时间再多想出几个要询问的问题，而非只询问一个问题。

在这些情况下，分析这些客户的交互信息应从形式多样的备注入手，而非只关注方便使用的类别。备注收集到的信息总是会比在预定义类别里的信息更准确。我们如何分析短语和缩写的丰富内涵呢？答案在微软 Excel 中。

使用微软 Excel 导入文本

使用 Excel 分析文本，首先您必须将数据导入到 Excel 中。为此，您需要将故障报告中的客户账户和备注信息导出到您的 PC 端或局域网中。

为了简化更深入的分析，您可以从客户账户中获取一些备注信息，这些备注信息是很有用的。例如，在电话公司有客户的电话号码，可以让您挖掘到客户的通话记录，然后做进一步分析。

使用 Excel，选择"文件 – 打开"，选择"文件类型：所有文件"，并打开文本文件。Excel 的导入向导会指导您完成数据导入。文本数据可以是分隔的，这意味着它包含标签、逗号或者分割域的其他字符；它也可以是固定宽度，固定宽度意味着该数据具有一致的长度。

Excel 存储在单元格的字符最大数量是 255，所以，为了适应单元格，应编辑大于 255 字符的文本，来适应它。我们可以使用多个单元格来存储整个备注信息。Excel 每个工作表中允许最多导入约 65 000 行。

使用 Excel 分析文本

呼叫中心经常收集到改进所必需的重要信息。工作人员可以在导入文本文件中搜索呼叫中心的备注意见，这种操作非常简单。在 QI 宏中，选中填充文字的单元格（图 7.24），选择"数据挖掘 – 词频统计"，QI 宏将句子解析为单字、双字的短语，然后您再应用数据透视表，创建一个最常用的词或短语的列表（图 7.25）。即使客服人员使用了不同的单词、短语或首字母缩写词，这种方法通常也能帮助您找出最常见的问题。在处理样本数据时，您可以先查看 QI 宏测试数据中的 crosstab.xls，然后点击"调频统计"表单。

在这个示例中，拒绝赔偿时最常用的短语是"Dup DOS"，它是指服务的日期重复。注意有多少短语与这句话表现一样的意思："访问一样""多次访问""多次重复"。这意味着我们有一个"服务的日期重复"的问题，这是一个值得进行改进的项目。

	A
1	MEMOTEXT – Wordcount
2	DA REJECT – DUP DOS (MULTIPLE VISITS SAME DAY). CLD AND TT SHELLY ATAETNAWAS TOLD THAT THIS SHOULD BE INCLUDED IN THE SURGERYCHARGES. E-MAILED GARY S TO SEE IF THIS ISCORRECT. THE SURGERY ACCT IS IN MC STATUS. CATHY X266
3	DANIEL FROM DAVIS WIRE 0 CALLED TOSAY THEY RECVD A W/C CLAIM FORTHIS PT AND THEY ARE NOT ASSOCIATED WITH DAVIS WIRE IN THATREGARD...THE INS INFO IS INCORRECT..WILL DELETE AND REFER TO WC FOLLOWUP.. ADAVIS

4	DA REJECT– DUP DOS (MULTIPLE VISITS SAME DAY).
5	DA REJECT – DUP DOS (MULTIPLE VISITS SAME DAY) RECEIVED FROM,AILHANDLERS EOB THAT THEY WILL NOT PAY CLAIM CALLED T KATHY/ SHESTATED CLAIM NOT PAID BECAUSE THEY RECEIVCED 2CLAIMS FROM US WITH SAME DOS/ NON WERE MARKED CORR
6	DA REJECT – DUP DOS (MULTIPLE VISITS SAMEDAY).RCVD EMAIL BACKFROM ED THERE WERE 2 ORDERS PLACE FOR CTS VISIT 002 AT 1607 AND THESECOND ONE FOR 003 WAS WHILE PT WAS INPT AT 0509 SENDING ACCT TO APPEAL S DEPT FOR APPEALERIC
7	DA REJECT – DUP DOS. REQ FROM FLO THE UP so I CAN REKEY AND CALL FOR DUP OVERRIDE. CLAIM HAS SEVERALDUPS. SANDI 26029
8	DA REJECT – DUP DOS. MEDCR DENIED FOR DUP. REQFROMFLO AUB SO I CAN REKEY AND CALL FOR A DUP OVERRIDE. SANDI 26029
9	DA REJECT– DUP DOS (MULTIPLE VISITS SAME DAY). DELETED FRM MUO AS AUDIT REQ'D REBILL. CSCHMIDT 22984
10	DA REJECT– DUP DOS (MULTIPLE VISITS SAME DAY). DELTED CLM THAT WAS DENIED IN OCTOBER OFF MUO SUSPENCE. CSCHMIDT 22984

图 7.24 呼叫中心的评论

	A	B	C	D	E
1	Count of Word			Count of Two–Word Phrases	
2	Word	Total		Two–Word Phrases	Total
3	dup	11		reject dup	8
4	dos	9		dup dos	8
5	reject	8		da reject	8
6	da	8		visits same	6
7	same	7		multiple visits	6
8	visits	6		dos multiple	6
9	multiple	6		same day	5

图 7.25 对评论字数的统计

使用 Excel 的 COUNTIF 函数

本地 Excel 有一个 COUNTIF 函数，您可以用它来计算区域中满足给定条件的单元格的个数。COUNTIF 函数的公式是：

=COUNTIF(CellRange, "criteria")

其中 Range 是指进行计数的单元格范围。如果输入的文本只有一列，它就可能是 $A$3:$A$2154。或者，如果文本字段长度超过 255:$A$3:$C$2154，则可以包含多个列。

指定范围后，真正的关键是要创建设定匹配单元格的关键字和短语组成的标准。为此，您需要使用 Excel 的通配符：星号（*）。为了找到相匹配的包含关键字的单元格，您需要在 COUNTIF 语句的标准部分寻找所有前面有星号（*）、关键字和所有后面有星号（*）的部分。在 COUNTIF 语句表示这一意思的最简单的方法是：

=COUNTIF(CellRange, "=*keyword*")

为了使之易于更改，我们可考虑将关键词本身放在一个单元格，在公式中包括这个单元格。其计算公式是：

$$=COUNTIF(\$A\$1:\$A\$2154"=*" \& B1 \& "*")$$

这将从上面的单元格中提取关键字，从而更易于更改和测试不同的关键字。获得正确的关键字可以使所得到的数据更准确。

使用数据图

当您已经从所有备注意见中找出数据时，您就可以用帕累托图来检查某些类型的客户投诉的频率。您可能需要进一步收集某些特定客户的记录，以确定这些投诉产生的根本原因，并找出在过程中防错的方法，防止投诉再次发生。

12. 在 Excel 中建立您的数据

您设置数据的方式会影响分析的难易程度。使用 Excel 工作表，您可以创建适用于所有图表的标签和数据点，其中包括控制图、帕累托图、柱状图或散点图。图 7.26 展示的是一个工作表。

	A	B	C	D	E
1	Month	Falls/1000 Patient Days		Total Patient Falls	Total Patient Days
2	Jan-04	3.6		17	4658
3	Feb-04	4.5		22	4909
4	Mar-04	4.7		23	4886
5	Apr-04	6.0		30	4970
6	May-04	4.6		22	4780
7	Jun-04	3.6		18	4973
8	Jul-04	7.6		44	5762
9	Aug-04	7.7		42	5441
10	Sep-04	5.6		33	5893

图 7.26　在 Excel 中的格式化数据

准备数据

数据格式。其他精益六西格玛软件包会让您将您的 Excel 数据转移到特殊的表格中去，但 QI 宏不会这样做。使用 QI 宏，您只需要把您的数据放在一个标准的 Excel 工作表中。数据最简单的格式通常是一列标签和一或多列的数据，但数据还可以按行来写（如果您安装了 QI 宏，请参阅 C:\qimacros\testdata，查看每个图表的样本数据示例）。

您将数据放在电子表格中之后，您需要选择这些数据来创建图表。使用鼠标，突出（即点击鼠标左键并向上或向下拖动它来选择）待绘图的数据，运行相应的宏，Excel 会进行数学运算并绘制图形。

选择数据的小提示

- 单击并拖动鼠标来选择数据。
- 当您需要突出不相邻的单元格（图 7.27）时，点击左上角的单元格并向下拖动鼠标，来包含第一行或列中的单元格。然后按住 Ctrl 键同时单击并突出其他行或列。
- 您也可以使用水平行中的数据（图 7.28），但在 Excel 中显示数据时，水平行并不是一种好的格式。虽然大多数人倾向于把数据放在水平列中，模仿日历的格式，但是这样做会使 Excel 中的分析工具很难使用。只要有可能，请把您的数据按列排放，而非按行排放。

	A	B	C	D	E
1	Month	Falls/1000 Patient Days		Total Patient Falls	Total Patient Days
2	Jan-04	3.6		17	4658
3	Feb-04	4.5		22	4909
4	Mar-04	4.7		23	4886
5	Apr-04	6.0		30	4970
6	May-04	4.6		22	4780
7	Jun-04	3.6		18	4973
8	Jul-04	7.6		44	5762
9	Aug-04	7.7		42	5441
10	Sep-04	5.6		33	5893

图 7.27　选择不相邻的单元格

	A	B	C	D	E	F	G	H	I	J	K	L	M
1	Month	J	F	M	A	M	J	J	A	S	O	N	D
2	Patient Satisfaction %	82	79	84	82	92	80	94	78	83	84	92	84

图 7.28　水平数据

- 数字数据和小数精度。在 Excel 格式中，大多数数字格式为"通用"，而非"数值"。如果您不指定数据格式，Excel 将为您选择一个格式。为了获得理想的精度，用鼠标选中您的数据，选择"格式 – 单元格 – 数字"，并指定小数的位数。
- 不要选择整列（65 000⁺ 数据点）或整行（255 个数据点），只选中您想要绘制图形的数据和相关标签的单元格。
- 当您选中想要绘制图形的数据，您也可以选中相关的标签（例如，一月、二月、三月）。QI 宏通常会使用标签来作为图表的一部分（例如，标题、轴名称或图例）。您在输入数据时一定要遵循这些规则。您只能选择一行和一列的标签。否则，QI 宏会将多出来的行作为数字处理。

人们常把标题放到多个单元格里。如果您想把标题放在一个单元格，右键单击该单元格，选择"格式 – 单元格"，点击"对齐"，然后单击"自动换行"按钮。Excel 会将文本自动换行。

人们也可以通过合并单元格来使标题跨越多列。合并单元格会使得在 Excel 中的一切都复杂化。有没有一个简单的办法？您可以使用"格式 – 单元格"，并居中。

- 标签应设置为文本格式。如果标签是数字（例如，1、2、3），则需要您将其转换为文本，以便 Excel 不将其当作您数据的一部分。为此，您需要把文字放在他们面前。例如，样本 1（Sample1）、S1、Lot1 和 L1。如果您只想显示 1，那么您就需要把一个单引号（'）放在每个数字前面，这样可以将其从数据改变为文本（例如，'1、'2、'3 等）。
- 数据设置为数字格式。您的数据必须是数字和数字格式，以便宏来执行必要的计算。
- 选择列的正确数量。每个图表需要一定数目的列，数据才能正常运行。例如：
  · 一列：帕累托图、饼状图、c 图、np 图、XmR 图。
  · 一列或多列：线图、运行、条状图、柱状图。
  · 两列：散点图、u 图、p 图。
  · 两列或多列：箱线图、多变量图、XbarR 和 XbarS。
- 注意隐藏的行或列。如果选择列 A：F，而 B 列和 C 列是隐藏的，QI 宏将使用这五列，包括隐藏列的数据。您可以使用 Ctrl 键选择不相邻的列。

13. 六西格玛数据的收集和测量

六西格玛的 DMAIC 有一个早期的测量步骤。虽然大多数公司有大量的数据，但是人们还是可以发现一些他们本应追踪却没有追踪的事项。然后，他们认为必须建立一个完整的系统来收集测量结果。这种想法是错误的。除非您收集了一段时间的数据，否则您无从知晓测量是否有用。与其等待一个完善的测量系统出现，不如从今天开始使用一些简单的工具，即检查表或错误记录本。

在与一个团队研究六西格玛软件"简易 30 程序"时，我使用了这种类型的检查表。他们发现了原因，我把原因写下来，并在每次发生时记录次数。到第三十个数据点，一个帕累托模式显现了出来，指出了问题最常见的（即根本）原因。

检查表的数据采集

没有什么能比使用检查表采集数据更简单的了。QI 宏的改进工具里有模板，它可以帮助您入门（图 7.29）。您只需把它打印出来，然后开始写就可以了。写什么呢？

在 A 列，写下您检测到的任意缺陷、问题或症状的第一个实例。例如，如果有人打电话给我们寻求支持，他们有一个对 p 图不理解的问题，那么我们就在 A3 写"p 图"，并在那一天（例如，星期一）画一条竖线。然后随着本周时间的推移，我们继续把增加的缺陷、问题或症状添加到检查表。在本周结束时，我们将得到一张咨询电话数据表（图 7.30）。

	A	B	C	D	E	F	G	H
1		周						
2	缺陷 / 问题 / 症状	周一	周二	周三	周四	周五	周六	合计
3	延迟							0
4	错过预约安排							0
5								0
6	缺陷							0
7	错误							0
8								0
9	重复修复							0
10								0
11	总计	0	0	0	0	0	0	0

图 7.29　QI 宏检查清单

	A	B	C	D
1				
2	缺陷 / 问题 / 症状	M	Tu	W
3	服务日期重复	𝍸𝍸 ∣∣∣∣	𝍸𝍸 𝍸𝍸 ∣	𝍸𝍸 𝍸𝍸
4	无授权	∣∣∣	∣∣	∣∣∣∣

图 7.30　拒绝赔偿的核对表

您只需要记录呼叫的次数，那么大部分呼叫咨询的问题就会显现出来了。提示：您可以使用帕累托图（图 7.31）来显示大部分常见的咨询电话。

明白了吧？您可以使用检查表来还原您的数据收集工作。循环收集，直到您开始明白真正需要用什么来做出改进。您解决某一紧迫问题所需要的可能正是一系列的检查表。如果需要的话，您可以应用一个测量系统来随着时间收集数据。

所以，不要等待一个万能的全方位的测量系统来提供数据，这是不会发生的。而且我常常发现，这种观点仅仅是逃避实施改进的一个借口（我不能实施计划，因为我没有我所需要的测量系统）。

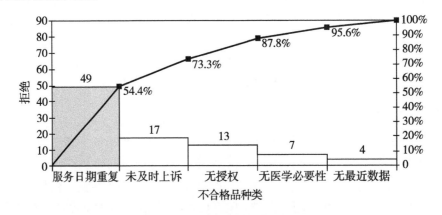

图 7.31　拒绝索赔的帕累托图

您有没有等待了很久，却还没有开始的可测量的改进（即使您的数据收集工具仅仅是一个简单的检查表）？或者您还会让金钱继续从您的指间悄悄溜走吗？您所需要的只是一个检查表和一支笔。行动起来吧。

收集错误日志数据

收集数据的另一种方式是使用错误日志。在 Excel 中，只需打开一个新的工作簿，为每个数据类别输入标题（图 7.32）。例如，这个实例中，我们使用这种方法收集一家医院拒绝收费问题。我们为每项被拒费用添加一行。用不了多长时间就会出现一个模式：因服务日期重复（duplicate day of service，DOS）而拒绝的收费。改进小组应该能够轻易地解决这个问题。

有时，这些错误日志会变得复杂一点。为了获得有用的数据，您会需要一个具有防错功能的数据收集方式。

	A	B	C	D	E	F	G	H	I	J	K	L	M	N	
1	地区	邮寄日期	医疗机构	入院日期	出院日期	AS	COS	FC	AEH	PT	被拒收费	ACCT BAL	INS BAL CALC	备忘录	DESC
2	北部	2003-6-27	Hosp1	2003-2-13	2000-1-1	OL		X	BCP	O	543.07	543.07			拒绝 – DUP DOS
3	南部	2002-12-24	Hosp2	2002-7-13	2000-1-1	OL		X	CGH	E	215.92	215.4	215.4	DA	拒绝 – DUP DOS
4	南部	2003-2-25	Hosp2	2002-12-6	2000-1-1			X	MAH	O	90.73	157.92	157.92	DA	拒绝 – DUP DOS
5	南部	2003-5-23	Hosp3	2002-10-20	2000-1-1	OL		X	HEH	O	4103.78	55.83	55.83	DA	拒绝 – DUP DOS
6	北部	2003-7-15	Hosp1	2003-5-7	2000-1-1	AP		X	PTB	O	4103.78	4103.78	4103.78	DA	拒绝 – DUP DOS
7	北部	2002-11-5	Hosp4	2001-8-6	2000-1-1	OL		F	PTB	E	3224.83	3224.83	3224.83	DA	拒绝 – DUP DOS
8	北部	2002-11-20	Hosp5	2002-4-15	2000-1-1	OL		F	PTB	O	3291.76	3291.76	3291.76	DA	拒绝 – DUP DOS
9	北部	2002-11-27	Hosp1	2002-5-13	2000-1-1	OL		F	PTB	O	13 845.9	13 845.9	13 845.9	DA	拒绝 – DUP DOS
10	北部	2002-11-27	Hosp4	2002-9-16	2000-1-1			F	PTB	O	1151	1151	1151	DA	拒绝 – DUP DOS
11	北部	2002-12-11	Hosp6	2002-9-24	2000-1-1			C	OT1	O	797	797	797	DA	拒绝 – DUP DOS
12	北部	2003-6-18	Hosp7	2003-4-15	2000-1-1			F	PTB	O	215	215	215	DA	拒绝 – DUP DOS
13	北部	2003-8-29	Hosp5	2001-7-26	2000-1-1	OL		F	PTB	O	2124.86	1716.66	1716.66	DA	拒绝 – DUP DOS
14	北部	2003-8-29	Hosp4	2003-6-2	2000-1-1			F	PTB	O	12	12	12	DA	拒绝 – DUP DOS
15	北部	2003-9-5	Hosp6	2003-8-8	2000-1-1			F	PTB	O	304	304	304	DA	拒绝 – DUP DOS
16	北部	2003-9-5	Hosp6	2003-8-8	2000-1-1			F	PTB	O	89	89	89	DA	拒绝 – DUP DOS
17	北部	2003-9-5	Hosp6	2003-8-8	2000-1-1			F	PTB	O	89	89	89	DA	拒绝 – DUP DOS
18	北部	2003-9-11	Hosp6	2003-2-4	2000-1-1	OL		F	PTB	O	3728	361	361	DA	拒绝 – DUP DOS

图 7.32 拒绝赔偿的错误日志

14. 数据收集防错系统

人们使用 Excel 创建采集各类数据的表格：考勤表、记分卡，甚至是小型的数据库。遗憾的是，当他们试图使用数据透视表分析数据时，他们很快就发现，人类是非常有创意的拼写者。一家医院系统将"医保（Medicare）"这个词拼写为各种缩写词：MDCR、Medcr、Medicr 等，这使得很难进行任何数据分析或挖掘，相反需要大量的整理工作。Excel 中"数据验证有效性"验证功能可以消除这种混乱。

使用 Excel 进行数据有效性验证

医院希望使用 QI 宏缺陷追踪工具来追踪患者的伤害情况（图 7.33）。我们想知道伤害发生的时间、地点、伤害的类型、伤害的程度，以及对事件的描述。正如您所见，如果让记录事件的人心血来潮，那么如果不进行大量整理，就很难对数据进行分析。

	A	B	C	D	E
1	2015–1–1	急诊室			
2	2020–12–31	实验室			
3		ICU			
4		放射科	临时		
5		西区单元 2	需要住院治疗		
6		东区单元 2	永久性伤害	相近差错	
7		西区单元 3	需要补救的措施	不良事件	
8		东区单元 3	死亡	零概率事件	
9	日期	位置	患者的伤害类别	水平	描述
10	2015–12–28	西区单元 3	需要补救的措施	相近差错	快速反应小组
11					

图 7.33　患者伤害追踪

医院如何确保输入数据的人输入正确？答案是 Excel 的数据验证。您只需要选择单元格的列，然后为这些单元格指定格式和内容。在 Excel 2007—2016 中，单击"数据"选项卡，选择"数据有效性"（图 7.34）。

Excel 将弹出一个菜单，其中有多种选择：整数、小数、日期、时间、文字长度、列表或自定义（图 7.35）。医院应当使用数据输入表单防错系统了。

当您要整理日期时，Excel 中的数据有效性可以要求特定的格式，在本例中，是单元格 A1：A2 中两个值之间的日期。只需选择单元格 A10：A100，选择"数据有效性"，并指定标准（图 7.36）。如果旅行代理商试图输入不正确的日期，Excel 会告诉他或她它是无效的（图 7.37）。

选择 B10：B100（位置），选择"列表"，在 B1：B8（图 7.38）单元格中选择医院单位。Excel 将使用列表作为 B 列中每个条目的验证标准。如果有人试图输入错误的位置，Excel 将提示错误。

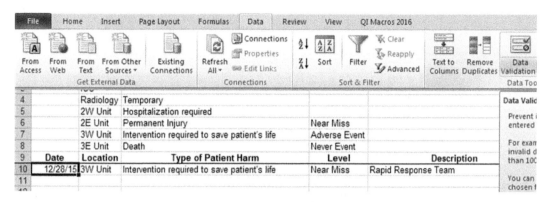

图 7.34　Excel 数据验证

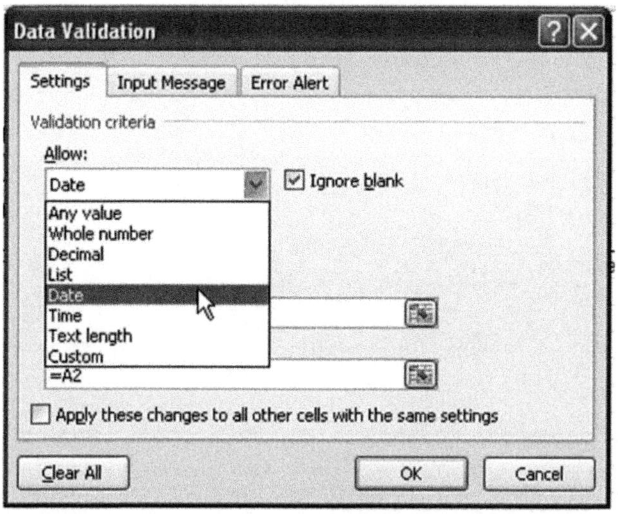

图 7.35　"数据验证"菜单

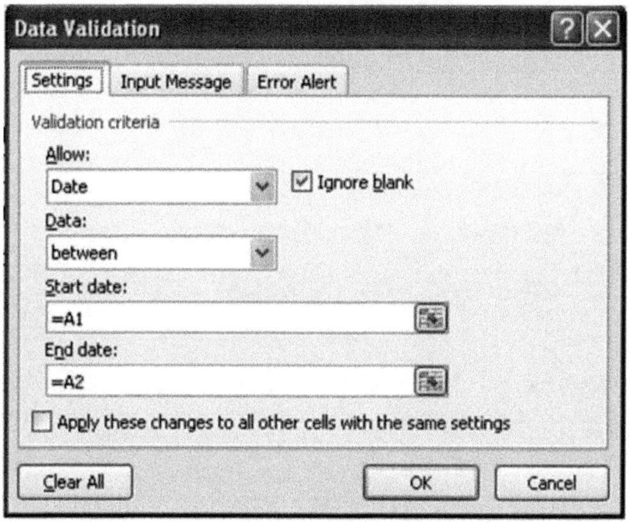

图 7.36　日期验证标准

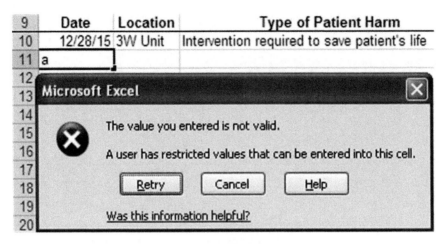

图 7.37　无效的日期信息

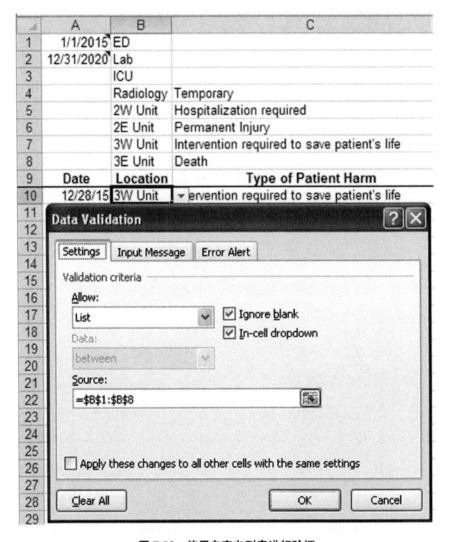

图 7.38　使用自定义列表进行验证

患者的受伤情况和水平栏的工作原理相同。数据验证将允许您指定一列值。Excel 将在几个字符后自动完成单元格，因此您可以在 C2：C8（图 7.39）中输入 10 种最常见的伤害类型。然后，当有人开始输入该列时，就会出现伤害类型（例如，永久性伤害）。如果我们将单元格 A9：E100 转换为 Excel 表（插入表头），那么每当我们在第 100 行之后添加新行时，Excel 就会扩展数据验证。

	A	B	C
1	2015-1-1	急诊室	
2	2020-12-31	实验室	
3		ICU	
4		放射科	临时
5		西区单元 2	需要住院治疗
6		东区单元 2	永久性伤害
7		西区单元 3	需要补救的措施
8		东区单元 3	死亡
9	日期	位置	患者的伤害类别
10	2015-12-28	西区单元 3	需要补救的措施
11			永久性伤害

图 7.39　使用 Excel 自动填充功能

然后使用"格式 – 行 – 隐藏（Format-Row-Hide）"来隐藏第 1 行到第 8 行（图 7.40）。在隐藏了第 1 行到第 8 行之后，当用户开始输入时，软件将提示他们输入位置、危害类型和级别。现在我们来看另一种使用列表的方法。

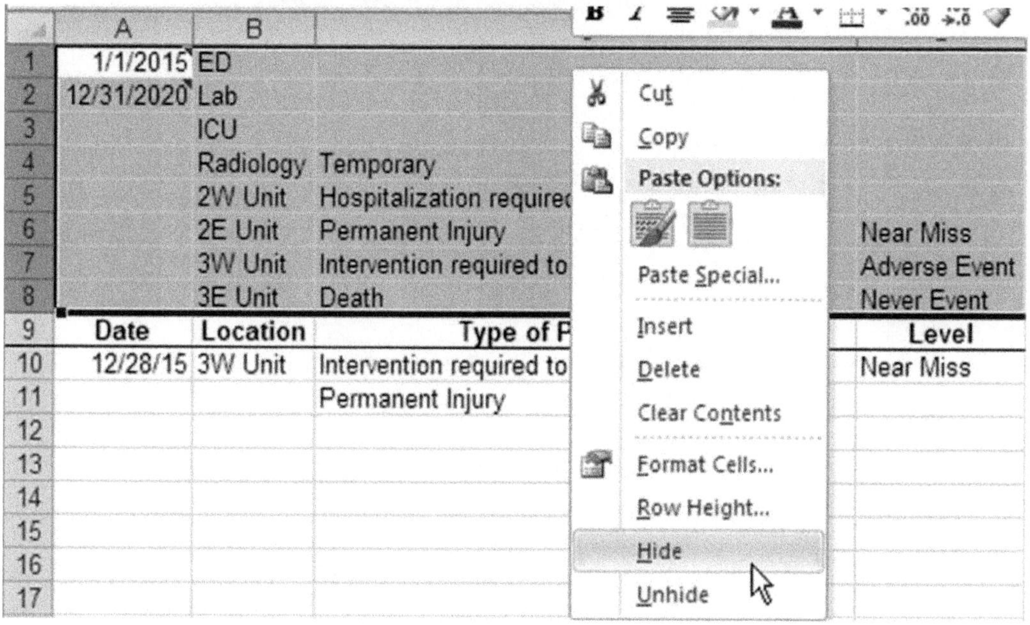

图 7.40　隐藏行的格式

工作时间记录表实例

试想，一个人力资源部门的职员试图使用 Excel 来制作有效工作时间记录单（图7.41）。时间四舍五入到最近的半小时。但职能部门的员工始终输入格式错误的数值，例如，他们输入 4 小时 30 分钟为 4∶30，而非 4.5。这里演示的是使用"数据有效性"能够轻易地解决这个问题。

	A	B	C	D	E	F	G	H	I
1	员工	周一	周二	周三	周四	周五	周六		小时
2									0
3									=12+0.5
4									1
5									1.5
6									2
7									2.5
8									3

图 7.41　以半小时为单位的时间列表

首先，在一个空白列，在第一个单元格（I 2）中输入 0，在接下来的单元格输入公式（=I3+0.5），然后向下复制 / 粘贴此公式直至获得 24 h（图7.42）。然后选择列 B∶G和"数据有效性 – 列表"指定源列表（=$I$2:$I$50）。

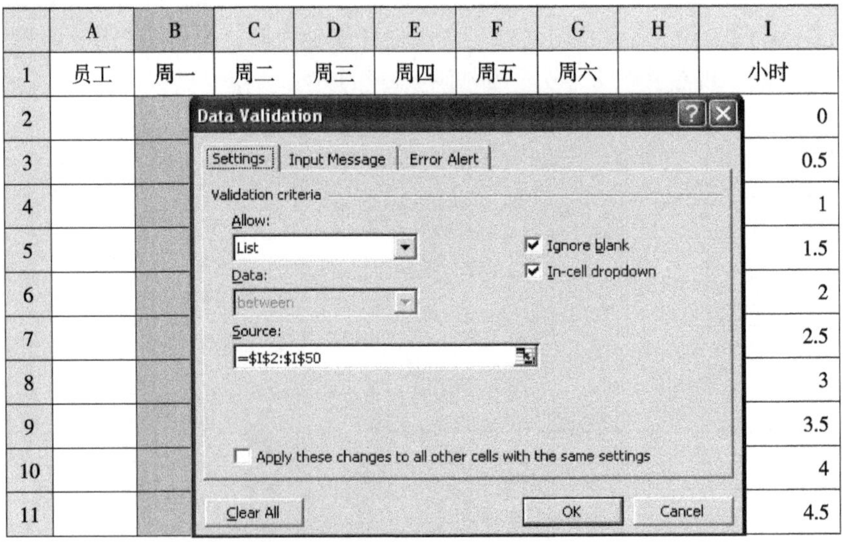

图 7.42　使用列表进行数据验证

这将为每一个单元格添加一个下拉列表，员工可以输入一个有效的时间（如 2.5）或者选择一个有效时间（图7.43）。然后，只需隐藏列 I，并保存工作簿。

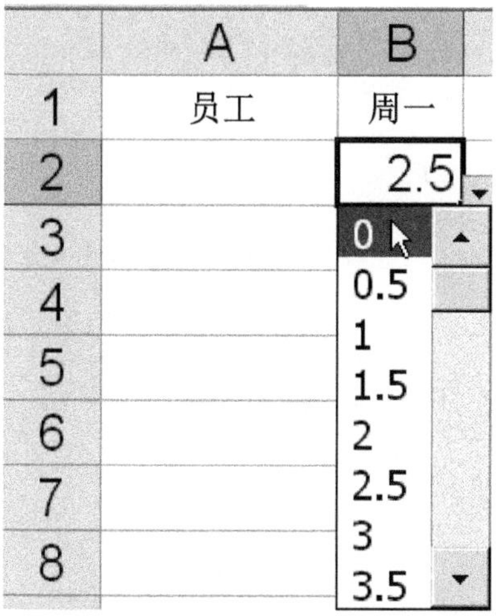

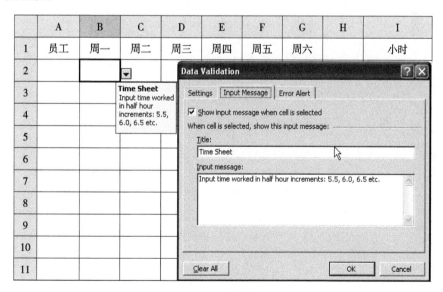

图 7.43　数值的下拉列表

自定义提示

数据有效性菜单上其他两个选项卡："输入信息（Input Message）"和 "错误警报（Error alert）"。

输入信息。如果您想在人们每次输入数据到单元格时提示他们，那么"输入信息"可帮助其生成正确的格式（图 7.44）。在人们学会如何使用数据表后，这种提示性操作会有一点麻烦。

图 7.44　输入信息

错误警报。您可以设定只在用户输入无效值时才出现错误提示（图 7.45）。如果用户试图将数据 4 小时 30 分钟输入为 4：30，用户将收到如图 7.46 所示的错误提示。

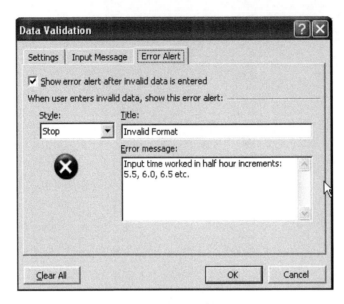

图 7.45　数据验证错误提示

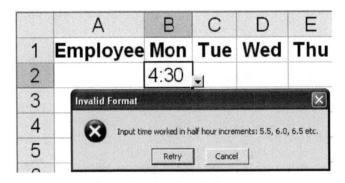

图 7.46　格式无效的提示信息

成功的六西格玛项目需要良好的数据

收集一致的、无差错的数据是改进程序的关键之一。您需要创建功能强大的基于 Excel 的工具和改进项目，而不需要进行大量的数据整理工作，您需要以一致的方式输入数据。

Excel 中的数据有效性验证功能，可以使用户正确地输入数据。用户可以花费几天的时间接受培训，或者 Excel 可以直接"强迫"他们学习输入数据的正确方法。使用 Excel 可以更快、更有效地工作，它能使您的数据收集准确无误，就是如此简单。

15. 故障排除问题

用户在使用 QI 宏时会出现 3 种类型的问题：

（1）统计过程控制的问题。我应该使用什么图表？如果您使用 QI 宏控制图向导，软件会为您选择合适的图表。或者，在我们的网站有大部分 SPC 问题的答案，网址是

www.qimacros.com/spcfaq.html。

（2）Excel 的问题。例如，如何输入我的数据？为什么我不能得到正确位数的小数等这样的问题。大部分问题可以在网址 www.qimacros.com/excelfaq.html 上找到答案。

（3）QI 宏 /Excel/Windows 的支持问题。大部分此类问题可以在网址 www.qimacros.com/techsupport.html 上找到答案。

下面是一些常见的问题。

- 我该如何设置我的数据？请参见 QI 宏测试数据的示例。
- 小数点（例如，.02）问题。Excel 存储的数字大多为通用格式。要录入更精确的数据，只需选择数据，进入"格式 – 单元格 – 数字"，以指定小数位数。然后运行图表。
- 标签以数据的形式显示出来。您的标签是数字吗？如果是这样，您需要把一个单引号（'）加在每个标题的前面。
- 无数据（一个单元格）、数据太多（整列 / 行）或者选择数据错误。必要数据的单元格突出显示了吗？
- 文本格式的数据。您的数字是左对齐吗？如果需要转换为数字，您只需在空白单元格中输入数字 1，选择"编辑 – 复制"，然后选择您的数据，并选择"粘贴（Paste）– 特殊（Special）– 乘法（Paste—Special—Multiply）"。
- 隐藏数据的行或列。在 Excel 中用户有时需要隐藏数据列或行（例如，列显示 A、B，然后是 F）。如果您选择 A–F，那么您也选中了所有的隐藏数据！
- 数据顺序错误。一些宏需要数据的两列或多列。p 图需要一个标题、缺陷的数量，以及样本量大小。如果列 2 和列 3 逆转，图表将无法正常工作。
- 卸载宏。简单地删除 Excel 的启动文件夹中所有的 *.xla 和 *.xlam 文件，它们位于 C:\ Program Files \microsoft Office\ Office(10，11，12，14)\ xlstart。

16. 技术支持

如果您还有问题，请登录 www.qimacros.com/techsupport.html 或通过电子邮件发送您的 Excel 文件和问题至 support@qimacros.com。发送内容可以包括版本号、Excel 和 Windows 或 MacOS 的服务包。

您可以登录 www.qimacros.com/newsletter，并注册参加一个关于 QI 宏的免费补充电子邮件课程。您还可以在 www.qimacros.com 上注册参加每月免费的 QI 宏研讨会。

17. 图表杂陈

我最近偶然发现了一本书，书名为 *Visual Explanations*《视觉的解释》（图形出版社，1997 年），本书的作者是 Edward R. Tufte。纽约时报称 Tufte 为"数据界的列奥纳多·达芬奇。"该作者说，显示数据有正确的方法与错误的方法；有些数据可以揭示真相，有些数据则不能揭示真相。

我参加了美国医疗质量协会和医疗保健改进研究所的会议展览，我在展览大厅见到了数以百计的参展商的改进项目。但是他们很少使用图表，他们大多都只使用文字。而对于数据的类型而言，他们所使用的图表又大都是错误的。

正确的图表和数据能够快速轻松地把改进事宜表达出来。而文字将会花费很长的时间。2010年，约60%的Baldridge（鲍德里奇）奖申请方都是医疗保健公司。Baldridge奖评委告诉我的一件事，在审过数百个申请后，他发现，大多数的改进事宜是在叙述他们之前的情况，但鲜有申请者使用控制图和帕累托图来展示改进后的结果。

正确的图表胜过千言万语

展示的信息应该服务于当前的分析目的。下面是Tufte的一些见解：

- 与之相关的数字就是证据。
- 缺少图例。在图表上没有图例，那么图表的内涵也就丢失了。
- 图表杂陈。良好的设计可以引起人们对数据的关注。而糟糕的设计会使数据在一片混乱，无法发现有意义的数据。
- 在描绘因果关系时缺乏明确性。
- 顺序错误。数据的顺序错误是一个致命的缺陷。时间序列（即控制图表）可能无法揭示条形图（即柱状图）要展示的信息。

我通常会使用同一数据描绘大量不同的图表，这样我可以看到哪些图表是数据信息的最好展示。您也应该这么做。每一张图表都能讲述一个故事，但是在叙述某个故事时，有些图表讲述的效果会更优。QI宏可以轻易地画出一个又一个的图表，这样您可以快速放弃一些图，并选择一些其他的，从而着眼于实际问题。

Tufte会说：不要让您的图表变得虚假。世界上这样的图已经够多了。

18. 明白了吧？

图表杂陈无法提供有效信息。它让读者感到困惑。清理您的图表，去除不必要的混乱因素。为您的数据选择合适的图表，您将在很大程度上激励读者理解并与所呈现的商业案例保持一致。

第八章 在我的数据里有没有改进项目

精益六西格玛专业人士经常谈论如何使用最少的精力就能轻易实现目标，但是如果这种目标是肉眼不可见的呢？我注意到，改进专业人士面对的最大的问题是搞清楚如何根据财务会计系统、电子病历和其他数据源中的数据制定改进项目。在大多数情况下，数据如图 8.1 和图 8.2 所示，这些数据显示了日期、医院、拒绝的收费、医生、诊断、患者年龄、住院时间（length of stay，LOS）、不良反应和出院状态。是否某些医院的拒绝收费会更高呢？他们为什么被拒绝？部分医生经手的病人会不会出现并发症增多、费用增加或者住院时间延长的问题呢？

图 8.1 中的数据导致每年收入增加 500 万美元。我们仅用了一个下午的时间进行数据收集和根本原因分析，并找到了解决问题的办法，来防止这些拒绝收费事件的发生。

这些类型的数据让我想起了一则笑话：父亲发现他的女儿正在挖一堆马粪。当他问女儿在做什么时，女儿回答："这附近肯定有一个小马驹！"

您的数据堆中是否存在这种"改进的小马"？有了这些数据，您将需要使用 Excel 进行一些数据收集，找到那些隐藏起来的能轻易实现的目标。我所做的每一项价值数百万美元的改进项目都是从这些类型的数据开始的。某些缺陷、失误和错误可以导致患者伤害的发生、增加临床医生负担并降低医院盈利，您花在学习如何使用 Excel 数据透视表上的时间还不够久吗？

	A	B	C	D	E	F	G	H	I	J	K
1	地区	邮寄日期	机构	入院日期	出院日期	AS	COS	FC	IN1	PT	被拒费用
7	北部	2002–11–5	医院4	2001–8–6	2000–1–1	OL		F	PTB	E	3224.83
8	北部	2002–11–20	医院5	2002–4–15	2000–1–1	OL		F	PTB	O	3291.76
9	北部	2002–11–27	医院1	2002–5–13	2000–1–1	OL		F	PTB	O	13 845.9
10	北部	2002–11–27	医院4	2002–9–16	2000–1–1			F	PTB	O	1151
11	北部	2002–12–11	医院6	2002–9–24	2000–1–1			F	PTB	O	797
12	北部	2003–6–18	医院7	2003–4–15	2000–1–1			C	OT1	E	215
13	北部	2003–6–25	医院5	2001–7–26	2000–1–1	OL		F	PTB	O	2124.86
14	北部	2003–8–29	医院4	2003–6–2	2000–1–1			F	PTB	O	12
15	北部	2003–9–5	医院6	2003–8–8	2000–1–1			F	PTB	O	304

图 8.1　拒绝赔偿的数据

	A	B	C	D	E	F	G	H	I	J	K
1	DRG	医生 ID	疾病诊断分组	门诊病例分组—疾病诊断分组	诊断	年龄	性别	住院时间	总费用	日期	不良事件
2	373：经阴道分娩	MD10	373	3730	664.01：一级	26	F	2	$5729	2006-10-1	居家，自我照顾	—
3	373：经阴道分娩	MD10	373	3730	645.11：足月妊娠	18	F	2	$9551	2006-10-2	居家，自我照顾	—
4	373：经阴道分娩	MD8	373	3730	663.31：其他脐带环绕问题	37	F	1	$6976	2006-10-2	居家，自我照顾	—
5	373：经阴道分娩	MD8	373	3730	650：正常分娩	19	F	1	$4589	2006-10-3	居家，自我照顾	—
6	373：经阴道分娩	MD1	373	3730	650：正常分娩	28	F	2	$11 033	2006-10-4	居家，自我照顾	—
7	373：经阴道分娩	MD2	373	3730	663.31：其他脐带环绕问题	27	F	1	$7002	2006-10-4	居家，自我照顾	—
8	373：经阴道分娩	MD3	373	3730	646.81：	24	F	2	$7190	2006-10-4	居家，自我照顾	—
9	373：经阴道分娩	MD3	373	3730	645.11：足月妊娠	21	F	2	$6313	2006-10-4	居家，自我照顾	—
10	373：经阴道分娩	MD5	373	3730	650：正常分娩	19	F	1	$7377	2006-10-4	居家，自我照顾	—
11	373：经阴道分娩	MD10	373	3730	656.61：胎儿孕周过长	22	F	1	$7778	2006-10-5	居家，自我照顾	—
12	373：经阴道分娩	MD3	373	3730	664.01：一级	19	F	1	$6753	2006-10-5	居家，自我照顾	—
13	373：经阴道分娩	MD6	373	3730	663.31：其他脐带环绕问题	22	F	1	$8369	2006-10-5	居家，自我照顾	并发症

图 8.2　不良事件的数据

1. 使用 Excel 和 QI 宏数据透视表向导进行数据挖掘

Excel 中的数据透视表功能，可以统计或总结一个词或短语出现的次数。这个功能是相当强大的。我发现大多数人并不知道如何使用这个功能，许多人放弃了学习的尝试。而在多年的学习之后，我学会了如何将这些数据转换成一个数据透视表，并构造出了一个组织行和列的策略。我在 QI 宏创建了一个数据透视表向导来使透视表简单化。只需使用鼠标和 Alt 键选择四个标题（例如，地区、患者、入院日期和被拒费用，请使用图 8.1 的数据）。然后选择 QI 宏"数据转换－数据透视表向导"创建透视表（图8.3）。

	A	B	C	D	E	F	G	H	I
1	地区	全部							
2									
3	拒绝收费汇总	机构							
4	入院日期	医院 1	医院 2	医院 3	医院 4	医院 5	医院 6	医院 7	总计
5	2000.3.28			387.48					387.48
6	2000.4.25			379.62					379.62
7	2001.3.13			6908.98					6908.98
8	2001.7.24		311.16						211.16
9	2001.7.26					2124.86			2124.86
10	2001.8.6				3224.83				3224.83
11	2001.8.20		1936.5	343.51					537.16
12	2001.10.23			230.42					230.42
13	2001.11.16			2186.16					2186.16
14	2001.11.19			2627.84					2627.84
15	2001.11.26			311.2					311.2

图 8.3　拒绝赔偿数据透视表

使用 Excel 进行数据挖掘

使用 Excel 的数据透视表功能，可以轻易地分析这些数据并制定改进的事宜。过程如下：

（1）点击数据中的任一单元格（Excel 将自动选择您数据的所有行和列）。

（2）单击 Excel 的"插入数据透视表"（2007—2010 版本的 Excel），然后单击"完成"，之后软件会显示数据透视表填空式模板（图 8.4）。

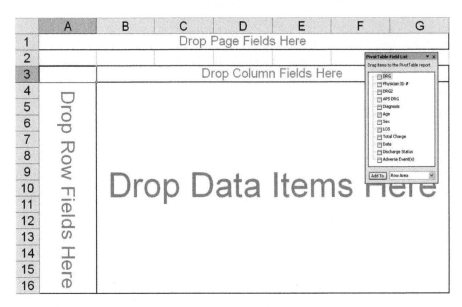

图 8.4　Excel 透视表模板

（3）使用鼠标将项目拖放到数据透视表字段中。想要按日期排列的拒绝收费的数据吗？将"日期"拖动到"拖拽行字段"中，然后将"总费用"拖动到"拖拽数据项"中。然后使用 QI 宏创建一个拒绝收费的 XmR 控制图（图 8.5）。

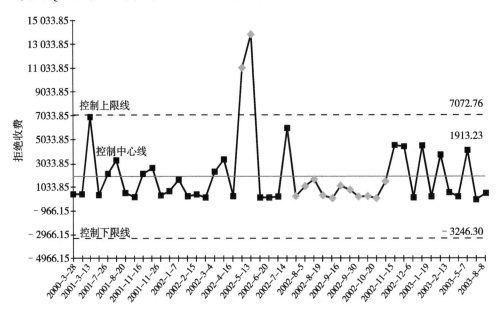

图 8.5　每日总费用 XmR 控制图

（4）想要医院拒绝收取的总费用数据吗？将"实体"拖到"拖拽行字段"中，然后将"总费用"拖动到"拖拽数据项"中。然后通过单击"总栏"和"数据 – 种类 – 递减"按降序对结果进行排序。然后使用 QI 宏绘制帕累托图（图 8.6）。

（5）如果要查看组成透视表中任意一个单元格的数据，只需双击单元格即可。如果双击"医院 2 的总计"，您将获得图 8.7 中的数据。

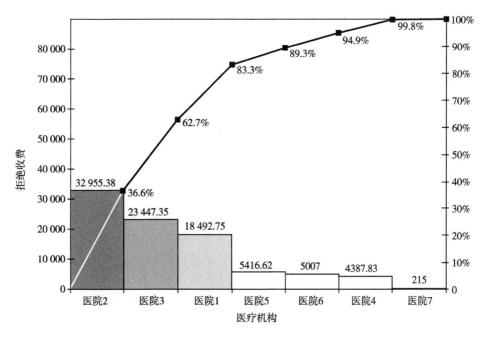

图 8.6　医院拒绝收费的帕累托图

（6）然后，我们可以使用数据透视表来分析图表，很明显，因服务日期（date of service，DOS）重复被拒绝的账户在所有被拒费用中占的比例最高。

改进项目

我在挖掘数据时通常会创建控制图和帕累托图。从我的角度来看，大多数改进事宜是由正确排列的 3 个关键工具组成的：

■ 控制图。

■ 帕累托图（两个或更多的细节层次）。

■ 石川图或鱼骨图（图 8.8）。

提示： 缩小您关注的焦点。解决服务日期重复的拒绝收费问题，这一项足以提升利润空间，减少患者不满。

如果访问 www.qimacros.com/hospitalbook.html，您可以下载 QI 宏精益六西格玛软件 90 天试用版。您可以使用数据透视表向导创建数据透视表，使用控制图向导来绘制控制图，使用帕累托图宏来绘制帕累托图。点击"精益六西格玛填空式模板"后您可以获得鱼骨图。

	A	B	C	D	E	F	G	H	I	J	K	L	M	N	O
	地区	邮寄日期	医疗机构	入院日期	出院日期	AS	COS	FC	保险公司	患者	被拒收费	账除额	保险公司结算	备忘录	描述
2	南部	2002-10-29	医院2	2001-7-24	1900-1-1	OL		X	BAN	O	311.16	311.16	0	DC	拒绝-重叠DOS
3	南部	2002-11-20	医院2	2001-8-20	1900-1-1	OL		X	BCP	R	193.65	110.4	0	DC	拒绝-重叠DOS
4	南部	2002-10-31	医院2	2001-12-21	1900-1-1		MB	3	BAN	O	643.81	643.81	643.81	DC	拒绝-重叠DOS
5	南部	2002-12-10	医院2	2002-1-7	1900-1-1	OL		X	SHD	O	1630.38	1630.38	372.54	DC	拒绝-重叠DOS
6	南部	2002-11-25	医院2	2002-2-15	1900-1-1	OL	MX	X	BAN	O	372.54	372.54	372.54	DC	拒绝-重叠DOS
7	南部	2003-6-17	医院2	2002-3-1	1900-1-1	OL		X	UOE	O	129.5	129.5	129.5	DC	拒绝-重叠DOS
8	南部	2003-1-2	医院2	2002-3-4	1900-1-1	OL		X	BAN	O	2299.71	2299.71	2299.71	DC	拒绝-重叠DOS
9	南部	2002-2-13	医院2	2002-5-6	1900-1-1	OL		X	RMH	S	11 045.57	279.76	279.76	DC	拒绝-重叠DOS
10	南部	2002-12-3	医院2	2002-6-20	1900-1-1	OL		X	BAN	O	143.56	143.56	143.56	DC	拒绝-重叠DOS
11	南部	2002-12-24	医院2	2002-7-13	1900-1-1	OL		X	BCP	E	215.4	215.4	215.4	DA	拒绝-DUP DOS（倍数）
12	南部	2003-1-28	医院2	2002-7-29	1900-1-1	OL		X	BCR	O	299.51	299.51	299.51	DC	拒绝-重叠DOS
13	南部	2003-1-3	医院2	2002-8-5	1900-1-1	OL		3	SHD	O	1150.89	1150.89	1150.89	DC	拒绝-重叠DOS
14	南部	2003-3-5	医院2	2002-8-27	1900-1-1	OL		X	UCC	R	161.31	81.73	81.73	DC	拒绝-重叠DOS
15	南部	2003-4-10	医院2	2002-9-30	1900-1-1	OL		3	SHD	R	204.3	122.58	122.58	DC	拒绝-重叠DOS
16	南部	2003-2-11	医院2	2002-10-11	1900-1-1	OL		X	BAN	O	270.98	270.98	270.98	DC	拒绝-重叠DOS
17	南部	2003-6-12	医院2	2002-11-15	1900-1-1	OL		X	RMH	S	4535.66	4535.66	4535.66	DC	拒绝-重叠DOS
18	南部	2003-5-28	医院2	2002-11-25	1900-1-1	OL		X	RMH	R	4431.53	3132.1	2670.69	DC	拒绝-重叠DOS
19	南部	2003-2-25	医院2	2002-12-6	1900-1-1			X	CGH	O	157.92	157.92	157.92	DA	拒绝-DUP DOS（倍数）
20	南部	2003-3-27	医院2	2003-1-14	1900-1-1			X	OHP	R	4512.11	4512.11	2148.62	DC	拒绝-重叠DOS
21	南部	2003-6-9	医院2	2003-1-19	1900-1-1	OL		3	SHD	E	245.89	245.89	245.89	DC	拒绝-重叠DOS

图8.7 医院2被拒收费表

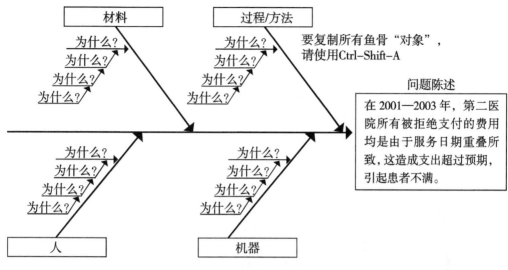

图 8.8 拒绝收费事件的石川图

使用 Excel 和 QI 宏数据挖掘向导进行数据挖掘

如果您不必创建数据透视表，就可以直接运行控制图和帕累托图，如果您只需按一个按钮并让软件为您完成所有操作，岂不美哉？现在您就可以这样做！

QI 宏现在有一个数据挖掘向导，它可以为您完成所有这些工作。您只需点击两个列标题（例如，日期档案，然后是美元、数字或文本档案）。在不到一分钟的时间内，QI 宏将根据您的数据创建数据透视表、控制图和所有相关的帕累托图。

请访问 www.qimacros.com/training/videos/data-mining-wizard/ 观看相关视频。

明白了吧？

使用 Excel 的数据透视表功能，您可以从堆积如山的数据中提取到简单的数据，然后进行计数和求和。在此基础上，您可以画出大量帕累托图，还可以双击透视表里显示造成最大问题的单元格，继续进一步挖掘数据并做进一步的分析。

数据就在那里——开始挖掘吧！

为了使六西格玛管理取得成功，您要经常分析和总结文本数据。大部分公司拥有大量的交易数据，这些交易数据是从"平面文件"中得到的，如下面列出的那些数据，但由于数据是由单词、句子和原始数字组成的，所以有时公司经理很难搞清楚要拿这些数据做什么。

透视表可以：
- 计数一列数据中一个短语出现的次数（例如，"并发症"）。
- 计数一个短语与另一列出现的次数（例如，"医生"和"不良事件"）。
- 对另一列数据进行计数、求和或求平均（例如，"并发症的平均年龄"或者"每位医生总费用"）。

公司有这么多的数据，而知道如何分析这些数据的人极少，值得高兴的是，QI 宏中包括了简化分析纯文本文件的工具，例如：

- 词频统计，在您选择的每一个单元格里，软件将句子分割成词，然后使用数据透视表来计算特定词语的出现次数，并使其按降序排列（最大单词量为65 536 个）。
- 数据透视表向导可以获取数据列并创建一个数据透视表，并且以最有可能使用的方式汇总数据。我已经使用数据透视表许多年了，我觉得我开发的软件已经遵循了一些心理学规律，我的软件可以针对不同类型的数据，把其放在不同的页、行、列或数据字段，以便透视表进行分析（最大列：一次 1 到 4 列。虽然透视表能够处理 4 列以上的数据，但是我发现，对于大多数分析，一次处理 4 列就能够满足我们的使用需求。当您创建一个 4 列的数据透视表时，您可以随时使用数据透视表的拖放功能来添加更多的字段）。

有了词频统计和数据透视表向导，您可以：

- 在"备注"列中找到使用频率最高的词语。
- 计数在分娩过程中每名医生主管的患者出现"并发症"的次数。
- 按医生每次分娩的总费用或平均费用排序。
- 计算每次诊断的分娩次数。

完成这些是一件非常简单的事。

2. 词频统计

用途：统计在所选单元格的所有独特的词，找出模式、趋势和帕累托模式。

大量有趣的数据都隐藏在客服代表输入的备注信息中。词频统计是指统计句子和段落中的词语，使用数据透视表功能计算单个单词的出现次数，并对它们进行降序排列。当您要统计您选中的词语时，您需要做的是：

（1）选择您要分析的单元格（在本实例中是位于 crosstab.xls 中的"词频统计"工作表）。

（2）单击 QI 宏"数据挖掘 – 词频统计。"

原始的备注信息如图 8.9 所示。

	A
1	MEMOTEXT – Wordcount
2	DA REJECT – DUP DOS (MULTIPLE VISITS SAME DAY). CLD AND TT SHELLY ATAETNAWAS TOLD THAT THIS SHOULD BE INCLUDED IN THE SURGERYCHARGES. E–MAILED GARY S TO SEE IF THIS ISCORRECT. THE SURGERY ACCT IS IN MC STATUS. CATHY X266
3	DANIEL FROM DAVIS WIRE 0 CALLED TOSAY THEY RECVD A W/C CLAIM FORTHIS PT AND THEY ARE NOT ASSOCIATED WITH DAVIS WIRE IN THATREGARD...THE INS INFO IS INCORRECT..WILL DELETE AND REFER TO WC FOLLOWUP.. ADAVIS

图 8.9 服务代表在 Excel 中留下的备注信息

然后，词频统计将分析每一个单元格的每一个词，使用 Excel 的数据透视表功能进行汇总和排序（图 8.10）。

	A	B	C	D	E
2	Word	Total		Two-Word Phrases	Total
3	dup	11		reject dup	8
4	dos	9		dup dos	8
5	reject	8		da reject	8
6	da	8		visits same	6
7	same	7		multiple visits	6
8	visits	6		dos multiple	6
9	multiple	6		same day	5

图 8.10　QI 宏对关键词和短语进行词频统计

从这些信息中我们确定，造成拒绝索赔这一问题最可能的原因是服务时间重叠。

3. 数据透视表向导

数据透视表是一个很好的工具，但是这个工具的用户界面对大多数人而言都不太适合。

我发现，很少有人知道如何使用 Excel 的数据透视表功能来分析这些类型的数据，即使它只是一个相对简单的拖放界面。我相信，这是因为用户界面直观性不强。这也是我创建数据透视表向导的原因。如何用我的数据透视表向导来做到这一点呢，步骤如下。

第 1 步：您的数据必须有列标题！

正如您在图 8.2 所见，每一列都有一个标题。如果在任一列标头有空白单元格，那么数据透视表向导是不会运行的。用户使用时容易犯的第一个错误是为了使文件更具可读性，他们会插入空白列，然后他们会感到很奇怪，为什么数据透视表向导无法正常工作呢?

避免错误：不要存在空白的列标题！

第 2 步：选择数据

您可以使用鼠标选择 1 ～ 4 列数据，或者您也可以点击最多 4 列标题（例如，医生、总费用、日期和不良事件），向导将自动扩展选择以包含列中的所有数据。

数据透视表向导输出。数据透视表向导将接受您所选择的数据，并用 Excel 的数据透视表功能来汇总这些数据。在每列内容的基础上，QI 宏数据透视表向导计算出在何处放置每项数据（页、行、列或数据字段，如图 8.11 所示）。

	A	B	C	D	E	F	G	H	I	J
1	不良事件	所有								
2										
3	总和	医生 ID								
4	日期	MD1	MD10	MD2	MD3	MD5	MD6	MD8	MD9	总计
5	2006.10.1		5729							5729
6	2006.10.2		9551					6976		16 527
7	2006.10.3							4589		4689
8	2006.10.4	11 033		7002	13 503	6377	15 661			37 915
9	2006.10.5		7778		6753					30 192
10	2006.10.6			6464	6425	7985		7299		28 173
11	2006.10.7						19 333	8344		8344
12	2006.10.8			17 368			20 203			36 701
13	2006.10.9						7328			20 203
14	2006.10.10									7328
15	2006.10.11							8061	6289	14 350
16	2006.10.12				33 551					33 551

图 8.11　总费用的透视表

根据我创建数据透视表的经验，向导应将不良事件放在页字段，日期应放在行字段，医生应放在列字段，总费用应放在数据字段。

第 3 步：为您的数据挑选最佳设计方案

数据透视表向导会在拖放界面上工作，我会使用：

- 页字段用于更高级别的汇总（例如，机构或场所的名称）。
- 行字段用于最常见的标题（通常是日期）。
- 列字段用于使用频率较少的标题（Excel 中仅有 256 列可用）。如果您选择的列中，单元格里有太多的独特词语，则透视表将会溢出。
- 数据字段是指您拖放的要进行计数或者求和的词或数字。

您可以通过点击页字段旁边下拉箭头来更改数据视图（图 8.12）。

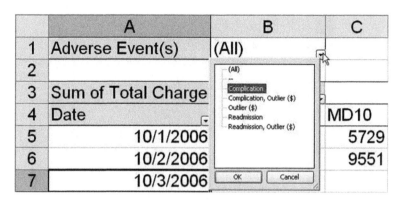

图 8.12　透视表页字段选择

现在，如果您要分析不良事件(分娩并没有按计划进行)方面的费用，只需拖放 "不良事件" 到页字段。数据透视表向导会让您选择，是查看所有的费用，还是仅包含关键字 "并发症" "异常支付" "重新入院" 等的单项收费。如果您双击 "总费用求和"，并将其更改为 "平均"，您得到的是每一次分娩的平均费用。

我也可以改回来，把所有费用按月份进行分组。操作方法：只需右键点击任一日期，然后选择 "组" (图 8.13)。数据透视表将自动转换为每月的数据 (图 8.14)。

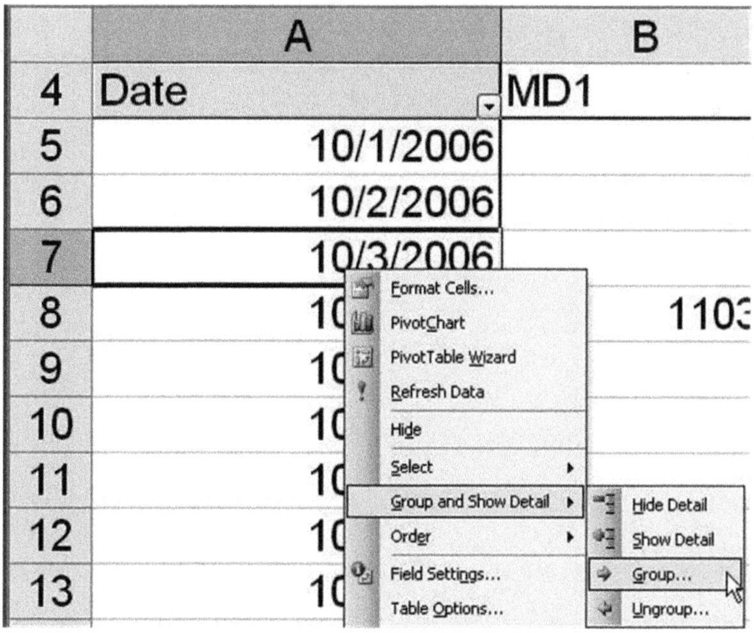

	A	B
4	Date	MD1
5	10/1/2006	
6	10/2/2006	
7	10/3/2006	
8	10	1103
9	10	
10	10	
11	10	
12	10	
13	10	

Format Cells...
PivotChart
PivotTable Wizard
Refresh Data
Hide
Select ▸
Group and Show Detail ▸　Hide Detail
Order ▸　　　　　　　　 Show Detail
Field Settings...　　　　 Group...
Table Options...　　　　 Ungroup...

图 8.13　数据透视表分组菜单

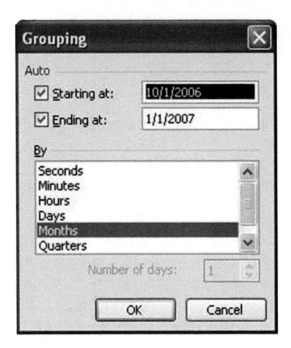

图 8.14　按月分组数据透视表

警告！ Excel 操作的低级错误：如果应填写日期的单元格为空白或为文本格式，那么日期分组（Grouping dates）将无法正常工作。

现在我选择"B4∶I4"，然后按住 Ctrl 键选择"B8∶I8"，并绘制帕累托图（图8.15）。

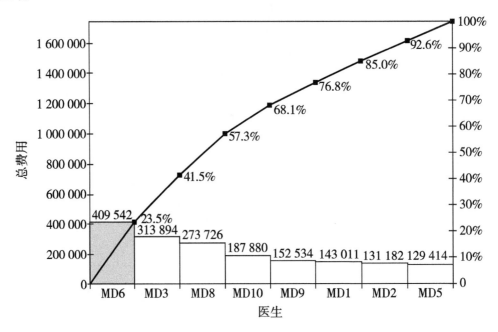

图 8.15　按医生排列的总费用帕累托图

改变焦点

如果我想改变这个表，使它按医师来计数不良事件时，我该怎么办？

提示：您可以通过拖放很轻松地实现这个操作。

（1）只需点击日期，然后将其拉出表。
（2）单击"总费用求和"，并拉出表。
（3）将"不良事件"拖至数据字段。
（4）然后点击年龄字段，将其拖动到"行字段"（图 8.16）。

是年轻女性并发症更多还是仅仅因为分娩的患者中年轻女性更多呢？某一名医生比其他医生所导致的并发症更多吗？我们可以创建一个帕累托图（图 8.17），按医生来显示并发症（MD6 占总不良事件的 40%，几乎是同级别其他医生的两倍）。

	A	B	C	D	E	F	G	H	I
1	不良事件	并发症							
2									
3	不良事件的统计数据	医生 ID							
4	年龄	MD1	MD2	MD3	MD5	MD6	MD8	MD9	总计
5	18			1		1			2
6	19				1	2			3
7	20			1		1			2
8	21	1				1	1		3
9	22					3			3
10	23			1					1
11	24	1		1					2
12	25					1			1
13	26		1						1
14	27	1							1
15	33							1	1
16	27			1					1
17	38		1						1
18	总计	3	2	5	1	9	1	1	22

图 8.16　按医生排列的不良事件透视表

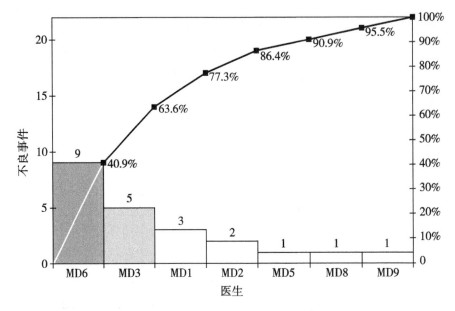

图 8.17 按医生排列的不良事件帕累托图

还有什么？

如果我想评价所有分娩的平均住院时间（length of stay，LOS）呢？我只需将不良事件拖出表，将 LOS 放入表中，并将其更改为平均值（图 8.18）。无须进行太多操作。年龄最小患者和年龄最大患者的 LOS 稍长。

4. 明白了吧？

在这些密集的平面文件的文字和数字背后隐藏着丰富的信息。使用 Excel 的数据透视表功能，分割您的文件（不管文件有多大）。然后使用 QI 宏来做图。您可轻易发现导致 50% 问题的那 4%，然后您就可以开始实施突破性的改进措施了。

正如您从这些示例中所见，通过水平和垂直分割数据，您可以通过根本原因分析发现两个或三个关键问题区域。

（1）按行选取错误的数据，并创建一个数据透视表。

（2）如果数据是按日期组织的，绘制一个数据的控制图。

（3）使用 QI 宏按数据透视表中总的行和列绘制帕累托图。

（4）然后利用这些信息来缩小您关注的焦点，关注该表中一个关键的行和列，并使用这些数据绘制较低级别的帕累托图。

（5）使用较低级别的帕累托图中"大面积条块"来创建问题，并作为鱼骨图的"头部"。

您应当开始使用 QI 宏和 Excel 来分割您的图表（不管图表多么大）。您会发现应用 4-50 规则非常简单，然后就可以开始做出突破性的改进。

	A	B	C	D	E	F	G	H	I	J
3	LOS平均值	医生ID								
4	年龄	MD1	MD10	MD2	MD3	MD5	MD6	MD8	MD9	总计
5	14		2		2		2			2
6	15						1.5			1.5
7	17						2	1		1.5
8	18		2		1.8		1.5		1	1.5
9	19		1.33		1.3	1.3	2	1.6	2	1.6
10	20				1.4	1	1.3	1.5	2	1.4
11	21	1.5	1	1	1.7	1	1.5	1.6	1.33	1.5
12	22	1	1	1	1.7	1	1.7	2	1.5	1.6
13	23		1.33	3	2	1.7	1	1.7		1.7
14	24	1	1.5		1.5	2	2.5			1.8
15	25	1			2	1.3	1.5	2	1	1.5
16	26		1.33	1.5	1.8		1.5	1.3	1.5	1.5
17	27	2	1	1	1		1	1.4	2	1.3
18	28	2	12.5	1		2	1.3		1.5	1.4
19	29	1.5	2		2		1	1.5		1.6
20	30		1	2	1	1		1	2	1.3
21	31	2		1	2			2	1	1.8
22	32	2		1.3	2		2	2		1.0
23	33			1	1		1		1	1.6
24	34	1.5	1				2			1.8
25	35	1			1		1.5	1		1.2
26	36							1	1	1.0
27	37				2			1		1.3
28	38			1		2				1.5
29	40	2								2.0
30	总计	1.53	1.36	1.4	1.7	1.4	1.6	1.5	1.43	1.5

图 8.18　按医生排列的 LOS 透视表

第九章　维持改进效果

> 我们只有关注产生成果的过程，才能提高质量，提高生产效率，降低成本。
>
> ——《AIAG 统计过程控制手册（第二版）》

1. 工作表现倒退

6个月前，某家医院急诊科（ED）得到了成功改善，再过6个月，周转时间又回落至先前水平。在另一家医院，重症监护病房（ICU）谵妄发生率在得到显著改善后开始回到之前的水平。团队开始重新恢复谵妄发生率的改善效果。从我的角度来看，这些团队都在返工。

当改进项目团队不能完全处理 DMAIC 的控制阶段时，改进措施的效果就会发生改变。如果您不使用控制图来监控性能，也不纠正措施来解决效果问题，那么任何改善都不会持续很长时间。

在患者安全方面，医院设有快速反应小组（RRT）来解决患者生命体征的下降问题。但医院并未对他们的改进效果采取同样的思路。

预防工作表现倒退

如果我们能对 ED 周转时间、ICU 谵妄发生率、患者跌倒或感染率控制图进行研究，就相当于对医院绩效使用心脏监测器，我们可以让纠正 – 行动团队（CAT）在医院的"生命体征"开始滑落时就监测到。那谁应该负责监控性能并发出警报呢？这可以是在 ED、ICU、护理单位、放射科、实验室或医院其他部门工作的任何人。

虽然最初的兴奋能将改进效果持续一段时间，但您需要增加检查表、培训和其他工具或系统，才能确保改进效果持续存在。改进措施可能需要一些调整才能维持下去。

有些人认为使用控制图监控性能需要花费太多时间，但是它会比6个月后重新实施改进措施花更多时间吗？它会比重新实施改进措施花费更高的成本吗？它会比改进效果偏移造成更大的生命损失吗？

2. 过程控制系统

一旦您取得了改进，那么您就会期望维持（即控制）这种改进，以确保自己可以维持在新的水平。否则，您会慢慢下滑到原来的水平。我已经听到过很多优秀医院的改进效果在接下来的几周或几个月里下滑至原来水平的消息。因此，您会需要一个过程控制系统（process control system）。这是保持变化的精髓。

描述标准工作的过程控制系统包括书面描述、流程图、控制图和（或）柱状图，这些可以用于监视和维护新的性能级别。过程控制系统包括：

（1）系统——供应商、投入、过程、产出和客户（QI 宏 SIPOC 模板）。

（2）性能图表——控制图（如 xmR 表）和柱状图。

（3）纠正措施——改变人员、流程、设备、材料、测量和环境来应对失控的情况。

（4）返工——修正缺陷或错误。

3. 过程流程图

一旦您做出了改进，那么这可能正是制定程序流程图或价值流图的一个好时机。一个过程的简化缩写是 RADIO，即：

（1）重复（Repetitive）——每小时、每天、每周、每月。

（2）操作（Actions）——按部就班的任务和活动。

（3）可定义的（Definable）——可观察到且可记录的（流程图）。

（4）输入（Inputs）——可测量的输入（控制图）。

（5）成果（Outcomes）——可测量的产出（控制图）。

大多数过程可以图解为以下四个基本元素：

■ 开始 / 结束框（Start/End box）。

■ 活动框（Activity box）。

■ 决定点（Decision diamond）。

■ 连接箭头（Connecting arrow）。

您可以根据需要添加其他符号。

从头开始创建流程图就像组建一个拼图：最好的方法是将所有的碎片放在桌子上，然后尝试把它们按顺序拼接起来。这样做时需要有灵活性，而灵活性来自使用便利贴。

"程序、泳道（Swim lanes）"流程图（图 9.1 和图 9.2）将流程延展，显示出"谁在做什么"和过程的大体步骤。

构建程序流程图的指南如下：

■ 首先确定客户的需求，并以客户满意为目标。

■ 将过程分成几个责任区。

■ 使用便利贴展示出具体活动。

■ 将具体活动放在相应的责任区。

提示：

■ 使用方型便利贴来展示活动和决策点。

■ 在所有尺寸的便利贴上绘制箭头来显示顺序，从上到下，从左到右。便利贴现在也有箭头形状的。

- 过程和质量指标可使用较小的便利贴。
- 参与者往往会提供不同层次的活动细节。由于级别越高的流程越复杂，所以要继续将子过程分解为微过程图。
- 质量关键指标（Critical-to-quality indicators，CTQs）是衡量程序满足客户要求的程度，将它放在程序的末尾。
- 过程指标（Process indicators）可预测程序满足客户要求的程度，常常放在①功能小组之间交接区域和②测量每个方向上工作流量的决定点（decision points）（这可用于测量所需返工的工作量）。

访问 www.qimacros.com/hospitalbook.html，您可以下载 QI 宏精益六西格玛 SPC 软件 90 天试用版。点击"精益六西格玛模板"可获得流程图模板。

流程图陷阱

改进团队需要避免以下几个误区：

- 试图在一个流程图表现出过多的不同种类的过程（例如，试图用同一图表显示急诊科和实验室或者试图用同一图表展示采购过程和手术室情况）。
- 试图在一个流程图显示过多细节。使用宏观的和微观的水平流程图来描述不同的细节层次。
- 使用内部"效率"指标，而非基于客户要求的外部"有效性"指标。

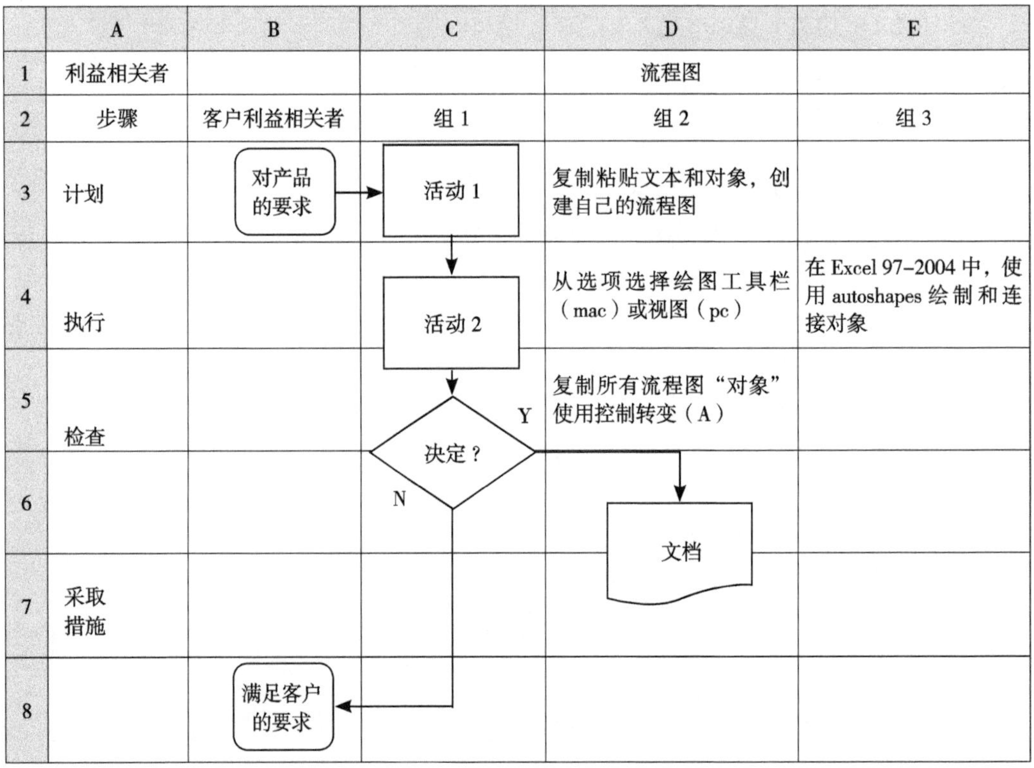

图 9.1　程序流程图

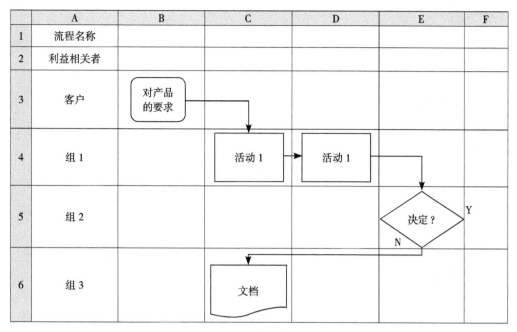

图9.2　泳道流程图

4. 标准工作

　　您还可以将流程图合并到标准工作文档中（图9.3），标准工作文档描述了持续执行任务的逐步过程。越来越多的医疗保健流程都是建立在证据的基础之上，这被证明是执行临床任务或操作任务的最佳方式，标准工作将有助于记录和维持更高水平的表现，从而实现零伤害。您可以使用精益工具下的 QI 宏标准工作模板。

	A	B	C	D	E	F	G	H	I	J	K	L	M
1							标准化工作表						
2									日期：				
3	名称：						流程		操作人：				
4	部门：		操作：									TAKT 时间 5 分钟	
5	#		工作内容				工作时间	走动时间					
6	1						4	4					
7	2												
8	3												
9	4												
10	5								工作过程图				
11	6												
12	7												
13	8												
14	9												
15	10												

图9.3　标准工作模板

5. 维持改进效果的控制图

大多数医院会使用一些重要的控制图——显示周期时间和比率的个人和活动范围控制图（XmR 图）、不良率控制图（p 图）、缺陷控制图（u 图）或显示"零概率事件"的 g 控制图。其他应用包括：

- 财务情况——显示支出、收入等项目的 XmR 控制图。
- 患者、护士或医生的满意度——显示满意百分比的 XmR 控制图。
- 急诊科、放射科、影像科或门诊等待时间——XmR 控制图。
- 住院患者中每 1000 例跌倒的数量——XmR 控制图或 u 控制图。

如果您不知道要选用什么图表，只需选择您的数据，然后让 QI 宏控制图表向导为您选择合适的图表。使用 QI 宏，您可以轻松地为所有医院单位创建性能测量指示板（图 9.4），并对其进行更新。然后，您就可以轻松分析控制图表中的任何改进效果偏移迹象。对仪表板控制图的 QI 宏稳定性分析能快速识别所有趋势或变化。然后，这些将触发 CAT 系统，纠正改进效果偏移的根本原因。

稳定性和性能

我们可以用柱状图来分析流程性能（process capability）。图 9.5 显示的是急诊科患者获得一张病房床位等待时间的 XmR 控制图。急诊科患者获得一张病房床位的平均等待时间约为 3 小时。我们可以使用这些数据进一步绘制出急诊科患者等待时间的柱状图（图 9.6）。然而，如果要得到这一性能，您必须对程序进行统计过程控制（statistical process control, SPC）。详见表 9.1。如果程序稳定并且能够满足患者的需求，那我们只需继续监控它。如果过程不够稳定并且不能够满足患者的需求，那么我们就应该采取一些改进措施。我认为患者不希望在进入病房之前要在急诊科等待 3 小时。我也认为，医院承受不起因为急诊科等待时间过长而出现的患者转院问题。因此解决这一问题既有利于患者又能够增加医院的利润。

减少偏差

如果程序稳定，您也可以使用程序改进措施来减少缺陷或偏差（调整过程，以减少与目标的偏差）。

减少损失

稳定程序和降低偏差会反过来降低太古奇损失函数的成本。这将为医院和患者节省时间和金钱（返工、浪费和延迟）。患者是很聪明的，他们可以分辨不同的急诊科之间的体验差异，也可以分辨出您和您的竞争对手之间的区别。

请确定是您负责让您的患者能年复一年地前来就诊。达到国家标准水平已经远远不够了。大多数情况下，您必须达到患者的目标值（零伤害）。您的患者会因此而始终将您作为首位选择。

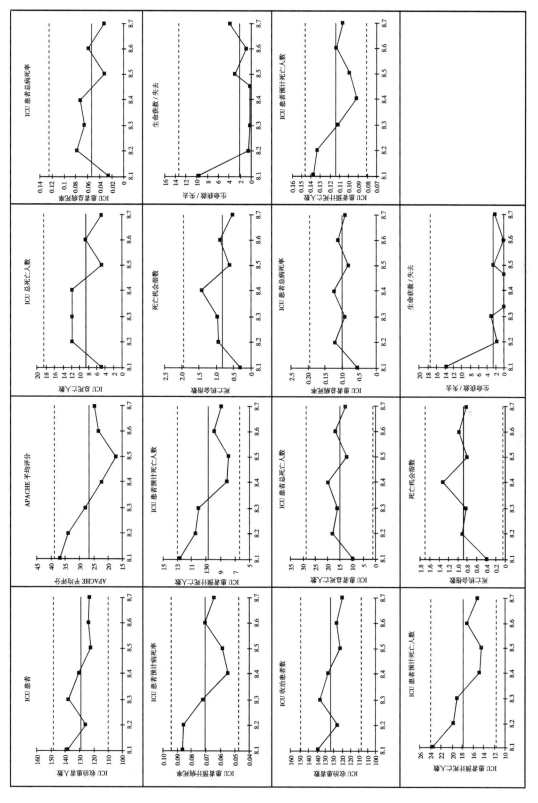

图 9.4 ICU 测量指示板

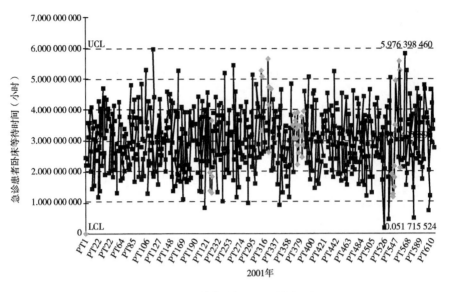

图 9.5 床位等待时间 XMR 控制图

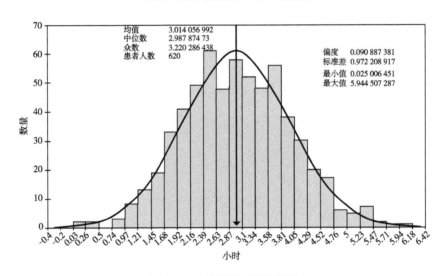

图 9.6 床位等待时间柱状图

表 9.1 维持稳定性与性能的措施

	稳定 – 在控制之下	不稳定 – 失控
性能好	好	分析并解决某些特定问题的原因
性能差	分析，并减少常见原因变异	解决某些特定问题的原因，然后减少常见原因变异

效率和有效性

要让患者满意，提供卓越的服务必不可少，但您提供服务时也需要考虑成本 – 效益（cost-effective）。您能提高的销售空间只有这么多。增长是有限度的，不管您是麦当劳还是沃尔玛，都是如此。为了最大限度地提高利润并保持成功，您还必须减少延迟、缺陷和偏差，这三者在蚕食您的利润空间。

20 年前，QI 宏从一个较小的规模开始做起。从那时起，按照美国各地从医疗保健行业到汽车行业不同客户的要求，我已经对 QI 宏做了无数次改进。在最近一次医疗保健改进研究所（Institute for Healthcare Improvement，IHI）的会议上，大量粉丝来到了我的展会展位。这感觉很棒，但我也牢记着，我要不断地优化 QI 宏并简化 QI 宏的交付。

我的观点是：拥有最具创新性的新产品或最好的客户服务是不够的。如果您不优化和精简产品交付或服务，减少缺陷、延迟、浪费和返工造成的过高成本，那么当泡沫破裂或浪潮过去时，您的医院将陷入困境。

人们容易被轻易取得的成功所诱惑，但是需要明确重点，才能维持这种成功。美国经济正在复苏，但高峰与低谷并存。精益六西格玛方法和工具可以帮助您找回企业损失的利润。当经济大潮到来时，您的医院准备好了吗？

> 计算机让手工运算成为一种浪费。
>
> ——TAIICHI OHNO

六西格玛 B.C.（计算机诞生之前）

最近，我开始关注人们是如何学习 SPC 的。大多数培训师教导参与者如何手工做出所有的计算，然后告诉他们如何使用工具，如 Excel 中 QI 宏精益六西格玛 SPC 软件。

在 ASQ 世界大会上，我发现了一个近 20 年来一直存在的局限性执念。每个人似乎都认为必须知道该如何手工（即用手）绘制图表，且手工运算全部数据后才能知道如何做出改进或 SPC。这是很愚昧的。

我认为人们不是必须学会如何手动做事。这就像教农民如何用犁铧耕种，而现在已经有了全新的拖拉机，人坐在田边地头，就可以一下子犁出八垄。这就像在您让一个人打开一个灯泡前先学会电力的生成和分布。这就像教一个人使用老式拨盘电话却给他一部智能手机。这是一种对时间的浪费。

这种每个人都需要知道公式并会计算控制图的控制极限或者制作柱状图（capability on a histogram）的想法是很愚昧的。

局限性的执念：手动＝学习。

1991 年，我参加了一个为期五天的控制图课程。我的同学和我学习每个图表的每一个公式并使用计算器进行手工计算。在整整五天的时间里，老师只花了 1 小时的时间讲解图表的含义。这样是错的！

我有位朋友录制了一个帕累托分析的视频。视频花了 20 分钟讲解如何手工绘制帕累托图，仅用 1 分钟时间讲解图表意味着什么。这样也是错的！

当我在 ASQ 世界大会展厅里闲逛时，我注意到了所有像我这样头发花白的同志。我们是在有绘图软件之前学习的这些图表，所以我们不得不进行手工作图。我们已经混淆了因果关系。您不再需要画图或手动计算来学习六西格玛。我们的确曾以手动的方式来学习，但是我意识到，大多数我们这样的人是在 B.C.（Before Computer，计算机诞生之前）成长起来的。

这就像培训师在进行六西格玛培训时常说的一个故事：妈妈每次在假期里烤火腿时都将火腿切成两半。我们问妈妈："为什么？"妈妈说："因为奶奶就是这样做的。"我们问奶奶："您为什么要把火腿切成两半呢？"奶奶说："因为我的烤箱太小了，不能放进整根火腿。"

忍受传统，是因为我们不知道还有其他的方式。现在，使用 QI 宏，您可以不需要知道任何公式就能够绘制出帕累托图、控制图和柱状图。您只需绘制图表，并学到一些东西。图表告诉您的是什么才是图表中唯一重要的东西。

我们（质量社区）是不是应该想通人们不必以艰苦模式来学习？我们能不能画出一个图表，并从中汲取内涵，而不需要知道它背后的数学运算呢？

当然，如果需要的话，我们可以稍后学习公式。但是现在，图表告诉了我们关于改进的什么事呢？这是唯一重要的事情。

人们想知道为什么我可以在一天的时间里教授精益六西格玛，而其他人需要一周或以上的时间。这就是我的秘密：我不教我的学生如何手工做事。我教他们如何使用电脑来绘制图表，这些图表会告诉他们该如何改进。

曾经手动计算很重要，因为在那时，如果您想获得结果，您不得不手动计算（这意味着很少有人能做得到）。大量培训师都觉得有必要这样来教，因为这是他们曾经被教授的方式，但是从我的角度来看，这种教授方式不再有任何价值了。这只是拉长上课时间、把 1 天课程变成 5 天课程的方法。

员工都很忙，他们不能浪费时间学习他们不需要知道的东西。我们没有时间一直学习课堂的知识，而不工作。我们只有学习精髓的时间。

4-50 规则。所有学科知识的 4% 都可以给予您 50% 的好处。您教的东西越超出 4%，越发散、深奥，知识就会变得越复杂。如果您教授别人所有的知识，那么他们会不知道什么是重要的，什么是不重要的。他们知道了一切，但他们却又什么都不知道。他们有太多的选择，以至于难以有效地采取行动。从精益的角度来看，这是典型的生产过剩——许多人都在学六西格玛工具的长尾部分，但这部分人们很少用到。

让我们的软件来准确地完成这艰难的工作，这将让您有时间去做重要的事情——分析图表和做出改进。杀鸡不要再用牛刀了。Juran 说得好："重要的少数与不重要的多数。"这适用于学习知识，也适用于做出改进。

您学会了知识的精髓之后，再添加知识的主体就很容易。而如果您一下子学习了知识的整体，那么您会很难决定使用哪部分及何时使用。

6. 我们该选择什么样的图表？

我经常发现，人们在根据数据选择图表时会感到困惑。QI 宏有一个内置的图表向导，可以检查您的数据并生成最适合您数据的图表。我还发现，使用 QI 宏控制图向导更容易，而非尝试使用控制图决策图。如果没有这些工具，只需查看数据即可。以下是一些示例（请注意，每 1000 例住院患者日跌倒数据可以绘制为 p 图和 XmR 图表）：

- XmR 控制图（图 9.7）。
- 帕累托图（图 9.8）。
- 柱状图（图 9.9）。
- g 图表（图 9.10）。
- p 图表（图 9.11）。
- u 图表（图 9.12）。
- c 图表（图 9.13）。

	A	B	C	D	E	F	G	H	I	J	K	L	M	N	O	P
1	日期	跌倒数 /1000 例住院患者		每周手部卫生符合率			VAP 率		月份	患者满意度 %			每 1000 天中线 BSI 率			每 100 例手术感染数
2	12 月 11	3.6		79		Q1 2005	5.4		1 月	82		基线	4.85		1Q03	3.60
3	1 月 12	4.5		82		Q2	9.0		2 月	79		6 月 11	4.34		2Q03	2.70
4	2 月 12	4.7		86		Q3	7.7		3 月	84		7 月 11	3.26		3Q03	2.20
5	3 月 12	6.0		84		Q4	7.6		4 月	82		8 月 11	2.59		4Q03	1.90
6	4 月 12	4.6		85		Q1 2006	6.3		5 月	92		9 月 11	2.26		1Q04	1.80
7	5 月 12	3.6		79		Q2	1.2		6 月	80		10 月 11	2.61		2Q04	1.20
8	6 月 12	7.6		77		Q3	1.6		7 月	94		11 月 11	2.52		3Q04	1.30
9	7 月 12	7.7		86		Q4	0.4		8 月	78		12 月 11	2.77		4Q04	0.70
10	8 月 12	5.6		82		7 月	1.2		9 月	83		1 月 12	2.62		1Q05	1.40
11	9 月 12	5.7		74		10 月	0.0		10 月	84		2 月 12	2		2Q05	1.30

图 9.7　XmR 控制图

	A	B	C	D	E	F	G	H	I	J	K
1		驳回赔偿请求（无申诉）		外科手术异物滞留	#RFOs		药房	命令输入错误			错过了导管实验室的开始时间
2	及时提出索赔	$7 849 569		海绵	23		订单未收到	51		未能识别房间	43
3	医学必要性	$5 516 508		仪器	1		剂量错误事件的频率	47		医生未准备完毕	88
4	无授权	$1 295 032		针	3		重复订单条目	20		手术前程序太长	47
5	部分授权	$750 766		杂项	7		剂量错误	20		增加了消毒事件	26
6	无效的患者状态验证	$336 270					药物遗漏	19		消毒时间太早	84
7							命令未正常停止	13		手术开始得太早	19
8							额外的指令	13			
9							药物错误	11			
10							患者错误	3			
11							用药途径错误（静脉注射、肌内注射）	2			

图 9.8　帕累托图

	A	B	C
1	放射学报告周转时间（小时）		使用溶栓剂的时间（分钟）
2	19.5		9
3	1.9		20
4	25.2		20
5	2.1		20
6	42.8		37
7	1.9		55
8	19.6		37
9	18.5		20
10	27.9		37

图 9.9　柱状图

	A	B	C	D	E	F	G	H	I	J	K
1	罕见事件日期	RFOs事件间隔天数			ICU之外可预防性编码的天数		感染日期	院内感染事件间隔天数		死亡日期	病房内死亡事件间隔天数
2	2003-4-3			2004-9-29	272		2004-1-18			2000-2-27	
3	2003-4-19	16		2004-10-2	3		2004-1-29	11		2000-3-2	4
4	2003-4-23	4		2005-4-7	187		2004-2-4	6		2000-7-23	143
5	2003-5-9	16		2006-2-4	303		2004-2-6	2		2000-8-7	15
6	2003-5-11	2		2007-6-23	504		2004-2-24	18		2000-9-24	48
7	2003-5-11	7		2008-4-30	312		2004-4-14	50		2000-11-14	51
8	2003-4-16	27					2004-5-22	38		2000-1-3	50
9	2003-6-25	11					2004-5-29	7		2000-1-19	16
10	2003-7-8	13					2004-7-20	52		2000-8-6	199

图 9.10　g 图表

	A	B	C	D	E	F	G	H	I	J	K	L	M	N	O
1	月份	转移	总计		月份	部分	总交货			患者压疮的总人数	期间出院患者人数		日期	医疗差错	剂量
2	2月	8	1737		1月	65	370		7月	0	29		2006年11月	3	24 222
3	3月	6	3467		2月	64	383		8月	1	32		2006年12月	1	23 616
4	4月	4	3176		3月	77	446		9月	0	28		2007年1月	4	23 072
5	5月	5	3362		4月	59	454		10月	0	29		2007年2月	2	19 439
6	6月	3	3164		5月	64	463		11月	1	21		2007年3月	2	24 568
7	7月	5	3419		6月	74	431		12月	1	29		2007年4月	3	41 020
8	8月	0	3333		7月	72	443		2003年1月	0	31		2007年5月	2	26 754
9	9月	6	3334		8月	67	451		2月	1	36		2007年6月	2	23 390
10	10月	1	3290		9月	59	433		3月	0	35		2007年7月	1	26 475
11	11月	7	3132		10月	65	407		4月	1	27		2007年8月	2	22 079
12	12月	0	3394		11月	60	381		5月	0	32		2007年9月	0	29 206
13	1月	4	3415		12月	68	406		6月	0	25		2007年10月	1	23 390
14	2月	4	3139		1月	62	374		7月	0	31		2007年11月	0	26 475
15	3月	6	3381		2月	48	355		8月	1	32		2007年12月	1	23 390

图 9.11　p 图表

	A	B	C
1	日期	患者总跌倒人数	1000 住院日
2	2004 年 1 月	17	4.658
3	2004 年 2 月	22	4.909
4	2004 年 3 月	23	4.886
5	2004 年 4 月	30	4.97
6	2004 年 5 月	22	4.78
7	2004 年 6 月	18	4.973
8	2004 年 7 月	44	5.762
9	2004 年 8 月	42	5.441

图 9.12　u 图表

	A	B	C	D	E	F	G	H	I	J	K	L	M	N	O	P	Q	R	S	T
1		针刺伤			手术部位错误			麻醉部位错误			用药错误			菌血症			急诊人院人数			药物不良事件
2	12月11日	1		Q3 2004	15		Q3 2004	4		1月	74		Q1	10		周一	35		2/24	11
3	1月12日	3		Q4	13		Q4	2		2月	70		Q2	7		周二	30		2/25	11
4	2月12日	0		Q1 2005	14		Q1 2005	1		3月	67		Q3	3		周三	33		2/26	6
5	3月12日	1		Q2	14		Q2	5		4月	65		Q4	10		周四	34		2/27	10
6	4月12日	2		Q3	19		Q3	3		5月	63		Q1	10		周五	24		2/28	6
7	5月12日	0		Q4	17		Q4	5		6月	82		Q2	8		周一	36		2/29	4
8	6月12日	1		Q1 2006	19		Q1 2006	4		7月	110		Q3	12		周二	22		3/1	11
9	7月12日	0		Q2	19		Q2	9		8月	61		Q4	8		周三	27		3/2	8
10	8月12日	3		Q3	24		Q3	3		9月	75		Q1	6		周四	25		3/3	6

图 9.13　c 图表

选择一个控制图

随着最近增加的 I–MR–R 图，现在 QI 宏具有 14 种控制图。您怎么知道要使用哪一个呢？当我分析 Excel 中的数据时，我遵循一个简单的策略：基于数据本身的格式选择合适的图表（表 9.2）。我主要看 3 种格式：

■ 单行 / 列。

■ 两行 / 列，带有分子和分母。

■ 两个以上行 / 列，含有来自每个样本的多个观测值。

如果您的数据仅有单行 / 列，那么可以使用以下 3 种图表：

■ c 图（属性或计数的数据）。它通常是一个整数（例如，每个月内 1 次、2 次、3 次或 4 次损伤）。如图 9.13 所示。

■ XmR 图表（使用平均值或中位数为中心线的变量或测量数据）。它通常有小数（例如，每 1000 例住院患者中 4.75 例跌倒）。如图 9.7 所示。

■ XmR 趋势图，用于增加的变量数据（例如，由于通胀成本上升）。

所以，您应该选择哪一个图表？如果您统计的是不可分割的东西，例如，缺陷、人、车或外伤，那么您可以选择 c 图。如果您测量的是时间、长度、重量或体积等等，那么您可以选择 XmR（个体）图表。在数据中寻找这些模式，然后选择图表类型。

两行 / 列。如果数据具有不同的分子和分母（例如，用药错误 / 医嘱、跌倒数 /1000 例患者 – 住院天数、剖宫产 / 分娩或拒绝赔偿 / 索赔），那么您可以使用：

表 9.2　选择控制图表

行 / 列	属性（整数）	变量（十进制）
1	c 图	XmR 图
	np 表	XmR 趋势图
2	p 图	
	u 图	
2 个或以上		XbarR
		XMedianR
		XbarS
		I–MR–R

■ p 图（每例患者或产品有一个缺陷）。例如，剖宫产 / 分娩，见图 9.11。

■ u 图（每例患者或产品有一个或多个缺陷）。例如，跌倒数 /1000 例患者 – 住院天数。见图 9.12。

您怎么知道使用哪一个呢？我会问自己，"这个要素有多个缺陷吗？"例如，"一个患者会发生一个以上的跌倒吗？"如果是，就使用 u 图；否则就使用 p 图。

两个以上行 / 列的变量数据。在医疗保健行业这些图表使用较少。它们主要用于制造业。如果您的变量数据有两个或以上的行或列（时间、重量、长度、宽度、直径或体积），则可以选择以下四个主要图表之一：

■ XbarR（平均值和范围，每个样本 2 ～ 5 行 / 列）。

■ XMedianR（平均值和范围，每个样本 2 ～ 5 行 / 列）。

■ XbarS（平均值和标准偏差，每个样本 5 ～ 50 行 / 列）。

■ I–MR–R［平均值、移动范围（亚组之间）及范围（亚组内，每个样本 2 ～ 50 行 / 列）］。

您的数据应该如图 9.14 所示。

您可以使用这些数据绘制 XbarR，XMedianR，XbarS 或 I–MR–R 图。XbarR 使用平均值作为集中趋势的测量。XMedianR 使用的是中位数。如果您每个周期具有五个以上的样本，那么 XbarS 可能是您所需要的最强大的图表。如果您的数据在每个周期有不同数量的样本，那么您也可以使用 XbarS。I–MR–R 图像是 XbarR 和 XMedianR 的组合；它使用范围图（range chart）衡量亚组内的变化，使用移动范围图（moving-range chart）衡量亚组之间的变异性。

	A	B	C	D	E
1		轮班人员编制差异			
2	天数	7–3	3–7	7–11	11–7
3	1	−1.50	0	0	0
4	2	−0.50	−0.50	−0.50	0
5	3	0	0	0	0
6	4	0	0	0	0
7	5	0	−1.00	0	0
8	6	−0.50	−0.50	0	0
9	7	0	0.50	0	0

图 9.14　X 图表数据

同样，您可以在您的数据中寻找这些模式，然后选择图表。

g 图。控制图之间的几何中位数和时间可以追踪罕见事件图 9.10，例如，医院里位置错误的手术或者患者错误的手术（图 9.15）。医院使用这些图表追踪"零概率事件（never events）"，"零概率事件"是指不应该发生但是发生了的事件。

np 图。我把它放在最后一个来说，是因为很少有适用 np 图的情况。np 图与 p 图类似，但是样本量大小是恒定的。在医疗保健行业，样本量很少不变。数据如图 9.16 所示。同样，您可以在您的数据中寻找这些模式，然后选择图表。

如果您访问 www.qimacros.com/hospitalbook.html，您可以下载 QI 宏精益六西格玛 SPC 软件 90 天试用版。使用控制图向导绘制控制图表。

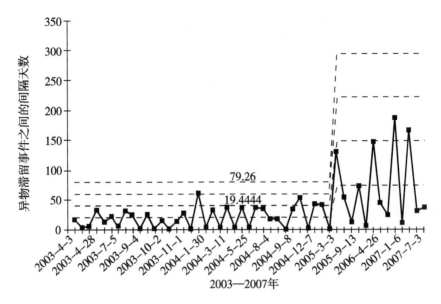

图 9.15　g 图和 t 图

	A	B
1	错误命令	
2	27	
3	19	n=60
4	18	
5	16	
6	16	
7	12	

图 9.16　np 图数据

其他控制图。还有大量其他形式的控制图，这些控制图可用于各种不同的情况：短期图（short-run charts）、平均值分析（analysis of means，ANOM）控制图、指数加权移动平均线（exponentially weighted moving average，EWMA）控制图、移动平均（moving average）控制图、Levey-Jennings 图和 Hotelling 图。

- 短期图（short-run charts）。如果一种产品只有 3 个数据，另外一种产品有 5 个数据，您该怎么办？您总是没有足够的数据来做一个完整的控制图。短期图可分析不同产品与名义值的差异或偏差（DNOM）。
- 平均值分析（analysis of means，ANOM）控制图。这种控制图显示了与平均值的差异。他们主要用于分析实验性数据，而不用于生产数据。
- 累积和（cumulative sum，CUSUM）控制图。这种控制图通过分析与目标值之间的偏差来检测过程中微小的变化。
- 指数加权移动平均线［exponentially weighted moving average，EWMA；又称几何移动平均（geometric moving average，GMA）］控制图。这些图可有效检测过程中

的微小变化，但他们在检测过程中的显著变化时不如 X 图表有效。

■ 移动平均（moving average）控制图。与 XmR 图相比，这种图可以更有效地检测过程中微小的变化。EWMA 图可能比移动平均图表更有效。

■ Levey–Jennings 平均值和标准偏差控制图。这些图表在实验室中使用广泛。

■ Hotelling 图。如果您需要同时控制两件事情，例如，一个钻孔的垂直和水平位置，您会怎么做？Hotelling 图表将协助您处理控制这些多元变量的情况。

除了 g 图，在医疗保健行业我还没有使用到过这些图表，但是显然，有人对这些图表有进一步的应用。我建议在使用这些其他类型的图表之前，先熟悉 X 图、p 图和 u 图。

小结。因此，识别数据类型可以使选择正确的控制图变得更容易，QI 宏控制图向导会有助于做到这些。

如果您通过学习去了解数据类型，选择合适的控制图会更容易。使用 QI 宏画这些图表比较简单，完成绘图后，如果不完全正确，可以删除。

稳定性分析

您得到控制图后，接下来会怎么做？应先稳定超出控制的程序，然后再使用问题解决程序来进行改进。特殊原因应立即进行因果分析，消除变异。

图 9.17 所示的图将帮助您评估任一控制图的稳定性。不稳定的情况如下：

■ 高出控制上限（upper center line，UCL）或低于控制下限（lower centerline，LCL）的所有点（图 9.18）。

■ +2 标准差和控制上限之间及 –2 标准差和控制下限之间 2/3 的点。

■ +1 标准差和 +2 标准差之间及 –1 标准差和 –2 标准差之间 4/5 的点（图 9.18）

■ 偏离中线的 8 个点。

■ 一行内连续上升或下降的 6 个点（即形成某一趋势）。

■ 还有其他一些规则，叫作 Nelson 规则，这种规则可以检测其他统计学上不太可能的情况。

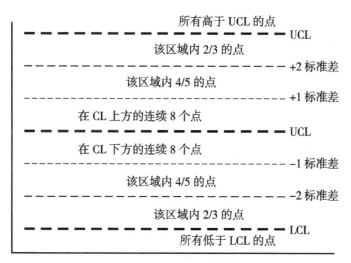

图 9.17　稳定性分析规则

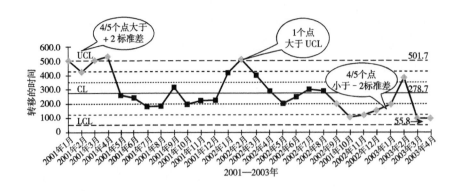

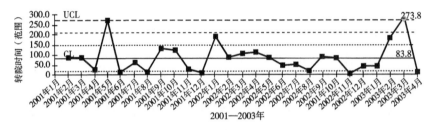

图 9.18　转移时间 XmR 图

所有这些情况都表明可能存在不稳定的情况，可以使用鱼骨图调查这些变化的特殊原因。消除特殊原因后，您可以把注意力用于使用问题解决程序，减少造成偏差的常见原因。您可以访问 www.qimacros.com/sustainaid.pdf 下载我的 "SPC 快速参考卡"。

7. 控制计划

医院需要更严格的程序控制（即可靠性较高的组织），他们可以考虑实施控制计划。控制计划（图 9.19）是一种用于识别、实施并监测程序控制的结构化方法。控制计划描述了从开始到结束程序的哪些方面需要保持在统计过程控制中，还描述了恢复控制所需要的整改措施。程序流程图、失效模式（failure mode）和效果分析（FMEA）支持着控制计划的进一步发展。QI 宏里包含标准工作、流程图、FMEAs 和控制计划的填空式模板（图 9.20）。

所有零件、装配体或交付识别（deliverable identifies）的控制计划：

- 在制造业或服务程序中的所有步骤（例如，插入一条中央导管）。
- 在生产或传送中使用的所有设备（例如，中心静脉导管包）。
- 需要控制的服务特征（例如，感染）。
- 规格与允许误差。
- 测量和评价技术。
- 样本大小和测量频率。
- 控制方法（例如，检查、XmR 图表等）。
- 反应计划——当特征超出控制时，该怎么办（例如，调整、复检、隔离）。

	A	B	C	D	E	F	G	H	I	J	K	L	M
1													
2		原型	启动前		生产	关键联系人/电话					日期（编制）	日期（修订）	
3		控制计划编号											
4		零件号/最近更改水平				核心团队					顾客工程批准/日期		
5													
6		部件名称/描述					机构/工厂批准日期				顾客质量批准/日期（如需要）		
7													
8		机构/工厂			机构代码		其他批准/日期（如需要）				日期（如需要）		
9													
10					特征		特殊性分类			方法			
11		零件/过程编号	过程名称/操作描述	生产所用的机器、装置、夹具和工装	编号 / 产品	过程		产品/工艺规范/公差	评价/测量技术	样本 尺寸	频率	控制方法	反应计划
12													
13													
14													

图9.19 控制计划

http://www.qimacros.com/lean-six-sigma-articles/fmea/ 　　AIAG第4版 　　http://www.aiag.org/ SAE J1739

过程

项目	项目名称/编号	责任人	姓名	FMEA编号	插入FMEA编号		
建模年份		关键日期	2018.7.15	页码	1	共	1
核心团队	队员			编写者	名字		
				FMEA日期	2018.7.15		

过程 / 功能要求	潜在的失效模式	潜在的失效后果	严重程度	级别	潜在的失效原因/机制	发生频率	现行过程控制方法	现行检测控制方法	可探测度	风险系数	建议措施	责任&目标完成日期	措施结果：采取的措施&完成日期	措施结果：严重程度	措施结果：发生频率	措施结果：可探测度	措施结果：风险系数
名称、部件编号或级别 功能	部件失效的类型：裂隙、松动、变形、泄露以及氧化等	对其他系统和部分或人的影响：发出噪音、不稳定、无法运行以及功能受损等			列出所有潜在的失效原因/机制：材料不正确，维护不恰当。疲劳、磨损等		列出预防措施，以确保过程的充分性，防止或减少事故的发生	列出检测措施，以确保过程的充分性，防止或减少事故的发生		0	方案措施，用于降低严重程度/发生和检测等级，严重程度为9或10需要特别注意	机构名称或个体姓名和目标完成日期	措施和真实的完成日期				0
										0							0
										0							0
										0							0

图 9.20　故障模式和效果分析

您可以使用 FMEA 来分析和预防问题发生。您可以使用它来分析产品（例如，汽车、X 线设备或 MRI）、部件（例如，车门）或过程（例如，选择性手术）。FMEA 广泛用于可靠性分析，来成就可靠性较高的组织（HRO）。您可以考虑学习如何使用 FMEA 来实现零伤害。

■ 设计产品或零件可以使用设计 FMEA（DFMEA）。

■ 分析程序可以使用程序 FMEA（PFMEA）。

如果您的产品或程序可能会对人的生命产生影响（例如，医院的放射或截肢），您需要预测产品或过程可能出错的所有方式，以及可能会对客户造成的影响。汽车和航空业通常会这样做，这样可以预防和减轻潜在的问题。他们使用的工具是 FMEA。

FMEA 工具中包含检查表、鱼骨图和帕累托图的一些功能。检查表可以收集并显示可能出现的故障的数据，它可以确定其根本原因和影响，有助于确定故障的优先级。

在潜在故障发生之前，您可以使用 FMEA 分析并预防其影响的产生。您能承受受伤或死亡吗？也许不能。您能承受得起诉讼的时间和金钱吗？也许不能。使用 FMEA 工作表并防止潜在问题造成危害是不是更划算？是的，特别是当后果较为极端时。您要抓住一切吗？不，因为有些事情超出了我们的想象能力。FMEA 能帮助您捕捉大部分可能出错的事情并在出现问题之前制定预防措施吗？绝对可以。正是这种严格将普通医院与 HRO 区分开来。

第十章 聚焦程序创新

到目前为止，我们已经研究了使用精益六西格玛的方法和工具解决延迟、缺陷和偏差等问题的方法。精益六西格玛团队在着手几个改进项目之后，他们通常会开始怀疑，他们是不是在针对正确的问题和过程进行改进。这似乎是一个自然的过程：从使用改进工具获得早期成功，到希望更精确地关注改进工作。

精益六西格玛有一些优秀的工具，这些工具有助于帮助您优化改进工作的重点。然而，在开始理解基本方法和工具之前，大多数人还没有准备好使用这些策略工具。

我也注意到，在一开始，精益和六西格玛是作为各自独立的方法和工具出现的，但在过去几年来到了一个冲突的阶段。我也注意到媒体有一个所谓的"过程创新"的趋势。正如六西格玛使全面质量管理（total quality management，TQM）黯然失色，我认为，"过程创新"将成为涵盖精益六西格玛的全新流行语。不管您怎么称呼它，改进都会因更受关注获益。

1. 重点关注改进工作

突出重点的过程原名"方针计划"（hoshin planning）。我把它叫作"激光聚焦"（laser focus）。在本章中，您将学习如何使用关键工具来激光聚焦您的过程创新：

■ 用客户的声音（voice of the customer，VOC）来定义客户的要求。

■ 创建关键质量指标（critical-to-quality，CTQ）措施，将 VOC 链接到您的业务流程上。

■ 创建平衡记分卡，以突出工作重点，调整组织的任务，设定长期和短期的改进目标。

■ 选择和绘制指标来衡量客户的要求和改进工作的进度。

规划过程中应直接针对解决问题的过程，通过减少循环时间、缺陷、浪费和返工，提高速度、质量并降低成本。

客户的声音

> 如果我问我的客户他们想要什么，他们会说他们想要一匹更快的骏马。
>
> ——OHENRY FORD

客户的声音有助于帮助医院专注于自己的改进工作，这将实现在客户服务上的速度、质量和成本突破性改进。不要再把患者当成患者，而要开始把他们当成客户。通过倾听客户之声、企业之声及员工之声，您可以制定一个总体的改进事宜，使多个团队齐头并进，实现绩效的飞跃。

Michael George 说要了解客户的心，而不仅仅是了解客户的头脑。如果您想要了解客户的心，Michael George 建议您：①将您的市场的核心和外围之间建立强有力的联系；②研究客户的行为，了解他们将如何使用您的医院；③了解整个发展过程中客户的看法。

VOC 可以分析收集客户的需求和愿望，并以此作为建立目标的基础。只有客户可以创造就业机会，所以让客户满意是精益六西格玛的中心主题。客户分为直接客户（例如，实际的患者、患者家属或付款人）和间接客户（例如，股东和政府监管机构）。每个客户都有特殊要求，且与您的业务息息相关。

所有的改进工作都是从目前满足顾客需求的方法转向更理想的方法。但是，在我们开始改进过程之前，我们首先要确定我们的改进方向。大多数企业和改进团队的失败在于未能正确聚焦。要想取得成功，您应把重点放在您客户的需求上，并按照数据行动。

当您确定了对每个目标的关键测量指标时，您就可以为改进项目建立一个"宏伟、艰难和大胆的目标（big hairy audacious goal，BHAG）"。忘掉 10% 的改进效果，去实现零伤害，使周期、缺陷、成本、系统宕机问题、决策制定等下降 50%，并让财务业绩和客户满意度增加 50%。我发现，当您仅仅想改进 10%，您只能得到 10% 的想法。而当您想改进 50%，您会得到 50% 或以上的想法，且往往能得到 70% ～ 80% 改进。突破性的发现！"BAAG"也能迫使您缩小关注范围，关注那将产生最大投资回报的 4% 的业务。

寻找客户之声

开发 VOC 矩阵（图 10.1）是简单，但它要求您的思维更加严谨。这也许是精益六西格玛的力量——所有的精益六西格玛工具都能迫使人们透过表象看清自己业务的本质。

VOC 是使用客户的语言来描述客户想要从您的企业得到什么。我以一家餐厅为例，描述参与者用餐体验的 VOC，问："当您走进一家餐厅，您想要什么？"

餐厅如何提供饭菜？他们一般迎宾，让客人就座，拿菜单，备餐和上菜，结账并收餐盘。什么是最重要的过程？图 10.2 探讨这些要求和过程是如何相互关联的。我发现，无论所涉及的行业是什么，VOC 都具有一定的共同要求（图 10.3）。

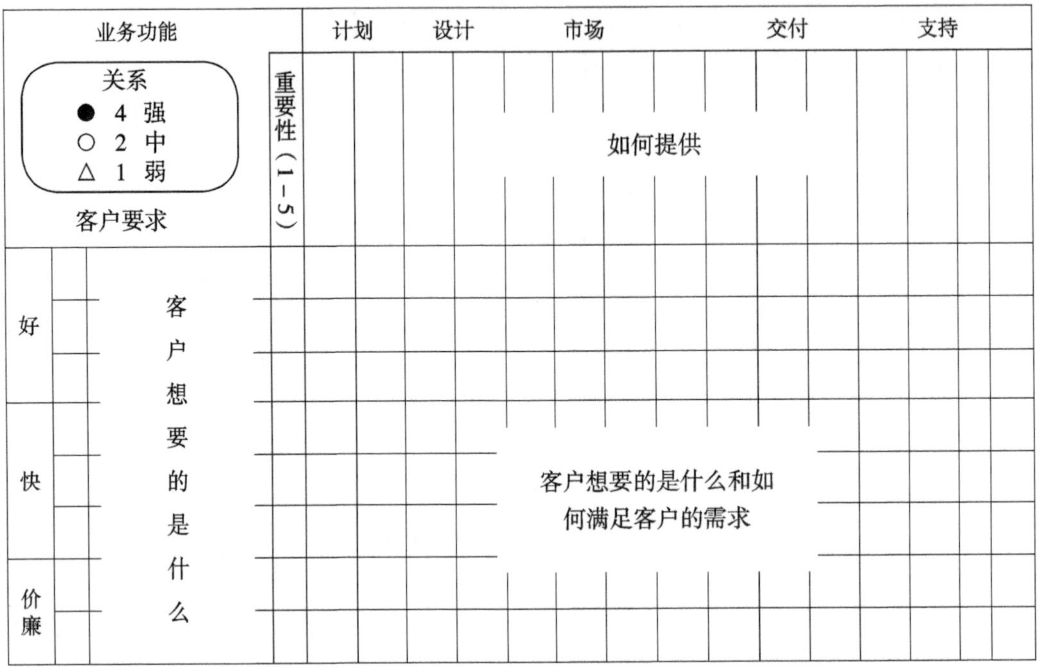

业务功能		重要性（1－5）	计划		设计		市场			交付			支持		
关系 ● 4 强 ○ 2 中 △ 1 弱 客户要求								如何提供							
好	客户想要的是什么														
快							客户想要的是什么和如何满足客户的需求								
价廉															

图 10.1 VOC 矩阵图

业务功能		重要性（1－5）	问候		订单		准备		服务	开票和收款			
关系 ● 4 强 ○ 2 中 △ 1 弱 客户要求			问候	坐下	点饮料	点餐	订购耗材	准备订单	提供服务	客户查验		支付	
好	订单正确	5			●	●		●	○				
	想要美食	5						●	○				
	想要准确的账单	4			●	●				●			
	有多个支付选择	3										●	
快	打招呼并让我坐下	4	●	●									
	迅速为我提供服务	5			●	●							
	需要食物时，很快就提供给我	5						●	○				
	查验	4								●			
价廉	物有所值	4					○	●	○				
	没有浪费食物	3					●						
			4	4	12	12	6	16	8	8		4	

（客户之声）（直接与间接）

图 10.2 餐厅 VOC

	A	B	C	D	E	F	G	H	I	J	K	L	M	N	O	P	Q	R
1		http://www.qimacros.com/qiwizard/voc.html		客户之声														
2		● 4 强 ○ 2 中 企业功能 △ 1 弱 客户要求	重要程度		计划		开展		运营		配送		支持					
3																		
4	更好	对待我就像对待客户	5	2														
5		给我提供符合我要求的产品																
6		产品 / 服务功能正常																
7		产品服务精准 / 正确																
8																		
9		第一时间进行修理, 改正																
10																		
11	更快	当我想要时就可以提供																
12		做出满足我需要的承诺																
13		遵守诺言																
14		我想要快捷, 易于获得帮助																
15		不会浪费我的时间																
16																		
17		如果出现问题, 能很快修改																
18																		
29	更低价	提供了惊人的价值																
20		帮助省钱																
21		帮我节约时间																
22																		
23																		
24																		
25		总权重	10	0	0	0	0	0	0	0	0	0	0	0	0	0	0	0

图 10.3 VOC 宏模板

客户会这样说:

■ 像你需要我这单生意那样接待我(不能像扫描器扫描罐装玉米产品那样机械地对待我)。

■ 提供满足我需求的产品(像沃尔玛那样与顶级供应商协商固定价格膝关节置换术和其他手术)。

■ 提供正确的产品或服务(没有手术保留异物)。

■ 第一次就准确、正确地满足客户的需求(零伤害)。

■ 第一时间修复问题(没有再入院)。

■ 我想要服务时就能得到(不是在你能提供服务的时候)。

■ 做出满足我需求的承诺(当天预约)。

■ 兑现你的承诺(及时),不要让我等待。

■ 我想要迅速、方便地得到帮助,(员工电话能够回答我问题)。

■ 不要浪费我的时间(不要让我等待)。

■ 如果搞砸了,要迅速解决这个问题(不要因为你的错误而让伤害永久化)。

- 带来不可抗拒的价值（我想要快速、实惠、完美的医疗保健）。
- 帮我省钱（不要用不必要的测试或治疗来折磨我）。
- 帮我节省时间（准时，帮我更快恢复健康）。

这些都是我从客户那里听到的最常见的主题。您的客户在说什么？

使用客户使用的语言

最近在美国科罗拉多州的丹佛市，一个家庭发生了悲剧。一个40吨重的建筑主梁从天桥落下，砸在这一家人乘坐的SUV上，一家人全部罹难。我为这一悲剧感到非常难过，但是我并不是在关注建筑主梁的安装问题，而是在关注当天早些时候的一个电话，这个电话本来能够挽救这一家人。一位有公路建设经验的司机打电话报告说，建筑主梁松了且弯曲了，桥梁显然是不安全的。

事故发生后，电视台记者公布了电话录音。我们听到这通电话，来电者一直在清楚地说"主梁"，但是在高速公路呼叫中心的人员却一直将该男子的说法意译为"标志"一词，而非"主梁"，"有一个标志松动了？"

呼叫中心的人员将这个问题作为"有一个标志松动"上报了，随后公路维修人员很快进行了检查。他们甚至都没有注意到主梁，为什么没有注意到呢？因为他们主要关注的是标志，而非主梁。如果呼叫中心的人员只是简单地聆听并输入所听到的内容，那么这场灾难可能是可避免的。

提示：不要让客户用您的语言去交谈。

我曾就职于一家电话公司，那时候我在一个维修电话中心工作，我的权限包括听取通话。维修中心的人员在倾听客户说话时也会遇到类似的问题。他们试图教客户有关中央办公室、主干线、投递和其他内部条款的"电话用语（phone speak）"，而这些做法对客户而言没有什么实际用途。这只会激怒客户，浪费更多的时间。不要再训练您的客户说您用的术语。这只会打破融洽的关系。

提示：您只需要做到鹦鹉学舌，而不需要解释。

在小学的时候，我们都学习如何意译别人的话，但"标志"并不是"主梁"啊。如果您真的要听VOC，在这个实例中，无论是一个热心公民还是您医院里的患者，您都要真正听取并记录他们说什么，而非记录您想听到的或者您认为您听到的。您只需要鹦鹉学舌，而不需要对他们的话进行解释。这样才能建立融洽的关系。

提示：不要想当然。

不要只是因为您的脑子里有一幅图片，就认为在电话另一端的人表达的是相同的画面。一个人脑海中是一幅模糊不定的主梁的画面，另一个人脑海中是一幅松动的标志的画面，二者是不同的。如果呼叫中心的员工只是简单地写下对方所说的"主梁"，那么这场灾难可能就能够完全避免了。

如果您不确定客户的意思，也不要"发明"一个意思，您就只需问："您说的'主梁'是什么意思？"然后呼叫者可能会说："一个巨大的跨越公路的钢体梁"，这会改变呼叫中心人员脑子里的画面。

用患者语言去交谈

作为患者和看护人，我可以告诉您医生和护士在进行医疗工作的时候是怎样说话的。他们经常说静脉血栓栓塞（venous thromboembolism）或 VTE，如果和患者说"血凝成了块"，他们的患者会更清楚这是什么意思。如果您想有效地沟通，您必须使用客户的语言。不要让客户把您说的话转化成他或她的语言；直接把您说的话转化成客户语言，这样就不会丢失什么信息。

二十多年前，我成为一名神经语言程式学（neuro-linguistic programming，NLP）的硕士研究生。在 NLP 中，我们学会了如何通过匹配其他人的语言来发展融洽的关系。

NLP 的一个原则是，"您得到的反馈就是您沟通的意思"。如果客户的反馈符合您的想法，那么这就是一个很好的沟通。如果客户的反应不同，那么说明您的沟通是不清楚的。

我学到的语言技能让我在所做的事情里都受益匪浅。这项技能让我听懂了我的妻子说的是什么，因此，它使我成为一个优秀的丈夫。这项技能让我听懂了客户想要的是什么，因此，它让我成为一个优秀的顾问和供应商，之后，我会使用符合他们的方式来提供服务。我并不总是正确的，但我一直在努力。

虽然我们都讲英语，但并不意味着我们讲同样的术语，或者对任一给定的词语，我们并不会有相同的画面、声音或感受。我们有不同的核心价值观，这会影响我们的言语和五个非常不同的动机风格，这对我们沟通的各个方面产生影响。

训练您的客户服务代表和临床医生，让他们学会什么是倾听，让他们使用客户的术语来沟通，而非使用您的术语。这项技能会让您的业务增长，并帮助您留住客户。我认识一位顾问，他曾与一家大型航空公司的书面投诉部门合作。他让一半的人员在回答客户问题的信件里的文字要与客户信件里的词语相匹配。收到相匹配语言信件的客户增加了他们乘坐该航空公司的次数；而收到普通信件的客户没有增加他们乘坐该航空公司的次数。

我写了一本关于如何激发每一个人动机的书籍，并有一张快速参考卡，您可以访问 www.motivateeveryone.com/pdf/mejobaid.pdf 下载。要了解更多关于您自己的动机和沟通风格，您也可以在 www.motivateeveryone.com/nlpstyle.html 免费获得我个人的电子简介。接下来，您会想弄清楚如何衡量您提供给客户想要的东西的能力。

2. 关键质量指标

> 善良是平静的，它不闪烁，但会发光。
>
> ——DAVID GRAYSON

关键质量指标（critical-to-quality indicators，CTQs）会以特定的方式来衡量顾客的需求，并预测您实现这些要求的能力。所有的业务问题，无一例外都是由未能满足或超越客户的要求造成的。想要明确问题，您需要确定您的客户的 CTQ 需求，并在一段时间内度量它们，这段时间可能是一小时、一天、一周或一个月。

CTQ 可以测量产品或服务，并衡量客户需求的满足程度。过程指标战略性地定位于过程中的关键交叉点（图 10.4），它可以提供早期预警系统。对于每个 CTQ 都应该有一个或多个过程指标，这些可以用于预测您是否能为客户提供他们所需的产品或服务。

对任何产品或服务，通常只有几个关键的客户要求。您的客户想要什么？您如何随时间来衡量它？使用 CTQ 树（图 10.5）来定义所需的测量值。

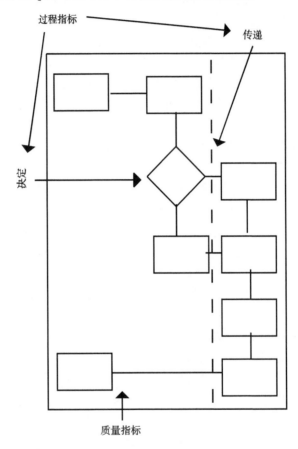

图 10.4　CTQ 指标和切换点

3. SIPOC

另一个可以定义您当前程序的工具是 SIPOC 图（图 10.6）。它显示您的供应商（suppliers）、投入（inputs）、主要程序步骤（main process steps）、输出（outputs）和客户（customers）（直接客户和间接客户）。您需要确定您的主要供应商、客户、产品或服务的使用，以及创造产品或服务的过程。首先确定您对供应商的要求。然后找出您的客户对产品或服务的需求。以好、快、省的角度来看，他们想要什么？然后，根据客户的需求，确定如何用缺陷、时间或成本衡量它们。最后，确定您测量的频率将按分钟、小时、天、周还是月。

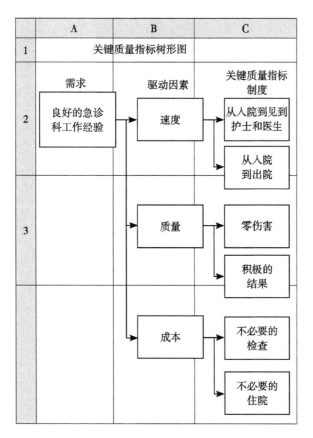

图 10.5　QI 和 CTQ 树

	A	B	C	D	E
1	S	I	P	O	C
2	供应商	输入	过程	输出	客户
3	提供者	输入要求及措施	开始：	要求和措施	接收者
4					
5					
6					
7			高级过程描述：		
8					
9					
10					
11					
12					
13			结束：		
14					
15					

图 10.6　SIPOC 图

通过 3 种环境中的示例来展示，如何找出基于客户需求的指标。对于急诊科、手术室、护理单元、药房和维护部门或其他部门，您的主要客户、产品、服务、过程和客户的要求是什么？

提示： 这样想比较容易，先作为一个客户，确定自己想要从供应商那里得到什么，然后再确定您的客户想要从您这里得到什么。

为了成功进行改进项目，他们必须关注客户的要求，以及改进工作在缺陷、时间或成本方面的测量方法（图 10.7）。

	A	B	C	D
1		测量		
2		顾客 / 股东	产品 / 服务	
3		顾客要求	测量指标	周期
4	质量更高	就像你想从我这里获得业务那样对待我	顾客投诉量	
5		为我提供符合我要求的产品		
6		功能正常的产品 / 服务	缺陷百分比	
7		第一次就要正确、合适		
9		第一次就要将有缺陷的产品修理好	返修占全部修理的百分比	
10	速度更快	当我想要时，就能得到	周期	每个产品
11		做出符合我要求的承诺	第一次选择承诺百分比	
12		兑现承诺	未兑现承诺百分比	每日
13		我能够通过简单容易的方式获得快速帮助	接电话时间小于 60 秒的百分比，以及转接电话的百分比	每日
14		不浪费时间		
15		如果坏了，能够快速修好	修理周期	每一次修理
16		如果无法工作，能够快速得到解决		
17	成本更低 / 感知价值更高	有极高的价值		
18		有助于我省钱		
19		有助于我节约时间		

图 10.7 QI 宏测量矩阵

4. 平衡记分卡

平衡记分卡将所有的努力链接起来，以确保您可以实现突破性改进，而不仅仅是渐进性改变。描绘最简单的方法是用树形图（图 10.8）。

平衡记分卡是从一个理想情况开始，即快捷、实惠、完美的医疗服务。这一构想与客户的长期要求、短期目的、测量和目标息息相关。这是发挥您领导才能的一个极好的地方。

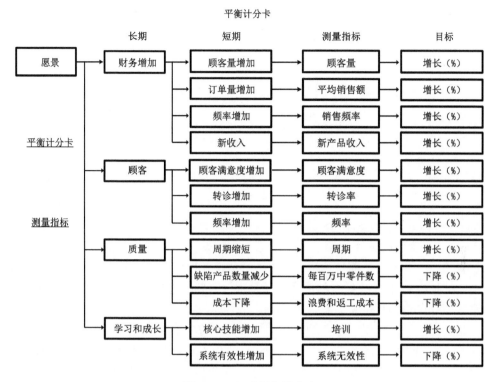

图 10.8　QI 宏平衡计分卡

平衡计分卡中重要的是什么？

（1）如果领导层选择实施这项措施，那么领导们将致力于实现它。

（2）将客户的需求与改进工作联系起来。这两者存在明显的联系，但是人们经常忽视这一点，这个联系能够帮助员工和领导关注客户，并调整自己的所有行动针对客户需求，而非针对内部需求。

（3）以客户要求为基础的测量为评估绩效提供了一个理想的方法。

（4）您可以建立详细的平衡计分卡制度，设立独立的管理经理，使该制度与测量方法相联系。

（5）您可以轻松测量并监测结果。

客户的长期要求往往分为三类（从 VOC 矩阵）：

■ 质量更高——可靠性和依赖性。

■ 服务更快——速度和准时交付。

■ 感知价值更高——降低成本。

短期目标将这些客户"大而虚"的目标具体化，使您可以测量、改进，从而满足目标（从指标）：

■ 质量更高——更少的缺陷。

■ 服务更快——缩短周期时间。

■ 感知价值更高和成本降低。

我们需要"非常大的目标"，它可以挑战我们的创造力和工作能力。在一年内使周期时间、缺陷和成本减少 50% 很有挑战性，但也可以实现。然而，要做到这一点，需要改进工作高度集中，而不是分散。

5. 梅奥诊所临床创新案例研究

> 截止到下周二，我们能做些什么，才能不会伤害患者头上的一根头发？
>
> ——DON BERWICK

Nicholas Larusso，Barbara Spurrier 和 Gianrico Farrugia 编写了《向世界最好的医院学创新》（麦克劳希尔出版社，2015 年）一书，内容是关于梅奥诊所通过创新对医疗保健进行了变革，最后成立了梅奥诊所创新中心（Mayo Clinic Center for Innovation，CFI）。

他们的核心理念是："患者的最大利益是唯一需要考虑的因素。"他们的使命是："改变健康和医疗保健的交付和体验。"

传统上，医疗保健一直遵循的是一种"破损－修复"模式，而 CFI 的重点包括健康事件之前、期间和之后的护理。这意味着他们可以将重心从临床医师诊室转移到各处的护理中心。旧模式的医疗保健是"生病，去看医生"，新模式则是"持续护理，在所有联系点以快速、友好、有效的方式提供服务"。

移动技术现在有 60 亿用户。在印度，医生使用手机图片以 1 美元的价格诊断皮肤问题。例如，梅奥的哮喘手机应用程序允许青少年保持联系并监控他们的症状而无须去看医生。梅奥通过苹果公司的 FaceTime 应用程序根据需要连接专家，他们开发了一种微咨询方法，进而加速患者的诊断和治疗。微咨询方法为每位患者节省了 38 分钟的预约时间和 4 天的行程日。

CFI 的经验教训

- 建立创新学科。
- 招募多元化的团队。
- 拥抱创造力和设计思维。
- 环境很重要。
- 与客户和利益相关者共同创造。
- 围绕"大创意平台"进行组织。
- 内外协作。
- 始终分享您的目标、流程和结果。

方法

- 从大处思考。处理重要的事情，审视并构建问题框架。
- 从小处开始。不要试图一次做所有事情。以渐进的步骤在小型、可管理的环境中进行尝试。设计实验来解决问题。

■ 快速行动。设计原型解决方案，迭代直到确定最佳解决方案，然后将解决方案扩展到组织的其余部分。

创新模式

梅奥寻求一个既严谨又灵活的流程。因此，该模型的目的是平衡直觉和科学、速度和精度、结构和自由、客户和过程、已知和未知、创造力和约束、迭代和线性。

■ 设计思维，以了解客户（患者，付款人等）和框架问题。
■ 科学方法（即精益六西格玛），以使用数据驱动的方法进行实验和创新。
■ 项目管理，以确保成功。

进程

工作人员花费了 11 年的时间才能让 CFI 顺利运行。作者希望他们的书可以作为其他医疗保健系统的"食谱"，启动他们的创新改革。

资源

■ http://blog.centerforinnovation.mayo.edu
■ www.youtube.com/mayoclinic

6. 质量管理体系

最终，诸如平衡计分卡、VOC、测量（例如，控制图、柱状图、帕累托图等）这些方法和工具融合在了一起，形成一个用于制造高质量产品的系统。质量管理体系有很多种类：ISO 9000，能力成熟度模型集成（Capability Maturity Model Integration，CMMI）、项目管理协会（Project Management Institute，PMI）及大量其他的种类。他们都归结为一系列很简单的问题：

（1）您提供产品或服务有一个可预测的过程吗？
（2）您遵循这一过程吗？
（3）您在提高这一过程吗？

观察任意一家成熟的公司，他们可以一直生产高质量产品，这家公司必须有某种质量管理系统。虽然在您的医院简单地安装这样的系统很好，但是想要"毕其功于一役"却可能会毁了您的医院。您可以考虑使用爬–走–跑的方式来代替。先从几个关键过程开始，使其在掌控之中。在您获得经验后，再加入其他过程。如此继续下去，直到您已经将业务过程的大部分迁移进了您的质量管理体系。这样做不会"破产"，也不会使业务或员工有太大的压力。最终，它会带来预期的结果。

无论我们未来会将精益六西格玛称作什么——质量管理或程序创新——业务的成功都将继续取决于平衡创新和改进的能力。首先，创新可以创造新的产品；然后企业可以改进程序，进而简化、优化新产品的供应。如果您要在全球范围内进行竞争，精益六西格玛的方法和工具必须成为您的企业思维方式的一部分。这就是这么简单。

第十一章　精益六西格玛统计工具

精益六西格玛的某些工具不是图形工具；它们只是分析性工具。有时您会希望能够比较两个过程或产品，并使用统计数据了解它们质量的内容。医疗研究经常使用这些工具来比较两种或更多种药物或方案的效果。六西格玛实践者可以使用这些工具比较改进前后的绩效，以验证改进的有效性。这属于假设检验的范畴。

在做研究或临床试验时，这些统计工具有助于评估各种药物或程序的效果。当使用精益六西格玛解决问题时，他们有助于帮助我们对比前后的绩效，进而确定结果是否有统计学意义。

1. 假设检验

我开始怀疑，假设检验是统计学获得"虐待狂"绰号的原因。我发现统计学令人困惑是因为它似乎使用负逻辑来描述所有的事情。但是，一旦您了解它是如何工作的，您会发现它真的没有那么难。

比方说，您有两个药物或程序，并且想要证明它们在一定的置信水平是相同（即相等）或不同的（即不相等）。您可能要将对照组与实验组进行比较，以确定药物是否有效。因为精益六西格玛往往关注的是变异和中央趋势，您可能想要证明平均值或变异是相同或者不同的。假设检验有助于帮助您评估这两个假设。

提出这一观点的英国遗传学家将相同或相等的结果称为零假设。不同的结果称为备择假设。然后，根据分析，您要接受零假设（即这两个药物或程序是相同的）或拒绝零假设（即这两个药物或程序是不同的）。有几个工具可以帮助您完成这一任务，具体使用哪个将取决于您对平均值还是变异更感兴趣。

2. 变异假设检验

因为变异会影响结果，所以确定两个或更多样本的变异是相同还是不同是非常有用的。为了用统计学评估变异，您可以选择使用 F 检验或者 Levene 检验。

针对变异的 F 检验

如果您要在两个水平（例如，钙水平）测量单一因素，并且您想知道这两个水平的变异是否相同，那么应当选择使用 F 检验。F 检验是使用两个样本比较两个独立子集的检验数据。它有助于确定二者的方差是否相同。请参考下面的示例。

F 检验双样本示例。如果您在使用两种不同的抗凝血剂，您可能想知道钙的方差是否相同。

零假设（H_0）：方差是相同的。

备择假设（H_a）：方差是不同的。

现在进行检验，将数据输入 Excel（图 11.1）。使用 Excel 工具菜单下的数据分析工具库或 QI 宏进行 EDTA 与 PPT 的 F 检验。QI 宏将提示统计学差异级别（默认值 =0.05）。F 检验将计算出结果（图 11.2）。

如果您访问 www.qimacros.com/hospitalbook.html，您可以下载 QI 宏精益六西格玛 SPC 软件 90 天试用版。您可以使用 ANOVA 工具来访问 F 检验。

1	样本	EDTA	PPT	COL	AAS	溶液钙离子浓度（PPM）
2	1	2.98	3.7	3.5	4.4	
3	2	2.95	3.9	4.4	5	
4	3	2.15	3.8	3.3	3.5	
5	4	3.41	4.1	2.3	3.7	
6	5	3.97	3.8	3.3	4.7	
7	6	3.86	4.4	3.9	4.1	

图 11.1 F 检验数据

	A	B	C	D	E	F	G
1	EDTA	PPT	两样本 F 检验	α	0.05		
2	2.98	3.69					
3	2.95	3.9		EDTA	PPT		
4	2.15	3.83	平均值	3.22	3.94		
5	3.41	4.08	方差	0.456 72	0.064 36		
6	3.97	3.76	观察例数	6	6		
7	3.86	4.38	自由度	5	5		
8			F 值	7.10			
9			单侧 P 值（$F \leqslant f$）	0.025	0.051	双侧	
10			单侧 F 临界值	5.05	7.15	双侧	
11			单侧	$P < 0.05$ 拒绝零假设			
12			双侧	$P > 0.05$ 接受零假设			

图 11.2 F 检验结果

F 检验结果解释

假设检验	比较	结果
经典方法	检验统计量>临界值（即 $F > F_{crit}$）	拒绝零假设
	检验统计量<临界值（即 $F < F_{crit}$）	接受零假设
P 值方法	$P < \alpha$ 拒绝零假设	$P > \alpha$ 接受零假设

因为 $F < F_{crit}$（$7.10 < 7.15$）和 $P > \alpha$（$0.051 > 0.05$），所以我们接受零假设，方差相等（双侧），但是，单侧时，拒绝零假设。

用于检测非正态数据变异的 Levene 检验

Levene 检验比较两个或多个独立检验数据子集。它帮助确定二者方差是否相同。Levene 检验与 F 检验类似。不过，Levene 检验在检验非正态数据方面效能较强，可以处理多样本数据。请参考下面的示例。

Levene 检验：双样本示例。使用 F 检验的示例数据（图 11.1），使用 QI 宏（Levene 检验不是 Excel 数据分析工具库的一部分）进行 Levene 检验。Levene 检验宏将计算出结果（图 11.3）。

	A	B	C	D	E	F
1	EDTA	PPT		EDTA	PPT	
2	2.98	3.69	中位数	3.195	3.865	
3	2.95	3.9	平均值	3.22	3.94	
4	2.15	3.83	方差	0.4567	0.064	
5	3.41	4.08	观察例数	6	6	
6	3.97	3.76	自由度	5	5	
7	3.86	4.38	Levene 检验			
8			检验	4.597		
9			P	0.058	$P > 0.05$ 接受零假设	
10			F 检验	α	0.05	
11			F 值	7.10		
12			单侧和双侧 P 值	0.025	0.051	
13			F 临界值	5.05		

图 11.3　Levene 检验结果

Levene 检验结果解释

	假设检验	比较结果
P 值方法	$P < \alpha$	拒绝零假设
	$P > \alpha$	接受零假设

Levene 检验的 $P > \alpha$（0.058 > 0.05）时，接受零假设，即方差相等。

F 检验适用于正态分布的两个样本数据，但是它不适用于去处理非正态的数据或两个以上的样本（请注意，Levene 检验的 P 值与 F 检验双向值的 0.305 不同；然而，结果均是接受零假设）。

Levene 检验：4 个样本示例。现在考虑 4 个抗凝剂（图 11.4）。再次得到 $P=0.281$，大于 0.05，所以我们接受零假设，即每个批次方差是相等的。

	A	B	C	D	E	F	G	H	I
1	EDTA	PPT	COL	AAS		EDTA	PPT	COL	AAS
2	2.98	3.69	3.54	4.41	中位数	3.195	3.865	3.44	4.26
3	2.95	3.9	4.4	4.96	平均值	3.22	3.94	3.46	4.22
4	2.15	3.83	3.28	3.5	方差	0.457	0.064	0.508	0.328
5	3.41	4.08	2.28	3.66	例数	6	6	6	6
6	3.97	3.76	3.34	4.68	自由度	5	5	5	5
7	3.86	4.38	3.92	4.11	Levene 检验				
8					检验	1.367			
9					P	0.281			
10						α	0.05		
11					$P > 0.05$ 接受零假设				

图 11.4　抗凝剂数据

3. 平均值的假设检验

由于平均值对结果也产生影响，所以，评估一个或多个样本的平均值是相同的还是不同的是有用的。依据样本量的大小，有多种方法可以做到这一点，例如，t 检验、Tukey 检验和方差分析。

平均值的 t 检验

t 检验用于评估一个或两个样本的平均值是否相同。有以下几种类型的 t 检验：
- t 检验：单一样本。
- t 检验：假设等方差的两个样本。
- t 检验：假设异方差的两个样本。
- t 检验：成对的两个样本的平均值。

单样本 t 检验

我们可以使用 t 检验将单一样本的检验数据与一个特定的值进行比较。它帮助确定样本是大于、小于还是等于该数值。请参考下面的示例（位于 QI 宏 test data/anova.xls）。

中心静脉导管血液感染 t 检验示例。例如，您想知道改进工作减少的感染在统计学上是否低于基线。我们设定了一个零假设（H_0）为中心静脉导管血液感染（central line blood stream infections，CLBSI）小于基线的 4.85 例感染，备择假设（H_a）为 CLBSI 大于或等于 4.85 例感染：

- H_0：导管置入感染 < 4.85 例 /1000 天。
- H_a：导管置入感染 ≥ 4.85 例 /1000 天。

现在采集改进后的 CLBSI 率，将数据输入 Excel（图 11.5 A 列）。然后用鼠标选择数据，单击 QI 宏菜单，选择单样本 t 检验（在 Excel 中的数据分析工具库没有单样本 t 检验）。QI 宏将提示置信级别（默认值 =0.95，等价于 0.05 的显著性），并进行平均值（在此实例中是 4.85 例感染）检验。t 检验单样本宏将计算出结果（图 11.5 B 列和 C 列）。

	A	B	C	D	E	F	G
1	每 1000 天置管中发生 CLBSI 的概率	单样本 t- 检验					
2		检验结果均值	4.85				
3		置信水平	0.95				
4		N	32				
5		平均值	2.16				
6		标准方差	0.468				
7		标准误差	0.083				
8		T	32.466				
9		TINV	1.696				
10		单侧 P 值	0.000	$P < 0.05$ 拒绝零假设			
11		双侧 P 值	0.000	$P < 0.05$ 拒绝零假设			

图 11.5　单样本 t 检验数据

解读单样本 t 检验结果

如果	那么
检验统计量>临界值（即 $t > t_{crit}$）	拒绝零假设
检验统计量>临界值（即 $t > t_{crit}$）	接受零假设
$P < \alpha$	拒绝零假设
$P > \alpha$	接受零假设

由于零假设是 CLBSI 小于 4.85 例感染，这是单侧检验。因此，使用单侧检验值进行分析。

> 注意：如果我们的零假设是 H_0：平均值 =4.85 例，则使用双侧检验值进行分析。

t 检验值 > t_{crit}（32.466 > 1.696）和 $P < \alpha$（0.000 < 0.05）时，可以拒绝零假设，即认为 CLBSI 大于或等于 4.85 例感染不成立。我们可以说，在 95% 的置信水平上可以认为 CLBSI 小于 4.85 例感染。

客户服务 t 检验单样本示例。比方说，您想知道在 95% 的置信区间，急诊科的等待时间是否超过 3 分钟：

- $H_0 \leqslant 3$ 分钟。
- $H_a > 3$ 分钟。

观察员收集等待时间的数据。这里给了我们检验假设需要的数据（图 11.6）。

	A	B	C
1	客户	单样本 t 检验	
2	4	检验结果均值	3
3	0	置信水平	0.95
4	0	N	43
5	0	平均值	4.465 116
6	10	标准方差	5.346 778
7	1	标准误差	0.815 376
8	3	T	1.796 86
9	10	TINV	1.681 951
10	4	单侧 P 值	0.039 776
11	2	双侧 P 值	0.079 552

图 11.6　单样本 t 检验结果

单侧 $P < \alpha$ [0.039 776 < 0.05（1～0.95）]，所以我们必须拒绝等待时间小于或等于 3 分钟的零假设。我们可以说，在 95% 的置信水平上，等待时间大于 3 分钟。

两样本等方差 t 检验

使用图 11.1 的 F 检验数据，您可能想知道，EDTA 和 PPT 之间相比，钙水平是否相同。

定义零假设和备择假设。

- 零假设 H_0 是，平均差（the mean difference）（$x_1 - x_2$）=0，或者换言之，平均值是相同的。
- 备择假设 H_a 是，平均差小于或大于 0，或者换言之，平均值是不同的。

进行 F 检验，以确定方差是否相等。由于两个样本不是"配对的"或以任何方式相互依赖的，所以我们第一步需要确定方差是否相等，以确定要使用的 t 检验类型。在前文我们已经进行了这一步骤，我们知道方差是相等的双侧分布。

运行等方差的 t 检验。现在用鼠标选择数据，点击 QI 宏菜单来选择两个样本的 t 检验（或 Excel 的数据分析工具库，等方差的两个样本 t 检验）。QI 宏将提示一个显著性水平（默认值 =0.05），并假设平均值差异（默认值 =0）。等方差的两个样本 t 检验将计算出结果（图 11.7）。

解释两个样本 t 检验结果

如果	那么
检验统计量>临界值（即 $t > t_{crit}$）	拒绝零假设
检验统计量>临界值（即 $t > t_{crit}$）	接受零假设
$P < \alpha$	拒绝零假设
$P > \alpha$	接受零假设

	A	B	C		D	E
1	EDTA	PPT	两样本等方差 t 检验		0.05	α
2	2.98	3.69	两个样本量相等			
3	2.95	3.9		*EDTA*	*PPT*	
4	2.15	3.83	平均值	3.22	3.94	
5	3.41	4.08	方差	0.456 72	0.064 36	
6	3.97	3.76	样本量	6	6	
7	3.86	4.38	合并方差	0.260 54		
8			假设平均差值	0		
9			自由度	10		
10			t 统计量	−2.443		
11			单侧 $P(T \le t)$	0.017	拒绝零假设	
12			单侧 T 临界值	1.812		
13			双侧 $P(T \le t)$	0.035	拒绝零假设	
14			双侧 T 临界值	2.228		

图 11.7　两样本等方差 t 检验

因为零假设是平均差（$x_1 - x_2$）=0，所以，这是一个双侧检验。因此，使用双侧值的分析。由于 t–statistic $> t_{crit}$（2.443 > 2.228）且 $P < \alpha$（0.035 < 0.05），我们可以拒绝平均差是相同的零假设。因此，我们可以说，在95%的置信水平上，这两个抗凝血剂产生不同的钙浓度。

两样本假设方差不齐 t 检验

PPT 和 COL 有不同的方差，所以我们可以利用它们来评估在使用这两种抗凝血剂时钙水平是否相同：

- 零假设 H_0 是平均差（$x_1 - x_2$）=0，或者换言之，平均值是相同的。
- 备择假设 H_a 是平均差小于或大于 0，或者换言之，平均值是不同的。

进行 F 检验，以确定方差是相等。由于两个样本不以任何方式"配对的"，我们第一步需要确定方差是否相等，以确定要使用的 t 检验类型。选择数据（图 11.8 中的列 A 和 B），然后使用 QI 宏或者数据分析工具库来选择 F 检验。

	A	B	C	D	E	F
1	PPT	COL	两样本方差 F 检验		0.05	α
2	3.69	3.54				
3	3.9	4.4		PPT	COL	
4	3.83	3.28	平均值	3.94	3..46	
5	4.08	2.28	方差	0.064 36	0.51	
6	3.76	3.34	样本量	6	6	
7	4.38	3.92	自由度	5	5	
8			F 值	0.13		
9			单侧 P（T ≤ t）	0.020	0.041	双侧
10			单侧 T 临界值	5.05	7.15	双侧
11			单侧	P < 0.05 拒绝零假设		
12			双侧	P < 0.05 拒绝零假设		

图 11.8　两样本的 F 检验数据

因为 $P < α$（0.0041 < 0.05），我们可以拒绝方差是相等的零假设。现在，我们使用方差不齐 t 检验。

方差不齐 t 检验。现在使用数据和 QI 宏或数据分析工具库来选择假设方差不等的两个样本 t 检验。输入显著性水平（默认值 =0.05）。方差不等的两个样本 t 检验将计算出结果（图 11.9）。

	A	B	C	D	E
1	PPT	COL	两样本等方差 t 检验	0.05	α
2	3.69	3.54	两个样本样本量相等		
3	3.9	4.4		PPT	COL
4	3.83	3.28	平均值	3.94	3..46
5	4.08	2.28	方差	0.064 36	0.51
6	3.76	3.34	样本量	6	6
7	4.38	3.92	假设平均差值	0	
8			自由度	6	
9			t 统计量	1.554	
10			单侧 P（T ≤ t）	0.086	
11			单侧 T 临界值	1.943	接受零假设
12			双侧 P（T ≤ t）	0.171	
13			双侧 T 临界值	2.447	接受零假设

图 11.9　两样本方差不齐 t 检验

方差不齐 t 检验结果解释

如果	那么
检验统计量>临界值（即 $t > t_{crit}$）	拒绝零假设
检验统计量>临界值（即 $t > t_{crit}$）	接受零假设
$P < α$	拒绝零假设
$P > α$	接受零假设

因为零假设是平均差（$x_1 - x_2$）= 0，所以，这是一个双侧检验。因此，使用双侧值的分析。

由于 t–statistic < t_{crit}（1.554 < 1.943）和 P > α（0.171 > 0.05），我们可以接受平均值是相同的零假设。因此，在 95% 的置信水平这两个抗凝血剂的钙浓度是相同的。

配对样本进行平均值 t 检验

使用成对 t 检验比较试验数据的两个相关的集合，这有助于帮助我们确定二者平均值是否相同。例如，训练前后的测试结果（这些是成对的试验数据，因为是由相同的学生产生的两个结果）。

体重减轻也是如此。如果一项饮食计划宣称在 6 个月的时间里能够减重 10 磅以上，那么您可以设计一个测试，记录几个人实施这项饮食计划前后的体重。这些样本由每个个体"配对"。您可能想知道，这项饮食计划是否真的能够减去 10 磅以上的体重。零假设是小于或等于 10 磅。备择假设是大于 10 磅体重。

- $H_0 \leqslant 10$ 磅。
- $H_a > 10$ 磅。

因为零假设的陈述是"小于或等于"，所以这是一个单侧的检验。

现在进行几个人的测试，然后将数据输入 Excel（图 11.10 的 A 列和 B 列）。然后用 QI 宏或数据分析工具库选择成对样本 t 检验。在显著性水平 0.05，假设平均差为 10 磅时，成对样本 t 检验将计算出结果。

	A	B	C	D
1	节食前	节食后	两样本均值 t 检验	
2	213.4	200.1		节食前	节食后
3	225.0	216.4	平均值	211.65	201.125
4	217.0	195.6	方差	144.0107	175.1713
5	183.7	175.0	样本量	16	16
6	197.2	201.3	Pearson 相关	0.583 732	
7	223.6	214.8	假设均值差	10	
8	224.2	215.7	自由度	15	
9	215.2	200.7	t 统计量	0.181 578	
10	202.4	211.7	单侧 P（$T \leqslant t$）	0.429 172	
11	217.7	216.1	单侧 T 临界值	1.753 051	
12	221.0	208.5	双侧 P（$T \leqslant t$）	0.858 345	
13	219.9	188.4	双侧 T 临界值	2.131 451	
14	205.4	206.4			
15	195.1	180.9			
16	218.0	184.1			
17	207.6	202.3			

图 11.10 配对样本 t 检验

配对 t 检验结果解释

如果	那么
检验统计量>临界值（即 $t > t_{crit}$）	拒绝零假设
检验统计量>临界值（即 $t > t_{crit}$）	接受零假设
$P < \alpha$	拒绝零假设
$P > \alpha$	接受零假设

由于零假设是体重减少小于或等于 10 磅，这是一个单侧检验。因此，使用单侧值的分析。

注意：如果我们的零假设是 H_0：平均差 =10 磅，那么将适用双侧值。

由于 t 统计量 < t_{crit}（0.181 578 < 1.753 051）和 $P > \alpha$（0.429 172 > 0.05），我们可以接受体重减少小于或等于 10 磅的零假设。

单一样本 t 检验的实例。我们也可以将此例转换为单样本 t 检验。如果我们计算前后体重之间的差异，可以检验差异是否大于 10 磅（图 11.11）。

	A	B	C
1	差值	单侧 t 检验	
2	13.3	检测均值	10
3	8.6	置信水平	0.95
4	21.4	样本量	16
5	8.7	平均值	10.5
6	−4.1	标准方差	11.565 26
7	8.8	标准误差	2.891 316
8	8.5	T	0.181 578
9	14.5	TINV	1.753 051
10	−9.3	单侧 P 值	0.429 172
11	1.6	双侧 P 值	0.858 345
12	12.5		
13	31.5		
14	−1.0		
15	14.2		
16	33.9		
17	5.3		

图 11.11　饮食的单样本 t 检验

这一次又出现了相似的情况，由于 P 值为 0.429 172，大于 0.05，我们接受零假设，体重减少小于或等于 10 磅。

非正态数据平均值的 Tukey 快速检验

Tukey 快速检验与 t 检验类似，但 Tukey 快速检验可以处理非参数（即非正态）数据，有助于确定平均值是否具有差异。零假设 H_0 是平均值是相同的。

在下列情况可以使用 Tukey 快速检验：

■ 相似大小的两个不成对样本彼此重叠。大小比不应超过 4 ：3。

■ 一个样本含有最高值，而另一个样本含有最低值。一个样本不能同时包含最高值和最低值，也不能在两个样本都含有相同的高值或低值。

通过在任一端上添加不匹配点的数量，我们可以确定 5%、1% 和 0.1% 的临界值对应大约 7 个点，10 个点和 13 个点。您可以参考下面的示例。

Tukey 快速检验实例。使用来自 Tukey 原始文件的数据和在 QI 宏非参数工具里的快速检验（图 11.12），可以轻易地进行这一检验。如果数据违反以上任一规则，模板将不计算 Tukey 快速检验。

解读 Tukey 快速检验结果

IF	Then
总计数 ≥ 7	在 5% 的置信水平上拒绝零假设
总计数 ≥ 10	在 1% 的置信水平上拒绝零假设
总计数 ≥ 13	在 0.1% 的置信水平上拒绝零假设
总计数 < 7	接受零假设

零假设 H_0 是平均值是相同的。在本实例中，由于端数 =9，我们在 2% 的置信水平拒绝零假设。

	A	B	C	D	E
1	样本 1	样本 2	排序合并样本	Tukey 快速测试	
2	15	16.3	15	结束时总数	置信区间
3	16.5	18.8	15	2	50%
4	17.3	15.8	15	3	63%
5	15.3	17.1	15.1	4	75%
6	15	17.9	15.3	5	84%
7	15.1	17.4	15.8	6	91%
8	15	16.7	16.3	7	95%
9	17.6	17.3	16.5	8	97%
10	17.4	17.5	16.7	9	98%
11	16.7	18.7	16.7	10	99%
12		19.5	17.1	结束计算表	
13			17.3	顶端数	5.0
14			17.3	底端数	4.0
15			17.4	总数	9.0
16			17.4	是否显著？（是 / 否）	是
17			17.5	可信率（%）	98%
18			17.6	P	0.018

图 11.12 Tukey 快速检验

4. 方差分析

t 检验只能处理两个样本，而方差分析（analysis of variance，ANOVA）有助于帮助您确定两个或多个样本的平均值是否相同。零假设（H_0）是平均值 $_1$= 平均值 $_2$= 平均值 $_3$。我们的目标是在一定的置信水平（95% 或 99%）否定这一假设（即样本具有不同的平均值）。Excel 和 QI 宏可以执行单因素或者双因素分析。

单因素分析

在图 11.1 中，我们要比较四种不同的抗凝剂如何影响钙水平。我们使用 Excel 和 QI 宏，选择列 H1:L8 中的数据，点击 QI 宏 "方差分析和分析工具 – 方差分析单因素" 来运行在 95% 或 α =0.05 的置信水平的单因素方差分析（图 11.13）。

	G	H	I	J	K	L	M
1	方差分析：单因素	α	0.05				
2							
3	总结						
4	组	样本量	总和	平均值	方差		
5	EDTA	6	19.32	3.22	0.456 72		
6	PPT	6	23.64	3.94	0.064 36		
7	COL	6	20.76	3.46	0.508 16		
8	AAS	6	25.32	4.22	0.327 88		
9							
10							
11	方差				$P < 0.05$ 拒绝零假设		
12	差异来源	SS	df	MS	F	P 值	F 临界值
13	组间	3.6936	3	1.2312	3.628 86	0.031	3.098 39
14	组内	6.7856	20	0.339 28			
15							
16	总计	10.479	23				

图 11.13 方差分析结果

由于 P 值小于 α，我们就可以拒绝零假设（即平均值是不同的）。但是，我们无法拒绝 α =0.01 的零假设。如果感兴趣的话，您可以对数据使用运行箱线图（box-and-whisker chart），查看其变异（图 11.14）。

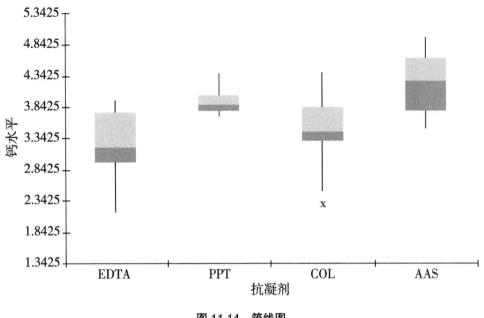

图 11.14 箱线图

双因素分析

当您需要分析包含多个因素的单列数据时，Excel 会要求您将数据设置为可以分析的格式。图 11.15 展示了如何为服用三种不同药物治疗的患者设置数据。

患者	药物	差值
男性	药物 1	8
男性	药物 1	4
男性	药物 1	0
男性	药物 2	10
男性	药物 2	8
男性	药物 2	6
男性	药物 3	8
男性	药物 3	6
男性	药物 3	4
女性	药物 1	14
女性	药物 1	10
女性	药物 1	6
女性	药物 2	4
女性	药物 2	2
女性	药物 2	0
女性	药物 3	15
女性	药物 3	12
女性	药物 3	9

患者	药物 1	药物 2	药物 3
男性	8	10	8
	4	8	6
	0	6	4
女性	14	4	15
	10	2	12
	6	0	9

使用大小为 6 的表格二维阵列功能，然后复制并转置粘贴。

图 11.15 药物反应数据

之后，如果您对单因素的药物有兴趣，您可以选择三种药物数据进行单因素 ANOVA 分析（图 11.16）。

单因素方差分析

总结

分组	样本量	总和	平均值	方差
药物 1	6	42	7	23.6
药物 2	6	30	5	14
药物 3	6	54	9	16

方差分析

变异来源	SS	df	MS	F	P 值	F_{crit}
组间	48	2	24	1.343 284	0.290 642	3.682 317
组内	268	15				
总变异	316	17				

图 11.16　药物单因素方差分析结果

您有两个群体（男性和女性）和服用三种不同的药物，如果想要评估药物的有效性和患者的类型，您该怎么办呢？您可能会研究两个或更多的"结果（replications）"（在服用相同药物的类别有一个以上的患者）。

然后，使用 Excel 和 QI 宏对结果运行双因素方差分析（图 11.17）（α =0.05 为 95% 置信度）。

这里，对于男性 / 女性 P 值大于 α，所以平均值是相同的。药物的 P 值也大于 α，所以零假设成立（平均值是相同的）。药物和患者之间相互作用的 P 值小于 0.05，所以三种药物的效力对于两个类别的患者是不相同的。

5. 您的数据是正态分布的吗？

统计分析可能依赖于您的数据是"正态"（即钟形）分布的，那么您如何判断数据是否呈正态分布呢？以下是两个我们最常用的检验：

■ 正态概率图。

■ P 值法或临界值法。

正态概率图法

如果您使用过任一 QI 宏 X 图表模板，那么您会知道正态概率图是 XmR、XbarR 和 XbarS 模板的一部分（图 11.18）。

双因素方差分析

总结		药物 1	药物 2	药物 3	总计
	男性				
样本量		3	3	3	9
合计		12	24	18	54
平均值		4	8	6	6
方差		16	4	4	9
	女性				
样本量		3	3	3	9
合计		30	6	36	72
平均值		10	2	12	8
方差		16	4	9	28.25
	合计				
样本量		6	6	6	
合计		42	30	54	
平均值		7	5	9	
方差		23.6	14	16	

方差分析

变异来源	SS	df	MS	F	P 值	F_{crit}
样本	18	1	18	2.037 736	0.178 94	4.747 221
列	48	2	24	2.716 981	0.106 343	3.885 29
交互作用	144	2	72	8.150 943	0.005 81	3.885 29
内部	106	12	8.833 333			
总计	316	17				

图 11.17　药物数据的双因素方差分析结果

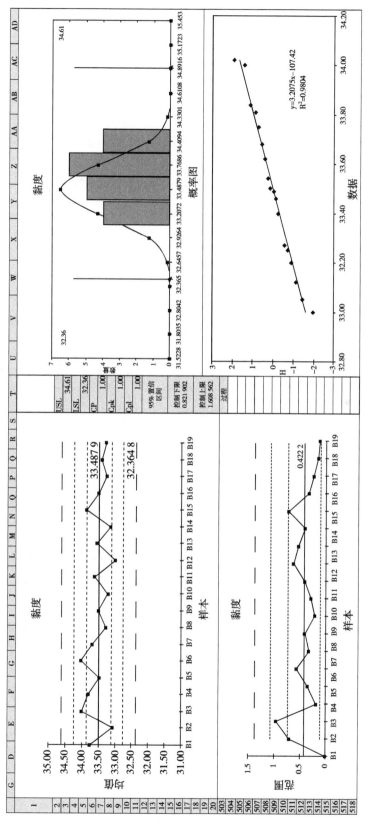

图 11.18　正态概率图

只需通过查看柱状图（钟形）和概率图，您可以发现，这些数据是呈正态分布的。概率图将数据转换成正态分布，并绘制散点图。

- 正态分布的数据会跟随在趋势线附近。
- 非正态分布的数据中远离趋势线的点更多。

P 值和临界值法

在 QI 宏方差分析工具中的描述性统计和正态性检验使用 Anderson-Darling 法，它会更为严格地分析正态分布。输出包括 Anderson-Darling 统计、A^2、A^2 的 P 值和临界值。使用位于 C:\qimacros\testdata 文件夹的 XbarR.xls 中的单元格 A1:A26，您会得到图 11.19。

所示的 Anderson-Darling 值是：

- A^2=0.198。
- P=0.869。
- 95%的临界值 =0.787。
- 99%的临界值 =1.092。

这一示例中，零假设是数据是呈正态分布的。备择假设是数据呈非正态分布。当 $P \leq \alpha$ 或 A^2 >临界值时，拒绝零假设（即接受备择假设）。

当 P=0.869，大于 α =0.01（显著性水平）时，接受零假设（即数据是呈正态分布的）。使用临界值，只要 A^2 大于任何两个临界值之一，您就可以拒绝这个零假设（即数据非正态分布的）。由于 0.198 ＜ 0.787 和 0.198 ＜ 1.092，可以说 99% 的置信区间上说，数据是呈正态分布的。

另一个示例。使用位于 c:\qimacros\testdata 的 XbarR.xls 中的单元格 D1:D41（删除空行之后），您会得到如图 11.20 的结果。请注意正态曲线图的右侧，一些点是远离直线的。使用 Anderson-Darling 法，我们发现数据在一个水平（99%）呈正态分布，而在另一个水平（95%）不是呈正态分布的。

使用 P 值，P=0.028，大于 α =0.01（0.01 ＜ 0.028 ＜ 0.05），我们在 α =0.05 可以拒绝零假设（即数据是呈正态分布的），但 α =0.01 不能拒绝零假设。使用临界值，因为 0.787 ＜ 0.833 ＜ 1.092，我们可以拒绝零假设在 95% 的置信区间，但在 99% 的置信区间不能拒绝零假设。

坦率地说，对"不拒绝零假设"的双重否定让我感到疲惫。我真正想知道的是"我的数据是正态分布吗？"因此，总结如下：

- 如果点在正态概率图符合趋势线，那么数据是正态分布的。
- 如果 $P > \alpha$，则数据是正态分布的。
- 如果 A^2 <临界值，则该数据是正态分布的。

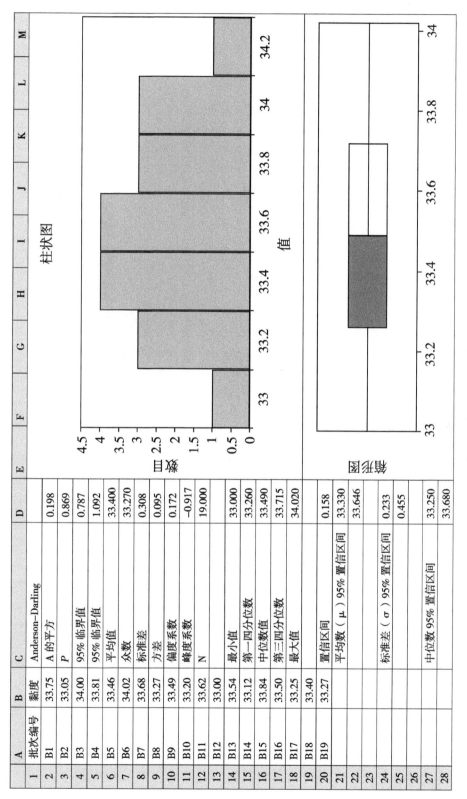

图11.19 P值的方法

	A	B	C	D	E	F	G	H	I	J	K	L	M
1	批次编号	黏度	Anderson-Darling										
2	B1	33.75	A 的平方	0.198									
3	B2	33.05	P	0.869									
4	B3	34.00	95% 临界值	0.787									
5	B4	33.81	95% 临界值	1.092									
6	B5	33.46	平均值	33.400									
7	B6	34.02	众数	33.270									
8	B7	33.68	标准差	0.308									
9	B8	33.27	方差	0.095									
10	B9	33.49	偏度系数	0.172									
11	B10	33.20	峰度系数	-0.917									
12	B11	33.62	N	19.000									
13	B12	33.00											
14	B13	33.54	最小值	33.000									
15	B14	33.12	第一四分位数	33.260									
16	B15	33.84	中位数值	33.490									
17	B16	33.50	第三四分位数	33.715									
18	B17	33.25	最大值	34.020									
19	B18	33.40											
20	B19	33.27	置信区间	0.158									
21			平均数（μ）95% 置信区间	33.330									
22				33.646									
23													
24			标准差（σ）95% 置信区间	0.233									
25				0.455									
26													
27			中位数 95% 置信区间	33.250									
28				33.680									

	A	B	C	D	E	F	G	H	I	J	K	L	M
1	批次编号	黏度	Anderson–Darling										
2	B1	33.75	A的平方	0.833									
3	B2	33.05	P	0.028									
4	B3	34.00	95%临界值	0.787									
5	B4	33.81	95%临界值	1.092									
6	B5	33.46	平均值	33.921									
7	B6	34.02	众数	33.270									
8	B7	33.68	标准差	0.641									
9	B8	33.27	方差	0.411									
10	B9	33.49	偏度系数	0.286									
11	B10	33.20	峰度系数	1.342									
12	B11	33.62	N	30.000									
13	B12	33.00											
14	B13	33.54	最小值	33.000									
15	B14	33.12	第一四分位数	33.415									
16	B15	33.84	中位数值	33.780									
17	B16	33.50	第三四分位数	34.538									
18	B17	33.25	最大值	35.030									
19	B18	33.40											
20	B19	33.27	置信区间	0.262									
21	B20	34.65	平均数（μ）95%置信区间	33.669									
22	B21	34.60		34.184									
23	B22	34.55											
24	B23	35.00	标准差（σ）95%置信区间	0.511									
25	B24	34.75		0.862									
26	B25	34.50											
27	B26	34.70	中位数95%置信区间	33.490									
28	B27	34.29		34.290									
29	B28	34.61											
30	B29	34.49											
31	B30	36.03											

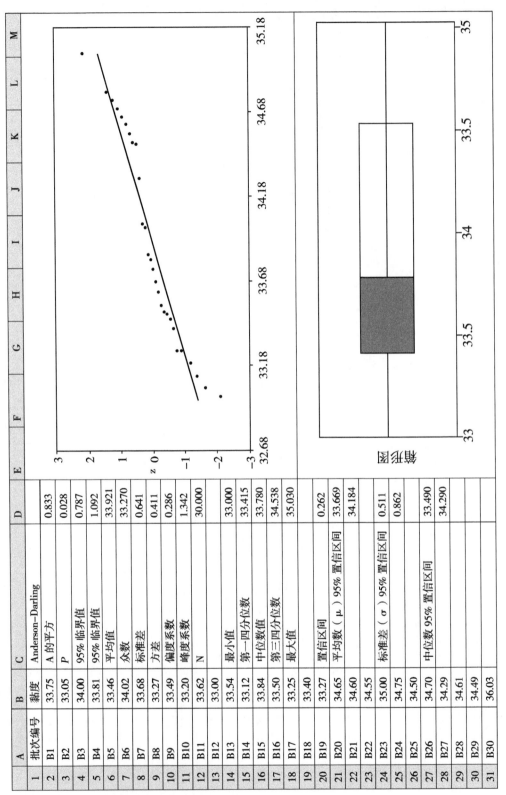

图 11.20　概率图

6. 比例检验

如果制造商宣称其产品的缺陷率低于 3%，那么您可以收集一个产品的样品，并确定实际缺陷率是否与制造商宣称一致。比例检验不是 Excel 数据分析工具库的一部分，但是您可以使用 QI 宏比例模板。

单比例检验

（1）如果数据没有汇总，您可以使用数据透视表产品样本和检出产品。

（2）单击 QI 宏下拉菜单，选择"方差分析和分析工具"，然后选择"比例检验"（图 11.21）。

（3）在 A3 中输入检验比例（例如，3% 为 0.03）。

（4）在 B3 输入检验次数（如 100 个产品）。

（5）在 C3 输入检出的数量（如 100 个产品中的缺陷）。

（6）在 E1 输入置信水平（例如，0.95=95%）。

（7）零假设是 $H_1=H_0$（样本比例 = 比例）。通过直接逼近法和正态逼近法（direct and normal approximation methods），$H_1=H_0$，$H_1 > H_0$ 和 $H_1 < H_0$，计算出 P 值。

■ 如果单元格 H3:H5（或 J3:J5）是绿色的，您可以接受零假设。

■ 如果单元格 H3:H5 是红色的，拒绝零假设。

在这个示例中，在 100 个样本中有 5 个有缺陷，您可以拒绝 $H_1=H_0$ 的零假设。

	A	B	C	D	E	F	G	H	L	J
1					0.95	Confidence Level				
2	比例	试验例数	成功例数	样本 P 值	95% 置信区间		直接 P 值		正常 P 值	
3	0.3	100	5	0.050 000	0.016 432	0.112 835	0.000	$H_1=H_0$	0.000	$H_1=H_0$
4					0.007 284	0.092 716	1.000	$H_1 > H_0$	1.000	$H_1 > H_0$
5							0.000	$H_1 < H_0$	0.000	$H_1 < H_0$

图 11.21　单样本的概率检验

双比例检验

您给一组患者发送邮件后，想知道回复邮件的那部分患者是否愿意接受两种不同形式的门诊服务。您可能会给一部分患者做免费评估，来看看该组与另一组相比是否有更多的患者会进行消费。

下面讲解了如何使用 QI 宏比例模板来执行双比例检验：

（1）如果数据没有汇总，使用数据透视表来总结试验和成功情况。

（2）单击 QI 宏下拉菜单，选择"方差分析和分析工具"，然后选择"比例检验"，将打开一个模板。点击标有"双比例"的选项卡（图 11.22）。

（3）在 E2 输入检验的区别。默认值为 0。

（4）在 A3 和 A7 输入试验次数。

（5）在 B3 和 B7 输入检出的数量。

（6）在 F1 中输入置信水平。

（7）零假设是 $H_0 : P_1=P_2$ ；$H_1 : P_1 <$ 或 $> P_2$。

■ 如果单元格 I3：I5 是绿色的，可以接受零假设。

■ 如果单元格 I3：I5 是红色的，拒绝零假设。

	A	B	C	D	E	F	G	H	I
1	First Proportion				Difference		0.95	Confidence Level	
2	Trials	Successes	First p (P1)			0	95% Confidence Intervals		p
3	50	10	0.2		Est. Diff	-0.086775	0.206775	0.423	P1-P2=0
4					0.06			0.212	P1-P2<0
5	Second Proportion				Z			0.788	P1-P2>0
6	Trials	Successes	Second p (P2)		0.80				
7	50	7	0.14						

图 11.22　两个样本的概率检验

7. 在 Excel 进行卡方检验

卡方检验有不同的类型：

■ 卡方拟合优度检验。

■ 列联表的卡方检验。

■ 2×2 表 Fisher 精确检验。

卡方拟合优度检验

卡方拟合优度检验可以评估多个结果发生的概率。

以拉斯维加斯的骰子为例举例说明。我们想知道，一个六点面的骰子出现是否具有随机性。我们设计一个零假设（H_0）是公平的（每个面都会有相等的向上的概率），备择假设（H_a）为一个或多个面向上的概率更大：

■ $H_0 : P_1=P_2=P_3=P_4=P_5=P_6=1/6$。

■ H_a：至少有一个面的 P 不等于 1/6。

现在进行 120 次投骰子，输入数据到 Excel（图 11.23 的单元格 A23:C29）。然后，在一个空单元格，开始输入公式 "=chitestlc." Excel 将提示观察和预期的范围。使用鼠标来选择观察范围（B24:B29）和预期范围（C24:C29）。在两者之间加入逗号，在末尾加入括号，并点击"返回"。卡方检验将计算出每个面的概率（即 P 值）相等。

卡方拟合优度检验结果解释

如果	那么
$P < \alpha$	拒绝零假设
$P > \alpha$	接受零假设

	A	B	C	D
23	拉斯维加斯的骰子	观察到的结果	预期结果	
24	1	10	20	$4.557\ 59 \times 10^{-5}$
25	2	25	20	
26	3	30	20	
27	4	20	20	
28	5	30	20	
29	6	5	20	

图 11.23　拉斯维加斯骰子

在这些结果中，$P=4.557\ 59 \times 10^{-5}$（$0.000\ 045\ 6$），显著低于 $\alpha =0.05$，所以我们可以拒绝零假设，即骰子是公平的。

列联表的卡方检验

卡方检验可以评估两个变量是否相互独立。我们都做过调查，可能想知道发生了什么。列联表的卡方检验有助于确定两个或更多个人口统计数据（demographics）之间是否有差异。您可以参考下面的示例。

男性与女性卡方检验示例。假设，向男性患者和女性患者询问他们对某一给定的话题持同意、不同意还是中性的态度（例如，护理满意度）。我们怎样才能知道他们是否有相同或不同的意见？我们可以设计一个零假设（H_0）：男性和女性患者具有相同的观点，备择假设（H_a）：男性和女性具有不同的观点：

■ H_0：男性患者 = 女性患者。

■ H_a：男性患者＜或＞女性患者。

现在进行调查，并将反馈录入到 Excel（图 11.24 单元格 A1:C4）。正如您所见，持同意观点的男性患者多于女性患者，但结果在统计学上是否具有显著性呢？

选择数据，并使用 QI 宏选择卡方检验（这不是 Excel 的数据分析工具库的一部分）。卡方检验宏将计算出结果。需要注意的是，我们不需要从各组获得相同的反馈数量才能得到结果。

	A	B	C	D	E	F
1		男人	女性	总计	卡方值	16.164 03
2	同意	58	35	93	P	0.000 309
3	中立	11	25	36		
4	不同意	10	23	33		
5	总计	79	83	162		

图 11.24　男性患者与女性患者

卡方检验结果解释

如果	那么
$P < \alpha$	拒绝零假设
$P > \alpha$	接受零假设

在这些结果中，P=0.000 31。如果 P 值（0.000 309）小于显著性（例如，$\alpha < 0.05$），我们可以拒绝男性患者和女性患者对这个问题有着一致的看法的零假设。

2×2 表 Fisher 精确检验

Fisher 精确检验可以评估小的 2×2 表，且其效果要优于卡方检验，因为 Fisher 精确检验可以计算精确概率。2×2 表 Fisher 精确检验有助于确定两个或更多个人口统计之间是否有差异。参考下面的示例。

男性和女性节食：Fisher 精确检验案例。假设，我们询问男性和女性他们是否在节食。我们该如何知道，某一性别节食要多于另一性别呢？我们可以设计一个零假设（H_0）：男性和女性的节食相同；备择假设（H_a）：二者是不同的。

- H_0：男性 = 女性。
- H_a：男性<或>女性。

现在进行调查，并将反馈数量录入到 Excel（图 11.25 单元格 A1:C3）。正如您所见，男性节食似乎少于女性，但是该结果是否具有统计学上的显著性呢？

使用 QI 宏菜单选择"Fisher 精确检验"（不在 Excel 的数据分析工具库）。Fisher 精确检验宏将计算出准确的检验统计与卡方统计。

	A	B	C	D	E	F
1		男性	女性	总计	Fishers	
2	节食	1	9	10	双侧检验 P 值	0.002 759 46
3	非节食	11	3	14	卡方值	10.971 025 4
4	总计	12	12	24	P	0.000 925 27

图 11.25 Fisher 精确检验。

Fisher 精确检验结果解释

如果	那么
$P < \alpha$	拒绝零假设
$P > \alpha$	接受零假设

在这些结果中，Fisher 精确检验 P 值是 0.002 76。我们可以在 α =0.05 及 α =0.01 水平拒绝零假设，但 α =0.001 水平不能拒绝零假设。

请注意，Fisher 精确检验得出的 P 值比卡方 P 值高出 0.000 93。卡方检验得出的结果让我们可以在 α =0.001 的水平拒绝零假设。

8. 确定样本量大小

在制造业的应用中，您经常需要弄清楚要收集多少样本，才能确保您能从总体中获得一个有效的样本量。从 QI 宏下拉菜单中选择"方差分析和分析工具。"点击"样本量"可获得图 11.26。输入置信区间和置信水平，以及要计算出满足您的置信要求所需要的样本量的任何其他信息。

为了计算样本大小，您需要知道：

（1）所要求的置信度（90%，95%或99%）。

（2）所要求的置信区间的宽度（±5%）。

（3）特征的变化（例如，平均值）。

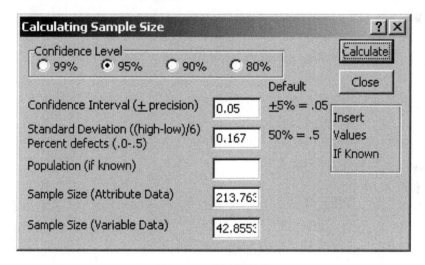

图 11.26　样本量计算

QI 宏样本量计算器的设计既适用于变量（测量）数据，又适用于分类（计数）数据。默认设置为标准参数：

■　95% 的置信水平。

■　±5%（0.05）置信区间。

■　变量数据以 0.167 为标准偏差（分类数据时，此值更改为 0.5）。

置信水平（Confidence Level）

在取样时，您想知道样本反映总量的程度如何。95% 的置信水平意味着您可以 95% 的肯定，样本反映了置信区间内的总量。

步骤 1：选择置信水平（通常为 95%）。

> 置信区间（confidence interval）：置信区间表示值的范围，包括被测量的总体参数的真实值。

步骤 2：设定置信区间（一般为 ±5%，或 0.05）。

属性（计数）采样：如果 100 个中有 95 个都是合格的，只有 5 个是不合格的，那么您就不需要一个非常大的样本来估计总量。如果 50 个是不合格的，50 个是合格的，那么您需要一个更大的样本，才能获得所需的置信水平。因为您事先不知道有多少是合格的和不合格的，您必须将属性字段设置为（50% 或 0.5）。

步骤 3：属性数据——将百分比缺陷设置为 0.5。

变量（测量）数据：如果（从过去的研究中）您知道您的数据的标准偏差，那么您可以使用标准偏差。如果您知道规格公差，那么您可以使用（最大值 – 最小值）/6 作为您的标准偏差（默认为 1/6=0.167）。

步骤 4：变量数据——输入标准偏差。对任一属性或变量的样本，使用"百分比缺陷 / 标准偏差"字段。

步骤 5：输入总体量（如果知道的话）。

步骤 6：按"计算"键来读取样本大小。

根据您的数据类型来计算样本大小：属性数据或变量数据。在这个示例中，我们使用变量数据，所以样本量是 43。

回归分析：如果您认为两个不同的测量结果是相互关联的（即因果关系），您可以用回归分析来确认或否认它们是相关的。用在 QI 宏 ANOVA 菜单下的散点图或回归分析工具来验证您的想法。

使用 Excel 或 QI 宏运行回归分析：

（1）选择标签和数据。

（2）在 Excel 中，选择"工具 – 数据分析 – 回归"或在 QI 宏选择"方差分析和分析工具"，然后选择"回归分析"。

（3）输入置信水平（如 0.95）。

（4）评估 R^2 值（＞ 0.80 是一个不错的选择）。

（5）评估 F 值和 P 值。

（6）获取方程的拟合数据。

（7）使用公式来预测其他值。

参考从进医院到进行球囊扩张术的时间（door-to-balloon，DTB）与急性心肌梗死死亡率（acute myocardial infarction，AMI）的示例。想象一下，例如，一家医院想知道，进医院到置入球囊的时间小于 90 分钟对急性心肌梗死的死亡率是否有影响（图 11.27）。使用 Excel 或 QI 宏在 0.95 的置信水平上运行回归分析（图 11.28）。

	A	B
1	患者从入院到进行球囊扩张术的时间＜90分钟	急性心肌梗死病死率
2	57.1%	1.7%
3	51.5%	1.9%
4	89.5%	1.4%
5	74.2%	1.3%
6	84.6%	1.4%
7	96.0%	0.7%
8	91.7%	1.1%
9	91.3%	0.8%
10	92.6%	0.7%
11	92.4%	0.8%

图 11.27　入院到置入球囊扩张术的时间与急性心肌梗死的死亡率数据

	D	E	F	G	H	I	J	K	L
1	SUMMARY OUTPUT								
2									
3	*Regression Statistics*								
4	Multiple R	0.8746							
5	R Square	0.765	Goodness of Fit < 0.80						
6	Adjusted R Square	0.7356							
7	Standard Error	0.0022							
8	Observations	10							
9									
10	ANOVA								
11		df	SS	MS	F	P-value			
12	Regression	1	0.000127858	1E-04	26.042	0.001			
13	Residual	8	3.92776E-05	5E-06					
14	Total	9	0.000167136					Confidence Level	
15							0.95		0.99
16		Coefficie	Standard Error	t Stat	P-value	Lower 95%	Upper 95%	Lower 99%	Upper 99%
17	Intercept	0.0313	0.003880559	8.055	0.000	0.0223089	0.0402061	0.018237	0.044278
18	Patients Door to Balloon < 90 minute	-0.024	0.004649501	-5.103	0.001	-0.034449	-0.013005	-0.03933	-0.008126
19									
20	y = 0.031 -0.024*Patients Door to Balloon < 90 minutes								

图 11.28　入院到置入球囊扩张术的时间与急性心肌梗死病死率回归分析

分析：在这个示例中，如果 R^2（0.765）小于0.80，则没有很好地拟合数据。一些统计学书目推荐使用调整后的 R^2 值。

解释：R^2 为0.765，这意味着76.5％的AMI变异性可以由患者的DTB时间少于90分钟的比例来解释。

现在，我们来评估 P 值：

如果	那么
$P < \alpha$	拒绝零假设
$P > \alpha$	接受零假设

在这个示例中，P 值 0.001 小于 0.05，所以我们可以拒绝 DTB 和 AMI 无关的零假设。这种相关性也可运用散点图来解读（图 11.29）。

多重回归分析

多重回归分析的目的是评价两个或多个独立变量对单个因变量的影响。选择 2～16 例，其中因变量位于第一列（或最后一列）。想象一下，例如，我们想要了解客户对质量的感知是否与因地理位置和洗发液特性的不同而不同，例如，泡沫、香味、颜色或残留等各个方面。我们可以使用 Excel 数据分析工具库或 QI 宏在 95% 的水平进行数据的多重回归分析（图 11.30，matrix-plot.xls）。

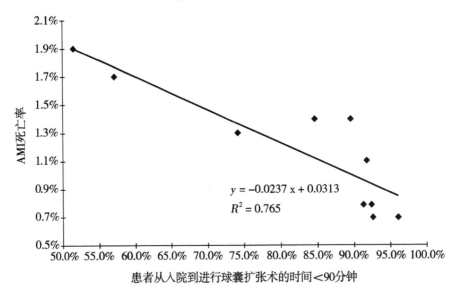

图 11.29　从入院到进行球囊扩张术的时间（door-to-balloon，DTB）与 AMI 死亡率散点图

评估 R^2 值（0.800）和 F 值、P 值

分析：在这个示例中，如果 R^2 是大于 0.80 的，那么数据的拟合度很好。

然后检查 P 值：

如果	那么
$P < \alpha$	拒绝零假设
$P > \alpha$	接受零假设

零假设是，没有相关性。综观每个独立变量的 P 值，我们可以看到，区域、泡沫和残留的 P 值小于 α（0.05），所以我们拒绝零假设，我们可以认定这些变量为质量的影响因素。气味和颜色的 P 值大于 0.05，因此我们接受零假设。

	A	B	C	D	E	F	G	H	I	J	K
1	Region	Foam	Scent	Color	Residue	Quality	SUMMARY OUTPUT				
2	1	6.3	5.3	4.8	3.1	91					
3	1	4.4	4.9	3.5	3.9	87	*Regression Statistics*				
4	1	3.9	5.3	4.8	4.7	82	Multiple R	0.8944731			
5	1	5.1	4.2	3.1	3.6	83	R Square	0.800082			
6	1	5.6	5.1	5.5	5.1	83	Adjusted R Square	0.7445493			
7	1	4.6	4.7	5.1	4.1	84	Standard Error	2.2055997			
8	1	4.8	4.8	4.8	3.3	90	Observations	24			
9	1	6.5	4.5	4.3	5.2	84					
10	1	8.7	4.3	3.9	2.9	97	ANOVA				
11	1	8.3	3.9	4.7	3.9	93		*df*	*SS*	*MS*	*F*
12	1	5.1	4.3	4.5	3.6	82	Regression	5	350.4359369	70.087	14.4074
13	1	3.3	5.4	4.3	3.6	84	Residual	18	87.56406307	4.8647	
14	2	5.9	5.7	7.2	4.1	87	Total	23	438		
15	2	7.7	6.6	6.7	5.6	80					
16	2	7.1	4.4	5.8	4.1	84		Coefficients	Standard Error	t Stat	P-value
17	2	5.5	5.6	5.6	4.4	84	Intercept	90.192183	4.046988933	22.286	1.5E-14
18	2	6.3	5.4	4.8	4.6	82	Region	-3.8591171	1.042809786	-3.7007	0.00164
19	2	4.3	5.5	5.5	4.1	79	Foam	1.8168936	0.35820658	5.0722	7.9E-05
20	2	4.6	4.1	4.3	3.1	81	Scent	1.0346846	0.922490779	1.1216	0.27676
21	2	3.4	5	3.4	3.4	83	Color	0.2326722	0.708123097	0.3286	0.74627
22	2	6.4	5.4	6.6	4.8	81	Residue	-4.0014884	0.811858697	-4.9288	0.00011

图 11.30　多重回归分析

9. QI 宏统计向导

我注意到人们经常很难决定选择和使用哪些形式来统计数据。他们害怕在选择统计数据时犯错误。某些决策树有助于帮助您做出决定，但决策树用起来很麻烦。如果决策树已经编码到您的软件中去了，您不需要必须在决策树的森林中进行思考，这是不是很棒呢？QI 宏中已经编码了决策树！由于 QI 宏已经知道您选择了哪些数据，因此它可以选择最可能的统计分析工具并为您运行这种工具。

统计向导将查看您的数据以确定它是否包含 1 列、2 列或更多列数据。然后，根据列数及数据是否包含小数或整数，它将运行以下统计信息：

1 列

■ 描述性统计。

■ 1 个样本 t 检验方法。

2 列

■ 方差 F 检验。

■ 均数 t 检验。

■ 独立的卡方表（如果数据是整数）。

■ Fisher 对 2×2 表的测试。

■ 回归。

3+ 列

■ 平均值方差分析。

■ 差异 Levene 检验。

■ 非独立性卡方表（如果数据是整数）。

QI 宏统计向导将分析您的数据，并为您选择正确的假设检验。假设检验看起来相当复杂，且使用起来非常困难，但是 Stat 向导会把这一点弄明白，并且清楚地告诉您该怎么做。您不再需要评估 P 值。请访问 www.qimacros.com/training/videos/stat-wizard/ 观看相关视频。

10. 结　论

虽然这些工具对数据的深入分析非常有用，但是大多数精益六西格玛分析人员需要牢牢把握基本测量和改进过程后，才能深入研究这些内容。如果您想对此了解更多，可以参考 Larry Stephens 所著的 *Advanced Statistics Demystified*《高级统计数学揭秘》（McGraw-Hill，2004 年）。

第十二章　管理意识的转变

在一个挤满患者的医院里，改善管理状态看起来可能是很困难的，但这是一项可以学习的技能。您会犯错误，但秘诀就是从错误中吸取教训，并纠正您变革中的错误。正如我们从弗吉尼亚 – 梅森医学中心、克利夫兰诊所、梅奥诊所和赫尔曼纪念医院的经历中看到的那样，改造一种文化可能需要数年时间。您不能一蹴而就，但您可以随着时间的推移完成这种改变。Deming 说过，"保持目的不变。"

我认为我们可以达成共识，即使是最好的改变，在实施过程中也会遇到阻碍，有时改变效果还会在几个月内消失。这些失败的原因各不相同，但通常只是缺乏变革管理。

1. 3 个变化阶段

从表面上看，改变管理意识非常简单。事实上，获得这种意识要经历三个转变阶段：

（1）现状。我们现在在哪里？

（2）过渡。我们如何从当前状态进入理想状态？我们如何确保我们的策略、流程、组织（即人员）和技术保持一致，并达到理想状态？

（3）未来状态。我们想去哪里？当我们实现目标时，它看起来是什么样子的？听起来是什么样子的？感觉又会是什么样子的呢？

不管是实施精益六西格玛管理还是其他的改变措施，从一个地方到另一个地方从来就不是一条直线。

问问自己："有多大比例的结果是由人们改变他们的工作方式来决定的？"如果您在医院实施医疗记录系统，这个问题的答案可能是 90%。如果要更改信息系统以防止出现某种输入错误，那么这个答案可能只有 5%。变化与人为因素关联越大，就需要越多的想法来关心和滋养这种变化。这一切都取决于文化如何接受、采纳或适应变化。不管一个改变可能有多么重要，如果文化不接受它，它就注定要失败。

2. 管理变革的关键组成部分

虽然我们不可能充分讨论文化转型和变革管理，但这里有一些关于如何进行的关键见解：

（1）计划。让利益相关者参与进来，确定赞助商、领头人和流程所有者。

（2）激励。描绘令人信服的前景，说明改变将如何对每个人都有益，包括患者、家属、临床医生、付款人等。

（3）开展。启动更改。让利益相关者参与进来

（4）支持。保持改善。

3. 计　划

首先，使用 QI 宏涉众关系图表确定利益相关者及其想进行改变的愿意程度（图 12.1）。我发现成功实施变更需要三个级别的支持：发起者、支持者和流程所有者（图 12.2）。

利用您的中心影响力

在 *The Tipping Point*《临界点》（Little Brown，2002）一书中，Malcolm Gladwell 认为所有的想法都会在"联络人员、专家或销售人员"这三种非正式领导者之一的支持推动下成为主流想法。他们可能没有最高职位，但人们会去信他们所说的话。他们可以决定您成功与否。

	A	B	C	D	E	F
1	利益相关者分析					
2	承诺程度	对象或分组				
3		医生	护士	管理	操作	患者
4	热情		○	○		
5	乐于助人	○	×		○	○
6	顺从性					×
7	迟疑					
8	不关心			×		
9	不合作	×				
10	对立					
11	敌对					
12						
13	注：					
14	O– 成功必要水平					
15	X– 目前水平					

图 12.1　涉众关系图

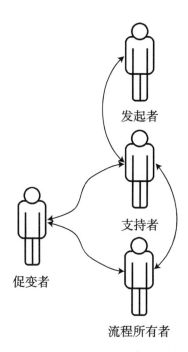

发起者

支持者

促变者

流程所有者

图 12.2　发起者、支持者和流程所有者示意图

就业务或技术方面的各种问题，人们会咨询相关专家。联络人员对各方都了解，通过将合适人脉疏通，取得成功。在变革团队中让联络人员和专家参与是一个好选择。

Seth Godin 称这些人为"打喷嚏者（sneezer）"，认为这些人通过喷出"想法病毒"散布到所有人的脑海。Godin 将"打喷嚏者"分为两类：强者和其他人。强大的"打喷嚏者"打喷嚏是为了提升自己的地位，而其他人（即销售人员）则是为了钱。

- 联络人员将他们认识的人与其他人连接起来。想想您自己的医院，谁是中心影响力（了解每个人并将其介绍给其他人）？
- 专家将人们与新想法联系在一起。谁是您医院的影响力中心，让每个人都参与到方法和技术中（例如，精益六西格玛、统计过程控制、协议变更等）？我认为自己是一个专家，我试图将您与精益六西格玛中的强大思想联系起来。
- 销售人员这样做是为了钱。如果您确实获得了首席执行官的支持，那么这些人就会像秃鹰出现在尸体上一样围着您。您应谨慎这些人。

团队合作很难

我们这些一直在精益六西格玛工作的人都知道方法和工具很简单，但是人文和文化的东西却很难。这是我建议人们关注 4% 业务（导致超过 50% 的延迟、缺陷或偏差）的主要原因之一，并且只雇用与这 4% 业务有关的员工。

我还建议团队不要超过 9 人。确保团队中有能"打喷嚏"的人。医院有 4% 的工作会导致超过一半的延迟，缺陷或偏差，当我们把精力集中在这些上时，几个人通常会在几天内取得惊人的进展，而关注点分散和人数众多的团队通常会使团队失败。

团队合作对团队的成功很重要，但正如他们所说，"就像变得富有或坠入爱河一样，团队合作不会那么简单。团队合作是一种实践，也是一种结果。"团队合作利用每个团队成员的个人技能。您现在可以做些什么来提高团队成功的可能性？

4. 激励团队

团队需要有一个让他们实施变革的理由。变革必须对所有团队成员及医院和患者都有好处。您需要考虑如何构建变更框架，以满足所有相关人员的需求。您甚至可以通过创建客户之声（VOC）矩阵图，来确定什么因素可激励和鼓励团队。

根据 SUCCES 原则创造一个可传播具有黏性的想法

Dan 和 Chip Heath 写了一本很好的书，书名为 *Made to Stick*《粘住》（Random House，2007），这本书描述了如何让想法"黏"到人身上。他们找到了黏性创意的六个关键原则（首字母缩略词 SUCCES）：

■ 简约（simplicity）。您的想法必须简单明了，也要深刻。

■ 意外（unexpected）。您的想法必须令人惊讶。

■ 具体（concrete）。您的想法必须是具体地表达出来的，人们必须能够看到、听到、感觉到、闻到、尝到或触摸到您的想法。遗憾的是，医学上充满了术语。

■ 可信（credible）。您的想法必须是可信的。

■ 情绪化（emotional）。坚持的想法可以在心灵中唤起一种像魔术贴一样的感觉或情绪。

■ 故事（story）。故事，特别是有关揭示最终解决方案的神秘事物的故事，可以有效帮助思想留在脑海中。在 Don Berwick 的每一篇演讲中，他都讲述了一个或多个经历过某种医疗伤害的患者的故事。然后他将他的想法与患者的经历联系起来。您也可以这样做。

这就是为什么我喜欢将精益六西格玛改进故事作为培训团队成员的一种方式。一个简单、具体的改进故事是传达精益六西格玛改进方法和工具的最佳方式。它不仅仅需要左脑的参与，它还需要右脑的参与。这些方法和工具可以给人留下持久的印象。

想想您从小就记得的事情。这些事情大多数是顺口溜歌曲或故事。关于微分方程我什么都不记得了，但我记得一集《独行侠》。这就是简单、具体故事的力量。这些故事可以持续存在于人们的脑海里。

电梯交流

大多数销售和营销书籍都会建议您制定一个"电梯交流"计划。这样在电梯碰到相关人员时，您能够在 30 秒内将您的业务内容传播给他人。杰克关于精益六西格玛的电梯演讲是："精益六西格玛是一个高质量计划，可以改善客户体验，降低成本，提高领导者的水平。"或者更简单地说："精益六西格玛可以消除令人不快的意外，减少无法兑现承诺的情况。"我的电梯演讲是这样的："我教人们使用 Excel 和 QI 宏，并教他们通过使用这些工具将数据转化为美元。"您需要创建一个自己的电梯演讲：精益六西格玛可以降低成本，同时提高利润和生产力。

5. 传播的力量

那么，您如何以一种无风险的方式实施精益六西格玛或变革？您可以通过传播这种能力［见 Everett Rogers 所著的《创新型传播》（*The Diffusion of Innovations*，Free Press，1995 年）］进行。50 多年来对变革如何在企业和文化中扎根和发展的都建议从更为安全的途径，成功实施变革。

对于任何变化，各种群体接受变化的速度不同（图 12.3）。早期采用者对这一变化感到兴奋。早期的大多数人犹豫不决，需要早期采用者提出的证据来采用这种变化。迟到的大多数等待早期的大多数。怀疑者是最后采用的，或者干脆离开去变化较小的环境。

员工团体可以对任何变化做出三种选择：采纳、适应或拒绝。在一个事情太多而时间又太少的世界里，人们产生的第一个冲动往往是拒绝。人们一开始很少会完全采用某种方法，因此，必须有适应空间去融入环境。影响变革速度和成功的因素有五个：

- 可测试性。测试驱动变化有多容易？
- 简约。理解有多难？复杂性经常导致拒绝。
- 相对利益。除了我已经做的以外，它提供了什么？
- 兼容性。它与我们的医院环境匹配度有多高？
- 可观察性。领导者和舆论制造者看到这种好处有多容易？

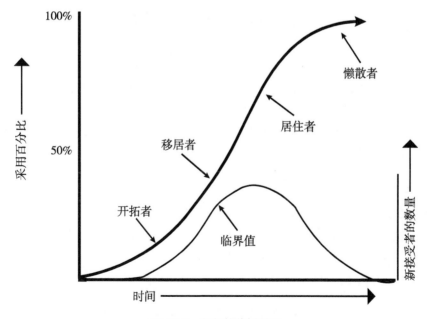

图 12.3　创新的传播过程

为了最大化您的成功机会并最大限度地减少您的初始投资：

（1）从小开始。根据当前的文化准备和接受度确定要实施的测试规模（图 12.4）。

（2）确定宏伟、艰难和大胆的目标，且以零伤害为目标。

（3）采取低调态度。大多数医院都公布了他们的改革方案。这通常会激起守旧者和怀疑者的不满，我将这些群体称为"企业免疫系统"。您最好让初始团队成功并通过非正式网络传播口碑，因为这是文化改变的最快方式。

（4）取得初步成功。1980 年，当时我工作的公司进行了 20 分时选项（time-sharing option，TSO）终端试验，取代当时使用的穿孔卡信息技术。该公司选择了一小组程序员来使用这些终端。这些人员使用后，其他人很快接受了 TSO 终端。为您的改变做同样的事情。您可以先让一个小的团队或护理单位实施某一项改变措施，并且找出证据表明他们是成功的，这会引发人们口口相传的讨论和好奇心。

当先驱者（早期采用者）成功时，他们会告诉他们的朋友。先驱者将说服早期的定居者，他们最终会说服迟来的定居者。没有人会说服落后者和怀疑论者；他们必须说服自己。

（5）简化。如何让变革更易于理解和采用？您怎么能让变革预防错误，以免失败？

文化		
对对策的信心	持续性冷淡	成熟
低	极小规模试验	小规模试验
高	小规模试验	大规模试验

图 12.4 文化成熟程度和检验

6. 变革管理转型计划

变革管理人员首先要问："我们在哪里？"，"我们想要在哪里？"为了填补当前状态和所需状态之间的空白，我们提出了第三个问题："我们如何到达那里？"

QI 宏过渡计划矩阵提供了回答所有三个问题的工具和方法。您可以在精益六西格玛模板、规划工具下找到过渡计划矩阵。虽然您可能不需要每个改进都动用整个转换计划矩阵，但它将帮助您以更强大的方式考虑变革。

我们在哪？我们要在哪里？

过渡计划矩阵中有一列是用于描述当前环境的，另一列是用于描述未来所需环境的。虽然描述当前的事态通常是一件轻易的事，但是如果您想要描述所期望的状态，那么您还需要进行一些思考，并使用大量的便利贴。

我们怎么去那里？

有四个关键步骤描述了涉及精益六西格玛项目的大多数过渡：

（1）简化，线性和标准化（精益）。

（2）优化（六西格玛）。

（3）扩展到新领域（创新）。

（4）竞争优势（领先于竞争对手）。

大多数变革都需要改变人员、流程和技术。

SPOT——战略、流程、组织和技术

转型计划矩阵——SPOT 有四个主要部分，即战略（strategy）、流程（process）、组织（organization）和技术（technology），这些是描述业务转型的关键要素。

战略。业务战略包括 3 个关键要素：创新、改进和印象（图 12.5）。为了生存和发展，企业需要尽量提高其中的某个元素，并建立其独特性，优化其他两个因素为这个核心战略服务。苹果公司以创新著称。沃尔玛以提高和运营效率而闻名。Nordstroms 以印象和客户满意度而闻名。史蒂夫·乔布斯以创新闻名，但蒂姆库克使苹果公司成为今天的优秀运营巨头。

您对创新、改进或印象的改变是什么？这将如何影响您的沟通？战略部分将帮助您解决这一变化方面的问题。

	A	B	C	D	E	F	G
1	SPOT 战略过程的过渡计划	开始		过程名称			结束
2	策略（通过当前最大化来确定）	当前环境	简单、精简、规范	优化	扩展到新领域	竞争优势	成为世界一流
3	经营效应（速度、质量、低成本、高产出）精益六西格玛	公司的战略必须使顾客满意最大化	复杂程度较大时通常需要通过精益思想的五个 S 进行初始化简化	然后使用六西格玛优化您的策略、流程、组织和技术	需要在新领域应用才能使业务范围成功扩大	带来竞争优势的因素	哪些导致您所在领域是处于市场的领先地位
4	员工满意度	公司的战略必须使顾客满意最大化					零伤害
5	创新	效率，或创新和优化其他两个来支持					
6	（指导）	描述业务每个项目的当前状态	业务变得复杂，所以第一步往往是简化和稳定	在速度、质量和成本方面做出重大改进，以提高业务水平	利用效率和效益改进新产品、服务和市场	利用核心能力形成竞争优势	每个人都能在公司所选择的领域内出类拔萃

图 12.5 战略转型

流程。一致性是流程的一个功能（图 12.6）。过渡计划矩阵的这一部分涵盖了基本的业务流程。这里有六个关键流程：了解客户的需求（即客户的声音）、让客户参与产品的设计和供应、营销和销售、客户服务及管理客户信息。

您的改变措施将如何影响并改善这些关键业务流程中的一个或多个？

组织。本节介绍公司人力资源的各个方面及其过渡需求（图 12.7）。这会改变组织的结构或角色吗？它将如何影响核心竞争力？识别和奖励系统需要进行哪些更改？需要什么培训？您将如何创造这种变化的意识和愿望？

技术。本节介绍了必要的技术变革（图 12.8）。技术变革通常很简单：设计、开发和供应，但如果您实施六西格玛，您将需要使用六西格玛工具，如 QI 宏。您将如何培养自己对这些工具的意识和欲望？实施改进需要哪些信息系统变更？多久才能做到？您将如何让 IT 支持您进行更改？

	A	B	C	D	E	F	G
7		条目					
8	必要过程	当前环境	简单、精简、规范	优化	扩展到新的领域	竞争优势	成为世界一流
9	了解客户的需求和要求（客户满意度）						
10	让客户参与到产品服务设计和生产过程中来（运营效率）						
11	营销和售卖产品和服务（运营效率）						
12	让客户参与产品和服务的交付（客户满意度，运营效率）						
13	顾客服务（顾客满意度）						
14	管理客户信息（客户满意度）						

图 12.6　过程转变

	A	B	C	D	E	F	G
15		条目					
16	组织（人力）	当前环境	简单、精简、规范	优化	扩展到新的领域	竞争优势	成为世界一流
17	组织架构						
18	组织角色						
19	责任和回报						
20	核心能力						
21	员工发展						

图 12.7　组织转变

	A	B	C	D	E	F	G
22		条目					
23	技术	当前环境	简单、精简、规范	优化	扩展到新的领域	竞争优势	成为世界一流
24	体系结构						
25	数据						
26	商业规则						
27	软件、硬件环境						
28	网络工作						

图 12.8　技术转变

过渡计划

当您已经确定了自己的位置和目标，您下一步需要做的就是确定将 SPOT 的所有四个元素同步前进所需的所有活动，以实现预期的未来。如果您试图改变流程或技术而没有计划让员工支持它，那么它将失败，因此，这需要您进行更多的思考。惯性力将使旧的行为保持不变。

每向前走一步都需要所有四个阶段的同步运动。这就是为什么新技术（T）经常闲置等待 SPO 赶上的原因。或者流程变更等待技术。或者组织变更没有达到预期的效果。

一旦公司开始将所有四个元素转移到期望的未来，就轻易维持这种运动，但是开始通常很难。

您想去哪里？

您需要检查每个变化，无论变化的大小，这样您才可以确定需要进行哪些调整以确保其成功。我已经看到太多项目未能达到预期效果，因为团队忘记了将战略，流程，组织和人员与变革服务相结合。我看到太多的项目失败了，因为这些变化没有融入新的员工培训和奖励系统中。

过渡计划矩阵有助于帮助您设想未来，识别沿途的"停机坪"并实施对策，以确保改进项目能够生存和发展。

7. 医生参与领导文化转型

据《美国医学会杂志》报道，30％～40％的医生正处于倦怠状态。避免职业倦怠的方法是让医生领导医疗保健领域的质量转型。这种想法很有道理。如果医生领导转型，医疗保健也将随之出现转型。

The Doctor Crisis《医生危机》一书的作者 Jack Cochran 和 Charles Kenny 认为"挑战是明确的：我们需要降低 30％ 的成本，提高产品和服务的可获得性，同时还需要保持高质量。"

> 大量组织都希望改变，但却不采取行动。
>
> ——JEFFREY PFEFFER

美国凯撒医疗机构（Kaiser Permanente，KP）的 Jack Cochran 提出了"Jack 常数"，并描述了领导者的角色：
- 保持和提高职业生涯。
- 优化患者护理体验。
- 简化护理流程。

就像弗吉尼亚·梅森一样，KP 一直在协调技能与任务，让医生做医生的工作，护士做护理工作。有个团队与心脏病患者合作，他们将临床药学专家整合到护理方案中，并追踪他们的 15 000 例患者的所有信息。这使医生能够专注于复杂病例。到 2007 年，它还将 KP 提升到医疗保健有效性数据和信息集（HEDIS）的前 10 名。

有些患者会去整形外科医生那里治疗皮肤癌，对于这种情况，KP 减少了他们不必要的求诊次数，从而提高了患者的满意度，使得更多的患者增加了接触外科医生的机会。

在科罗拉多州 KP，患者和医疗服务提供者的满意度在 1994—1998 年期间"急剧下降"。随着积极改善，提供者满意度在 2002 年攀升至 98%。医生的人事变更率从 9% 下降至 2.9%。患者满意度从 87% 上升到 94%。

文化转型

美国的医疗文化容忍医生的不良行为。这种自我中心文化会带来不良影响，会使患者处于危险之中。有些医生患有"医生是受害者"或"医生是暴君"综合征。KP 专注于改变这种文化。

此外，护理人员严重短缺。Cochran 说："努力保持和提高护士的职业生涯，直接关系到优化护理体验和简化护理流程。护士是任何临床团队的核心。"

成功转型的四个步骤

（1）来源共享。将证据交到那些能够做出改变的人手中。

（2）提供充足的资源。让人们解决变革问题。

（3）确定早期采用者是变革成功的关键。早期采用者的意见比管理层说的几乎所有事更可信。

（4）利用结果。必须将结果用到其他诊所，早期采用者有助于帮助该机构的临床医生接受这种变化。

8. 所有地方的最佳工作都应该成为工作的标准

虽然患者的症状各不相同，但大多数患者都可以接受标准化诊断和治疗。在某种程度上，这些疾病及其治疗方法可以标准化，这就放开了正确的技能水平，为患者做正确的工作。它还为医生创造了处理更复杂病例的时间，同时也减少了并发症和成本。

例如，如果检查对患者无用或不必要，就请不要开单子。例如，在弗吉尼亚－梅森医学中心，医生无法为无并发症的背部疼痛患者开出 MRI 检查。在美国，每年不必要的检查都要花费大约 2500 亿美元。如何知道患者是否需要检查？我们可用的临床证据越来越多，这些证据可以表明患者何时需要进行检查，何时不需要进行检测。

医生享有领导地位，他们可以加快医疗保健质量转型，实现快速、实惠和完美的医疗保健。每个人都很忙，但每周花几个小时进行改善将节省资金、节省时间、挽救生命。

第十三章　约束理论

当我第一次阅读 Eliyahu Goldratt 写的 *The Goal: A Process of Ongoing Improvement*《目标：一个不断改进的过程》（North River Press，1984）这本书时，我无法理解。这本书讲的是制造工厂提高产量方面的问题。因为我从未在制造业工作，所以我无法将其转化为服务业务。这对我而言毫无意义。

在 *We All Fall Down*《我们都倒下了》（North River Press，2006）一书中，Julie Wright 和 Russ King 尽量减少制造业与医疗产业之间的差距。这是关于床位管理人员 Beth 的一本书，她试图提高一家拥有 500 张床位的英国医院的工作能力。因为国家卫生系统，英国医院几乎满负荷运转。美国医院的患者人数有高峰期和低谷期。这两个高峰值都是出现在冬季流感季节。

因为医院以 98% 的客容量运转，他们总会因床位不足而导致手术取消和其他问题。这似乎是因床位短缺限制了他们的工作能力，但经进一步分析，Beth 发现政策迫使她将患者安置在一切可用的床位上，而不是把患者安置在适合其需要的护理单位中。手术患者最终获得了床位，而不是合适的床位。并由此导致医生要在整个医院来回走动查房。在一个有 500 张床位的医院，来回走动很消耗医生的时间。这推迟了患者的出院时间，从而进一步减少了可用病床的数量。

从精益的角度来看，这些都是不必要的。精益和约束理论（Theory of Constraints，TOC）提供了两种稍微不同的改进方式。我把它们看做同一领土的不同地图。

1. 医院很复杂，但问题很简单

Goldratt 提出 TOC 的前提是，系统很复杂，但问题很简单。问题聚集在瓶颈部位。解决瓶颈问题，然后就可以修复系统。Goldratt 也认为人们都希望做好工作，但体系限制他们这样做。

Beth 在寻找工作量问题的根本原因时，还必须与其他领导、医生和冲动进行的改进项目进行斗争。看看您是否发现 Beth 发现的问题：

- 太多的改进项目未能实现。
- 忽视潜在的负面和反对的意见。
- 工作人员已经知道这一切。

与此同时，Beth 必须找到一个方法以防止她的发现被忽视。看看您是否认识到 Beth 面临的六层（译者注：原著是六层，但根据下面的内容应该是七层）阻力中的任何一层：

- 我不接受您的议程。

- 我不同意这个问题。
- 我不同意解决方案。
- 我不接受您声称的好处。
- 我认为您没有发现所有的负面影响。
- 我认为您不能克服实施的障碍。
- 我会同意，但我不会实施。

本书最吸引人的部分之一是 Beth 如何将她的报告展示给各利益相关方看，进而获得他们同意的。Beth 认为，医生和护士花了数年时间学习如何将症状与原因联系起来，但在医疗保健管理方面却没有人这样做。她的演讲建立了一个因果链，使参与者得到了一致的结论。

2. 约束理论

> 我们可以在不增加资源的情况下，明显增加销售、营销、开发和运营方面的瓶颈吞吐量。
>
> ——BOAZ RONEN

TOC 出自 Goldratt 的书——*The Goal: A Process of Ongoing Improvement*《目标：持续改进的过程》。TOC 认为，如果存在管理生产的瓶颈或约束，那么在您的业务中运行所有内容是没有意义的。访问 www.qimacros.com/GreenBelt/theory-of-constraints-video.html 可观看相关视频。

Liebig 的最小法则表明，增长的受限不是由可用资源总量决定，而是受最稀缺资源所约束。

目标是什么？

最大限度地增加吞吐量的同时尽可能减少库存和运营费用。

3. TOC 过程

TOC 包括五个步骤：

（1）确定约束问题。所有企业都是系统链，而约束因素是系统链中最可怕的因素。

（2）利用约束（优化其性能）。打破"虚拟"和"政策"限制。

（3）将其他进程和起约束作用的进程速度调整至一致。减少过度生产、半成品、库存等。

（4）投资改善约束。如果生产仍然太低，您需要投入资源来减少约束（例如，执行约束过程的人或机器的数量加倍）。

（5）重复上述步骤，直到获得想要的业绩。也可能这个过程中会出现新的约束问题。

约束

四种类型的约束：

（1）资源约束（人员、机器、材料）。在医院，病床数量、急诊室（Emergency Department，ED）的医生数、实验室结果的检测时间都可能成为因素。在制造公司中，一台机器可能每小时只能生产 10 个零部件，而另一台机器每小时就可能生产 100 个零部件。

（2）市场约束。需求大于产能（例如，经济衰退）。在医院就诊高峰期，医院无法及时让患者出院、清洁病房和接收患者等，这限制了提供护理的能力，从而导致患者转院和患者预后不良。

（3）政策约束。"我们总是以这种方式做到这一点，但没有人知道为什么。"与我合作的一个急诊科制定了一项政策：每位患者都必须采血。但有 1/3 的血液未被使用。试问下自己：有没有证据证明需要这样做呢？

一些人力资源部门的政策规定，每个职位空缺必须在一段时间（例如，5 天）内对现有员工开放。大多数职位空缺的职位都是现有员工不想要的入门级职位。取消入门级工作的这项政策可以加速雇用窗口柜员或呼叫中心代表等入门级人员。

（4）虚拟约束。低成本、易扩展的资源是限制因素（例如，电话线、传真机、打印机、精益六西格玛软件等）。我发现有些医院工作人员会分享六西格玛软件，但这会造成不必要的访问限制。医院不会限制微软 Word 或 Excel 的使用，但为什么要限制对 QI 宏的访问？

利用约束

您可以使用某些简单的方法来解除约束：

（1）资源限制。资源很少有 100% 的使用率。如何将利用率提高到 100% 呢？如何减少资源的非增值时间（即等待时间）呢？丰田将转运时间从一小时减少到 3 分钟甚至更短，这提高了所有机器的使用情况。如果您可以减少手术室转换时间那会怎样呢？如果可避免预约手术的取消，确保每位患者都拥有进行手术所需的一切，从而增加医院的工作量，那又会如何呢？您的医院面临的瓶颈是什么，如何优化才能达到满负荷运行？

（2）市场限制。改变市场很难，但发现现有产品的新应用还是有可能的，这样可以创造新的市场。

（3）政策限制。将协议更改为循证程序可以挽救生命。改变呼叫中心措施，将呼叫时长（分钟）更改为首次呼叫效率（一个呼叫可以完成所有操作；无须重复呼叫）可以提高客户满意度并减少总呼叫量。我们可以抛弃或修改哪些古板的政策来提高工作量效率和改善患者满意度？

（4）虚拟约束。在医院重症监护病房（ICU），增加清洁人员的数量可加速 ICU 病床在高峰期的可用性（清洁人员相对于注册护士而言具有更低的成本）。将订单打印机移近 CT 扫描可以加快检查速度。为办公室工作人员提供他们自己的多功能打印机 / 传真 / 扫描仪可以消除不必要的集中式打印，并消除因有人错拿别人的文件而造成的返工。

ED 示例

我访问的每一个 ED 都有一个候诊室和一个分诊护士。随着候诊室里的人开始增加，分诊护士数量成了限制工作速度的瓶颈部分。当检查室已准备好并等待接诊时，患者却只能达到分诊护士分诊的速度。如果在 ED 门口等候的护士能够帮助更多的患者从候诊室进入 ED，那又会怎么样呢？（投资约束因素）

明白了吗？

在所有系统中，细微分析就可很快揭示其约束因素。然后我们可以找到一些相当简单和廉价的约束解决方案：例如，消除愚蠢且过时的政策；花一点时间来消除虚拟约束，这能解决更多昂贵的约束；优化关键资源的使用，并停止过度使用非关键资源（生产过剩）。如果大多数公司只以其能力的一小部分运作，那么消除限制将会实现什么呢？

QI 宏中有一个约束理论模板，它可以帮助您完成文档。

第十四章　在医院实施精益六西格玛管理

> 驾轻就熟的道路总让人安于现状。富有变革性的领导者必须说服大家，让大家相信这个机构已经岌岌可危了。
>
> ——CHIP AND DAN HEATH

> 要在医院内部实施真正的文化变革听起来可能令人望而生畏，即使这是可以实现的。但是，在医疗保健行业实现真正的文化变革，可能是解决一些最基本且最困难的问题的关键所在，目前医疗保健行业正面临这些问题。
>
> ——GREG STOCK，蒂博多地区医疗中心

大多数精益六西格玛实践项目都强调知识，并要求在对它没有足够认识和渴望的情况下先进行培训。所有精益六西格玛项目都是如此。成功实施精益六西格玛项目需要：

■ 沟通对于改变至关重要。沟通时，必须回答以下问题，为什么？为什么是现在？如果我们不改变会发生什么？这对我有什么好处（WIIFM）？我们可以采取员工大会、团队会议、备忘录、一对一沟通，以及培训和指导的形式。

■ 赞助对于采取措施至关重要。没有支持就没有变化。

■ 辅导对于培养确保措施实施的能力至关重要。

■ 变革管理是实施精益六西格玛和所有改进项目的关键工具。当您开始这样的改变时，记住这个简单的秘诀，这将有助于确保成功。

本书中描述了精益六西格玛基本方法和工具，您可以很轻松地学会和使用这些内容，但是实施精益六西格玛管理是很困难的。超过一半的实施计划在三年内搁浅。这是一个 1 标准差失败率。如果您需要做的就只是教大家学会使用方法和工具，那么实施措施会很容易。让人们接纳这些方法和工具，往往是最难的部分。但是，我们有各种方法来确保六西格玛方法和工具能够生根发芽，枝繁叶茂。遗憾的是，成功实施精益六西格玛管理所需要的方法，恰恰与在文献中提到的所有建议"背道而驰"。

1. WIIFM

您可能听说过缩写"WIIFM"——这对我有什么好处吗（What's in it for me）？这是每个人在面对所有决定时都会问自己的问题。为了回答这个问题，营销人员总是专注于

定义他们产品或服务的好处。

我最近发现了一个更加消极的态度，我将它简写为 IWWFM——它对我没用（It won't work for me）。当您让一个青少年去尝试新的东西时，您得到的答复总会是"它对我没用。"但是，这不仅仅局限于青少年，这也普遍存在于企业里的员工，且包括所有类型的企业。当我要求别人学会精益六西格玛（或其他任何相关的事情）时，他们的答案往往也是："它对我没用。"

2. 借口，借口，借口

有人会说，"这是我们一贯的做法。"我们绝对禁止说这种话语或有这样的想法，在我看来，这是医疗实践中最危险的一句话。无论训练、经验或决心如何，人类总会犯错误。那些建立一个依赖于没有严重人为错误的系统终将会失败的。

在绝大多数美国医院中，我们一直忽略了这样一个事实：实践中有大量众所周知的且完善的最佳方法，即已成熟的工作方式，人们可以一直使用这些方法获得最佳疗效，这种情况即使不是存在于大多数程序中，也是存在于大量程序中。人们往往使用"食谱疗法"来自动采用循证且变异性较小的治疗方法。

——JOHN J. NANCE, JD

可悲的是，避免所有变化最简单的方法就是简单地宣布："它对我没用"，这可避免学习或者成长。为了节省时间，我们可以把这个句子缩短为"IWWFM"或读成"I（我）dub（愚蠢）-dub（愚蠢）FM"，这个词这样听起来就像它本身那样愚蠢。

IWWFM 帮我们寻找借口："它对我没用，因为（此处插入一些蹩脚的理由）。"我从一项动机调研中发现，仅仅使用这个借口，让可以让我们认为，"哦，他（或她）有一个它不起作用的理由。"在 *Influence: The Psychology of Persuasion*《影响：说服心理学》（William Morrow，1993 年）一书里，Robert Cialdini 援引了一项研究，人们站在复印机前排队，调查人员询问是否能在他们前面复印。一组是这样问的，"我能排在您的前面吗？"而另一组是这样问的，"我能排在您的前面吗，因为我需要把这个复印一下。"在第一组人们通常会拒绝；而第二组人们通常会允许调查人员在他们前面复印。

IWWFM 的后面总是跟着"因为"这个词和一些蹩脚的借口："精益六西格玛对我不起作用，因为我们不生产任何东西；我们关心的是患者。""精益六西格玛对我不起作用，因为我们没有顾客。我们有患者。"这听起来很合理，并且像是经过深思熟虑的，但实际上纯粹是胡说八道。

指责游戏

IWWFM 最大的用处是，一旦您让别人相信了您的借口，那么您就可以为自己未能改变而无情地指责别人：竞争消灭了我的利润空间。这些疯狂的患者、家属和付款人在期望什么？是完美吗？我的供应商给我的是不好的材料。我的老板对绩效有不切实际的期望。

> 我们都需要让自己置身于变革之风中。
> ——ANDREW S. GROVE，《只有偏执狂才能生存》

胡说八道！如果您还没有尝试过，那么您就不会知道这对您是否起作用。是的，您很可能不堪重负。难道不是每个人都这样吗？您必须抓紧时间去尝试新的东西。只需20小时的学习和练习，大多数人都可以对某事物从一无所知到心中有数。登录 www.lssyb.com，您可以参加我的免费精益六西格玛培训。然后，您可以在忙碌的一周内抽出2小时，使用其中一项关键工具，来寻找和解决问题，这是非常正确的选择。如此重复，直到您积累了足够的时间。

时间回报率

Rory Vaden 的著作《故意拖延》描述了按时投资回报率，他称之为时间回报率（return on time invested，ROTI）。这是精益六西格玛经常被忽视的好处。Rory 说，"您今天花较多时间做事情，明天时间会更充裕。"

虽然大多数精益六西格玛培训表明，您需要一个为期5天的改善活动或一个为期14周的改进团队，但我发现，如果关注点正确，团队可以在几个小时内找出消除延迟、缺陷和误差的方法，而不需要花费几天或几周的时间。

如果您今天可以投入几个小时的时间，使用精益六西格玛来消除不必要的延迟或移动，那么您明年就可以节省数百甚至数千小时。如果您今天可以投入几个小时的时间，使用六西格玛来消除缺陷和误差，那么您明年就可以挽救数百个生命，且节省数千小时的时间和数百万美元的费用。

您不仅可以节省自己的时间，还可以节省客户的时间。在医疗保健方面，投入几个小时的时间可以挽救数百甚至数千小时的时间和生命。价值是多少呢？

ROTI

计算 ROTI 非常简单：

$$ROTI = \frac{节省的时间}{投入的时间}$$

因此，如果一个改进团队投入10小时后节省了50小时的时间，那 ROTI 将是50/10=500%。如果在减少患者呼叫方面投入10小时，可以为医院及其患者每人节省50小时的时间，那么 ROTI 将是1000%！

不幸的是，一些团队害怕追求这种巨大的进步。他们把主要精力放在一些小事上。但即使您是投入2小时并节省2小时，ROTI 仍然是100%。如果投入的这2小时可以让您每周节省2小时的时间，那么 ROTI 数值还是非常大的。

3. CONI——不改进造成的损失

ROTI 的另一面是 CONI（cost of no improvement），即不改进造成的损失。不对业务进行简化、流线型化和优化会造成多少损失？以下是一些需要考虑的损失：

- 对您和您的客户而言，浪费时间是浪费每小时的成本。
- 每小时的返工都会为您和您的客户带来损失。
- 可预防的延迟、缺陷和误差会导致客户寻求其他产品和提供商。不满意的顾客会告诉所有人你们存在问题，满意的客户则说得很少。

您真的不能维持现状。不改进造成的损失将削减利润并损害患者。当您进行改进时，您是会把主要精力放在一些小事上还是会寻求突破性改进？您想尽量缩小还是扩大您的 ROTI 吗？

顶尖高手

顶尖高手永远不会说 IWWFM。我在报纸上读到过残疾滑雪者和眼盲高尔夫球手的故事。当人们想做某件事的时候，他们通常可以找到做这件事的方法。他们不会盲目地高喊 IWWFM，他们会问：

- 这对我有什么样的作用？
- 最简单的尝试方法是什么？
- 谁可以帮我？
- 如果它过去并未发挥作用，那么我应该怎样调整它才能得到我想要的结果呢？

人们常因自己生活中的运气而责怪别人，但真正做出让自己后退的决定的人却是您自己。而不让自己后退的唯一方法就是开始学习，接受新的想法，并开始取得进步，走向您想要的结果。

如果您发现自己、您的家人或您的同事时不时说出 IWWFM，那么您应该开始问自己这些激励性问题："我们应该怎样调整它，才能使它为我们工作？""谁可以帮助我们搞清楚如何使它发挥作用？""最简单的应用方法是什么？"此类问题有助于克服 IWWFM 的心理陷阱是因为这些问题都可以由您自己解决，所有您需要做的就不再说出 IWWFM，而是去设定方向。这太容易了！

现在，我非常清楚，你们当中肯定有些人在想：它对我没用，因为……

4. 缺 陷

Frank Luntz 博士编著了《产生效应的语言：重要的不是您说了什么，而是人们听到了什么》（*Words that Work : It's Not What You Say, It's What People Hear*，Hyperion，2007），当我在阅读这本书的时候，我对其中关于 Colin Powell 军事成功学说的讨论很感兴趣。Powell 认为军事策略成功的决定性因素是"迅速结束战争，从长远来看，挽救生命。"Powell 的意思是，我们所施加的力量，必须做到精确、明了而且具有根治性。媒体错误引用了他的话，将决定性力量改为压倒性力量。"压倒性力量"听起来比"决定性力量"更精彩，压倒性力量与人员和程序有关，而决定性力量与结果有关。

精益六西格玛的决定性力量

Colin Powell 军事成功学说和精益六西格玛有什么关系呢？这两者是息息相关的。

这个周末，我与来自霍尼韦尔公司的一个朋友打了一场高尔夫球，朋友承认他在几年前接受过绿带培训，这是霍尼韦尔公司精益六西格玛项目全员培训的一部分。他承认，他还没有完成过一项改进项目。有大量公司会追踪它们培训了多少人，好像这就是真正重要的衡量标准，这种公司数量之多让我目瞪口呆。这就像通过士兵的数量来衡量战争是否成功一样。

精益六西格玛成功不在于您在战场投放"部队"的数量（即黑带、绿带等）。而是在于您产生并维持的改进力度，例如，利润增加量、延迟缩短量、缺陷减少量、误差消除量或患者满意度的改善情况。

这种常规培训计划的另一个缺点是，它占用了医务人员为患者服务的时间。

精益六西格玛的成功不是在于在"战场"上安排了多少"排"（即精益六西格玛项目），而是在于有多少项目能够实现有意义的目标。太多团队最终是"杀鸡用了牛刀"。他们移动的是水冷却器，而非大山。精益六西格玛大都会强调团队研讨的重要性。让团队选择他们自己的项目，就像是国家任由军队发挥，并会说，"您想做什么就去做什么吧。"

让我们重温 Powell 的策略：精确、明了而且具有根治性。通过运营问题的数据，您应该可以缩小您问题的焦点，使之精确、纯粹，且一个专家小组可以像手术般地解决这个问题。

> **记住 4–50 规则：**
> 4% 的步骤可以造成 50% 的缺陷和误差。
> 4% 的步骤之间的间隙可以造成 50% 的延迟。
> **记住 4–50 规则的消极面：**
> 50% 的努力只能实现 4% 的效益。

压倒性力量（覆盖所有领域、从上到下全方位的精益六西格玛）使得我们看起来像是正在尽一切可能实现精益六西格玛。如果进行得不顺利，那么我们必须把更多的"兵力"投放到该领域。培训更多的人，并开始进行更多的团队研讨来解决更多的问题，这简直是灾难的征兆。

决定性力量将精益六西格玛管理工作的重点集中在某些关键问题上，这些关键问题可以大大减少延误、缺陷和误差，同时可以提高客户满意度并提高利润（图 14.1）。如果你把"零伤害"作为目标，则需要进行文化变革，并采用包括精益六西格玛在内的高可靠性方法和工具。

这些都是由您自己决定的，但我希望您能考虑 Colin Powell 决定性力量的学说，这会让精益六西格玛管理的有效性发生显著的不同。是不是到了开始集中力量办大事的时候了呢？

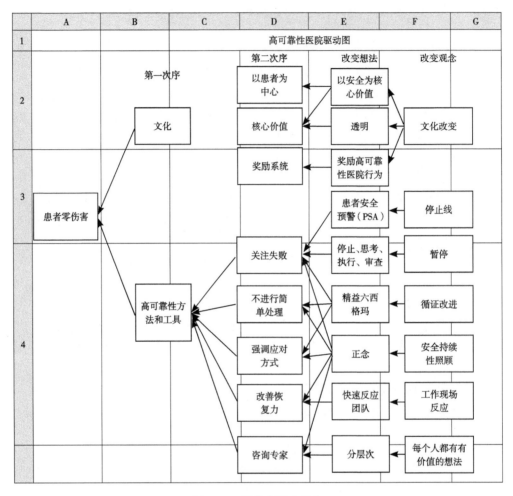

图 14.1　零伤害驱动示意

5. "成瘾者"危机

对于大多数公司而言，包括医疗机构，应急处理和解决问题很容易。它们可以立竿见影，并且在您处理完当前问题时，您会产生一种成就感。

您会沉醉到这种成就感里，但这无法带来效益。像大多数"成瘾症"一样，"成瘾者"会做尽其所能找下一个他或她能处理的问题。改进措施才能真正解决需要紧急处理的问题，在医院中，"成瘾"会对精益六西格玛等的改进措施带来不利影响。

我妻子是做软件开发的。在最近发布的系统中，她们小组的软件运转得非常好，没有缺陷。大多数其他小组不得不夜以继日地工作，纠正软件存在的缺陷和故障。猜猜哪个小组因额外的努力得到了奖励？您猜对了：是那些软件有大量缺陷和故障的小组。

现实情况比比皆是，奖励制度助长了故障—修复"成瘾"周期。

对危机处理进行奖励是错误的。把主要精力放在像日常问题这样的小事上是错误的。但您就是停不下来。您必须自己戒掉这个"瘾"。

6. 稍微花一些精力在大事情上

我一直在教授精益六西格玛的简单、基本方法，在培训过程中，我清醒地意识到一件事情：大多数人都太忙于灭火，反而无暇去关注怎样防火。他们是"杀鸡用牛刀"，而没有稍微花一些精力在大事情上。

我建议您去完成一项新年挑战：稍微花一些时间在大事情上。如果您每周预留出两小时来进行预防、防错和改进工作，那么您会取得显著进步。将它纳入您的日程安排，并不要离开医院，直到改进得以完成。

当您减少了日常"救火"工作，您就会有更多的时间刻意花费在改进工作上，并且您会获得更多的好处。生产力、利润和患者满意度将持续攀升，冲向一个新的水平。

开始改进并不是特别困难。您只需要稍微集中精力：

第1周：查找或收集关于一个特别棘手问题的数据。根据数据绘制时间控制图（XmR）。这些数据可以涉及大量方面，例如，跌倒率、机械通气相关肺炎（VAP）发生率或静脉血栓栓塞（VTE）发生率，也可能是用药错误情况、手术部位感染（SSI）情况或血液感染情况、院内感染情况。选择一个可以采取改进措施的护理单位、实验室、放射科或者或急诊科。

第2周：使用帕累托图突出问题的原因，诸如具体流程、机器、材料、地点等。

第3周：发现问题的"主要障碍"，寻找可以解决"大面积条块"问题的课题，并分析问题的根本原因。用事实和数字验证原因。制定对策，进而解决具体的问题。根据当前的准备和接受度确定要实施的测试规模（图12.4）。

第4周：开始实施对策。改变程序需要的时间较短。技术性变化需要的时间较长。技术变革则需要更长时间，日本顾问说过一句话："没有钱，没有人，没有时间。"寻求可以立即实施、轻松、低成本和低风险的解决方案。

第5周：开始集中精力处理下一个问题，同时监控已解决的现有问题。

工具

（1）缺陷控制图（每百万机会）。

（2）导致问题产生的主要因素的帕累托图。通常您需要使用两个或多个级别的帕累托图，才能找到解决特定问题的方法。

（3）性能柱状图（例如，周转时间、留院时间等）。

（4）根本原因的石川鱼骨图。

（5）潜在解决方案的对策矩阵图。

（6）改进工作的结果图（例如，控制图、帕累托图）。

访问 www.qimacros.com/hospitalbook.html，您可以下载 QI 宏精益六西格玛 SPC 软

件 90 天试用版。使用控制图向导绘制控制图表。使用帕累托图宏绘制帕累托图。点击"空白模板"可获得鱼骨图与对策矩阵图。

直到我们能拿出时间来找出错误、失误、缺陷、延迟和偏离的根本原因，并预防这些问题的发生，我们的绩效才会有好转。我们如何度过时间将决定我们年底将取得怎样的进步。

您想在今年年底和去年有同样的感觉吗？或者您会宁愿多花一点时间在关键改进项目上？您打算"杀鸡用牛刀"还是集中力量办大事呢？选择权在您自己手上。

7. 选择合适的人参与精益六西格玛项目

您有没有注意到，有些人似乎真的一心扑在改进工作上，而其他人却不是这样？有些人的思维方式适合进行精益六西格玛，而其他人的思维方式却不适合？有没有一种方法来在进行改进工作之前确定这一点呢？

根据我 20 年对心态和动机的研究，我认为这些问题的答案是肯定的。有一种思维方式为接受精益六西格玛的方法和工具做好了充分的准备，并且有办法检测可以到这种思维方式。

8. 改变思维方式

1990 年，我开始学习神经语言程序学（neurolinguistic programming，NLP）。我将NLP 视为人思维的软件。通过 NLP，您能了解人们是如何思考的，什么使他们成功，以及什么使他们失败。NLP 最有趣的发现之一涉及内在动机。

在我的书 How to Motivate Everyone《如何激发每个人》（LifeStar，2002 年）里，我探讨了动机的五大核心特性及两个或两个以上相互矛盾的观点。其中几个对于理解改变心态很关键。

改进者的思维方式

问自己一个问题：您今年的工作和去年的工作之间有什么关系？这个问题有 3 个答案可以揭示您是否具有正确的改进的思维方式：

■ 二者几乎是相同的（保守者）。

■ 今年的工作得到了改善、提高、扩大和丰富（改进者）。

■ 您说的"关系"是什么意思？二者没有关系。您是问我，我的工作有什么不同吗？（创新者）

回答"二者几乎是相同的"的人希望事情保持不变。您不能在原地踏步的同时向前进（这些保守者占据了人群的 5%。他们更希望消灭精益六西格玛，而非尝试它）。

回答"您说的'关系'是什么意思？"的人希望一切都是不同的。您不能一直做不同的事情，您需要做的是改进。如果有一种万无一失的方法可以赚到一百万美元，那么这些人也必定会在尝试之前先弄一个公式出来（这些革新者占人群的 30%。他们不会尝试精益六西格玛，而是自己想出改进方法。您可以让这些人参与创新项目，而非改进项目）。

就像金发姑娘和三只熊的故事（Goldilocks and the Three Bears），改进的答案是合适的（以改进为导向的改进者占人群的 2/3，但他们必须花费大量的时间与保守者和革新者相辩论）。

如果您与黑带或绿带培训的员工交谈，您可以问他们，您今年的工作和去年的工作之间有什么关系？然后聆听他们的答案。如果他们的回答中没有更优、改进、扩大、提高或类似的东西，那么您可能需要去寻找下一位了。

以过程为导向的思维方式

精益六西格玛重视程序和系统。因此，如果您要精通精益六西格玛，您必须喜欢程序。问问自己：为什么我选择我目前的工作？对这个问题有两种回答：

■ 能回答出一系列标准（例如，这是一个学习机会、见到新的人、赚更多的钱）的人有创新性思维。

■ 感到困惑、不知道该如何回答的人会觉得自己没有选择工作；而是工作选择了他们。他们觉得有必要讲一下工作是如何选择他们的。这些人有程序性思维。

就像变革者一样，创新者没有兴趣改善现有的程序。他们希望创建一个新的程序。在另一方面，程序者（processors）喜欢程序。他们一心想着程序。他们就是为程序而生的。

问题解决者的思维方式

精益六西格玛是一种解决问题的程序。您喜欢解决问题吗？问自己两个问题：

■ 我的工作中重要的是什么？（您经常会得到与这些类别之一对应的答案：有关的人、处于什么样的环境、做什么事、学到了什么知识或得到了什么东西）

■ 挑选其中一个答案（如学习），并问自己，为什么这个（如学习）很重要？
同样，这个问题也有两种回答：

■ 如果您的答案是完成或实现什么，那么您是一个成就者："我希望得到一个黑带认证，促使我的职业进一步发展，并增加收入。"

■ 如果您的答案是您会避免工作中的痛苦和折磨，那么您是一个问题解决者："我能避免大多数人的错误，因为他们没有做好准备。"问题解决者通常用"非言语"类方式进行表达："使用精益六西格玛，意味着我们的客户将不必忍受与我们诊疗过程有关的问题。"

精益六西格玛本质上是一种解决问题的方法；而非一个目标对应一个完成方法。如果您精通了精益六西格玛，那么您会想成为一个问题解决者。

您与参加黑带或绿带培训的员工交谈时，问他们，您工作中最重要的是什么？为什么这是最重要的？然后您需要听到的是"非言语"类答案和避免某些后果的措施，而非成就。您需要的是喜欢解决问题和避免问题发生的人。

领导者的思维方式

实施精益六西格玛管理需要在多个层次的领导能力。您是一个领导者吗？问自己这个问题：我如何知道我自己做得很好？同样，对这个问题也有 2 种回答：

■ "人们告诉我的。"

■ "我就是知道。"（通常说这话时，这些人会拍着自己的胸脯）。

第一个答案来自跟随者。他们循规蹈矩，但他们需要领导。第二个答案来自一个领导者，他或她可以根据信心自己做出决定。

获得精益六西格玛带的必须是领导者。如果您在面试黑带或绿带培训的员工，问他们，您如何知道您已经做得很好了？如果他们只是说："别人告诉我的。"那么您就继续找下一个。如果他们说："我就是知道。"那么您找对人了。

精益六西格玛思维

有一种心态，它为精益六西格玛做好了准备。每 3 个人中有 2 个人会有一点点这种思维（变革者）。对于这两个人，您需要问一些问题去找到余下的成功秘诀。

一心扑在改进工作上的人具有领导者、问题解决者、过程者和发展者的动机特征。而一心创新的人具有革新者、创新者和变革者的动机特性。

每个企业都需要创新者和改进者。您只需要让他们进入各自合适的岗位。创新者有助于创造未来。改进者保证您能够实现利润最大化并降低风险。

动机简介

如果您仍然不确定如何问这些问题和评估问题的答案，您可以访问 www.qimacros.com/profile/six-sigma-mind-set.pl，在线学习我的精益六西格玛概述，或访问 www.qimacros.com/nlpstyle.html 获取完整的人格量表。您必须在工作中做这些性格测试，而不能在家测试，因为您会得到不同的答案。一旦您具有了正确的思维方式，那么学习精益六西格玛就只需要进行正确的实践。

9. 人才 *vs.* 过程

在您学会了精益六西格玛的方法和工具之后，您需要练习这些技能，使之成为您思维方式和工具包的一部分。在 Geoff Colvin《哪来的天才？》（*Talent Is Overrated*，Portfolio，2008）一书中，作者认为，人才、智商或者"聪明"并非人们取得成功的因素；他认为刻意练习（deliberate practice）才是成功因素。在《出类拔萃：成功的故事》（*Outliers: The Story of Success*，Little Brown，2008）一书中，Malcolm Gladwell 认为，经过 10 000 小时的实践（Colvin 说是 10 年），您能够在您的领域里达到大师的级别。我希望您知道，您可以先快速入门并且学习最重要的工具，然后根据需要添加其他工具。这需要刻意练习。

如果您去一个高尔夫球练习场，您会看到许多人在打高尔夫球，但是极少数人会通过刻意练习来提高打球技能。Tiger Woods 会在沙坑练习挥杆，将球击出。他会不断地练习，直到他掌握了这一打法。这是刻意练习。

什么是刻意练习？

刻意练习：

■ 目的是提高绩效。

■ 可以重复多次。

■ 提供结果的持续反馈。

■ 对精神上要求极高。

■ 这是一个枯燥的过程。

坦率地说，大多数人宁愿选择上班，并盲目地做同样的事情，许多人都是这样做的。他们一遍又一遍做同样的事情，而不质疑做事的原因和方式。

刻意练习和精益六西格玛

Colvin 说，"直接练习业务技能的机会比我们通常意识到的要多得多。"精益六西格玛是刻意练习的精确形式。Colvin 发现，一般的网球选手和职业选手之间有大量不同之处，一名良好的员工和一名优秀的员工之间也有大量不同之处：

■ 优秀的选手能理解指标的意义，而一般的选手甚至都察觉不到指标。通过使用控制图、柱状图和帕累托图，优秀的公司可以检测到程序实施过程中绩效的微小变化，这是肉眼所看不见的。

■ 优秀的公司能看得更远一点。它们可以使用客户的要求、质量功能部署（quality function deployment，QFD）、故障模式和效果分析（FMEA）等，优秀的公司能够看到客户真正想要的未来，以及如何用最少的错误、失误或问题交付这些需求。

■ 与行业一般的水平相比，他们的辨别能力更细致。大多数公司缺陷率高于 1 个百分点（每百万 10 000 个不合格产品），而优秀的公司缺陷率仅大于每百万 3 个不合格产品。

应用刻意练习

当出现问题时，良好的企业会去解决产品或服务的问题，但卓越的企业会回过头去修复产生问题的程序。在创建一个新的产品或者服务时，良好的企业设计产品，但优秀的公司会进行六西格玛设计（design for six sigma，DFSS）。良好的员工喜欢"救火"；而卓越的员工喜欢"防火"。

> 我的观点是：您打算每天拿出一部分时间，进行刻意练习，使产品变得更优、更快且更价廉吗？您愿意从良好迈向优秀吗？或者是您觉得停留在平均水平就很舒适了？这些都由您自己决定。

10. 新任 CEO 可以毁掉精益六西格玛管理

我刚刚收到一封电子邮件，这封电子邮件来自一位我非常尊敬的医疗保健行业黑带大师，该电子邮件内容如下：

在等待了数月之后，新任 CEO 做出了决定，他通知我们，我们的末日即将到来了，但是我们有机会申请内部的其他职位。新任 CEO 不是精益六西格玛的支持者。我们在硬件方面节省了超过 2000 万美元的支出，培训的数百名员工职业生涯顺畅，并取得了重大的改进。但在历经多个 CEO 之后，非常令人失望的事将要发生。前任 CEO 是精益六西格玛的支持者，所以新任 CEO"新官上任三把火"。他使用的是"什么起作用（What works）"理念。目前还没有人知道那是什么。

这展示了"获取管理层对精益六西格玛的支持"的一种巨大谬论。当领导层发生变化时，精益六西格玛管理就可以消失了，即使精益六西格玛真正地节省了支出。

据猎头公司 Spenser Stuart 显示，在 1980 年，一任 CEO 平均任职 8 年。到 2005 年，这一数据是 7 年，而在财富 500 强企业这个数据降至 5 年。现在这个数据已经接近 3 年了。而在医疗保健行业这一情况可能更糟。

11. 成为财富保卫带

您需要对您的项目进行记录，同时还应记录与之相关的支出节省。如果您不能测量出节省的支出费用，那么您可能就要被炒鱿鱼了。如果您测量了，那么您在新领导层就有了资本和一份卓越的简历，即使新领导层不关心这个。

当今经济处于一个低迷时期，每一个企业的领导者都看重结果——哪些因素有所贡献而哪些因素没有。质量部一直是一个容易被盯上的目标。

如果我们能将每一项业务都转换为质量管理体系（QMS），那就太好了，但是新任 CEO 不是"吃白饭"的，他不会让一切保持原样；他或她的到来是为了撼动一些东西。而好的东西常常会和不好的东西一同被丢了出去。

新任 CEO 赞成某些创新措施，而这些新措施往往会消灭一些东西，精益六西格玛就是其中之一。当创新失败的时候，下一任 CEO 将带来某种形式的改进方法，这也许就是精益六西格玛的下一次迭代。

我认为我们可以希望的最好的事是使一些人成为"财富保卫带（BE A MONEY BELT）"，他们可以找到并修复产生利润损失和生命损失的问题。CEO 们像"铁打的营盘流水的兵"，但"财富保卫带"是非常宝贵的，他们能在所有形势和文化氛围里施展他们的"魔术"。

某些企业文化已经成熟到包含质量管理系统，或者一些客户将这种系统作为生意的条件，那就太棒了。到那时，您可以成为一个"财富保卫带"！告诉大家您的改进故事。让自己成为企业里非常宝贵的角色。那么，即使质量部门消失了，您和改进方法还会留下来。

学习如何成为一个"财富保卫带"。访问 www.qimacros.com/moneybelt.html，您可以获取我的免费在线精益六西格玛"财富保卫带"培训。

12. 打破我们的奖励制度

精益六西格玛面临的最大挑战之一是现有的奖励制度。他们总是奖励错误的事物。

奖励修复工厂

当我在电话公司就职时，成千上万的人在修复不正确的订单、票据、退回的邮件及安装和维修错误。这些员工中，公司会根据每个人都修复的错误发放加薪和奖金，而不会根据预防错误来进行奖励。

据我在《商业周刊》中阅读到的一篇文章，每 100 例患者中有 15 例患者被误诊。但是医生仍然能够得到报酬。我在急诊室观察到，有患者出院后又再次就诊，因为他们仍然有未确诊的症状。这就是返工！

奖励培训而非结果

有大量六西格玛实施的测量是在检查接受培训的人数、认证人数及开始实施的团队数目，并据此奖励质量部门。让我们面对这个事实吧，不管您有多少人接受了培训，如果他们不产生底线、盈利增强的结果，那么这些数字都没有任何意义。

奖励制度鼓励人们安于现状

现有的奖励制度鼓励管理者和员工保持和提升现状。奥巴马总统因变革这一纲领而当选，但是每个人都希望别人有所改变。"不是我；是其他人。""只有我的供应商改变了，我才能够做得更优。""只有我的患者改变了，我才能够做得更优。""这不是我的错。"

我认为，您要认识到，现有的奖励制度使您和您的医院无法逃出延误、缺陷和偏差的"魔爪"，这些都使得您损失了患者和利润。如果没有奖励制度的改进，那么就没有人会主动地解决困扰公司的过程中出现的问题。您的员工将只会一直缓缓前行，修复损坏的产品和服务。他们在茶歇时会感叹现状是多么糟糕。

每个人都会担心，如果他们使用精益加快了速度，那么工作就会相应减少，有人就会被解雇了。修复部门担心，如果生产线不再制造缺陷产品，那么他们就不会有工作了。

克服这种情绪吧！如果医院增加了优质产品和服务，那么大量患者就会涌进这家医院。患者和家属没有时间面对缓慢或蹩脚的护理。虽然医疗保健中的浪费估计徘徊在一万亿美元左右，但我相信如果我们摆脱浪费，我们将有更多的时间和更多的钱，进而可以比以往更廉价地治疗更多的患者。摆脱浪费将释放资源，并使我们可以为更多需要护理的人提供护理。

奖励系统是用精益六西格玛实施各种改进的主要障碍之一。每个人都害怕变化将会对他们产生什么影响，因此他们也是在任何企业里最难破除的障碍之一。但是，如果您想更快地从精益六西格玛中获得好处，您就必须消除这种障碍，铺平通往多种改善效果的道路。否则，您注定要重新陷入产生平平绩效的低迷、有缺陷的方式方法。这些都由您来决定。

13. 精益六西格玛的障碍

在 2009 年 ASQ 世界大会上，Juran 研究所主席 Joe De Feo 就未来的质量做了一个交互式会话。如其他人一样，我只听到我想听到的，但其中的信息非常明确：未来在我们手上，且与过去是不同的。

过去主要是关于减少制造偏差，而现在显示的迹象表明质量是关于更精简、更环保、全球实时的信息系统。现在要提高质量，需要处理庞大的数字信息——"要被解码的信息"。

交易型精益六西格玛

过去，交易发生的十分缓慢，但现在交易是实时发生的。什么是实时信息系统？在烈士纪念日（Memorial Day）那天，有两个人在波兰订购了 QI 宏软件，用信用卡进行支付，并下载了该软件。他们使用电子病历追踪患者的治疗，一直到他（或她）收到了最后的一片药物。在 Denver 的一家电脑商店购买一台笔记本会引发供应链活动，这会使得他们在中国的工厂开始生产一台新的笔记本电脑。

这是什么意思呢？减少制造工艺的差异仍然重要，而与此同时，在业务的服务端，为客户和患者互动提供动力的信息系统已成为质量的关键。

扫除通往最佳质量的障碍

在 ASQ 大会上，有一位与会者建议，我们需要"扫除通往最佳质量的障碍"。Joe De Feo 就如何降低这些障碍提供了几点关键的想法：

- 低成本的质量管理（"财富保卫带"）
- 标准化工作实践（例如，清单和标准工作流程）
- 实时分析
- 记分卡和指示板（www.qimacros.com/dashboard-scorecard-for-excel.html）
- 个体化过程的改进

精益六西格玛一直专注于高成本的培训、软件、团队和变化，但是未来，我们会采取低成本实时培训、软件、个人和信息交易。

在过去的几十年中，我一直试图通过软件成本，如 QI 宏和我的基于 Excel 的记分卡和指示板来降低质量的障碍。我将精益六西格玛应用于它自身来确定质量的基本方法和工具，创作了《精益六西格玛揭秘》（McGraw-Hill，2011）。我用我的软件背景来识别分析大多数信息系统产生的交易的简单方法（www.qimacros.com/pdf/dirty30.pdf）。我一直支持"财富保卫带"的想法——他们是可以找到并修复不必要的延误、缺陷和误差的问题的员工。

14. 我的观点

为了实现精益六西格玛管理，大多数公司花了大量资金来发展绿带和黑带分级。最近，我听到客户抱怨，即使是最训练有素的黑带似乎也不知道如何封堵由质量差造成的现金流漏洞。高层顾问告诉我，公司如果有几个绿带的话会更优，这些绿带是通过"保卫财富"来指导他们完成最初的项目的。

我们制定的精益六西格玛收费听起来又复杂又昂贵，这吓退了大量企业，使他们不敢学习精益六西格玛的基本方法和工具。我们使得他们无法优化关键任务程序。由于我们关注的是变化，信息技术（information technology，IT）部门也被吓得不再考虑使用精益六西格玛。由于我们更重视制造业，我们已经阻止医疗保健等服务业采用精益六西格玛。黑带大师、黑带和绿带的等级产生了富人与穷人的问题。我们应该放下精益六西格玛傲慢的态度，并开始降低准入门槛。

多年来，通过研究企业如何采纳、适应或拒绝变化，我已经写了许多篇关于这个问题的文章。这些问题的答案显而易见，他们非常简单，但是我们需要挑战传统智慧才能应用它们，在面对嘲笑的时候我们也要迎难而上。

15. 质量经营

我刚刚在芝加哥参加了全球公约和商务论坛（Worldwide Conventions and Business Forums，WCBF）六西格玛峰会。本次会议中 Breyfogle，Thomas Pyzdek 和 Peter Pande 进行了演讲，他们传递出的首要主题是美国的商界领袖需要质量经营（management by quality，MBQ）来避免各种经济灾难，我们最近刚目睹了这些经济灾难的发生。管理学校和工商管理硕士面对他们的失败也感到羞愧难当。每位发言者提出质量社区存在的一个问题，进而提升精益六西格玛方法和工具的水平，以更优地管理美国企业。

更改泰坦尼克号的航线

虽然领导应该使用 MBQ 这种说法听起来不错，但是实现的可能性几乎与月亮轨道扭转的概率一样低。考虑一下，要忘记多少已学的知识才能为 MBQ 腾出空间。想想所有通过直觉、试验、错误及常识才取得成功的领导者与管理者。倘若没有一个明显理由，他们不会突然切换到一个全新的管理方法。一场经济危机并不会导致这样的转变。我们得想一个更优的办法。

精益六西格玛并非无可指责

质量社区也受到过人们的职责。正如大多数发言者指出，精益六西格玛已经成为面向项目的方法学，却很少或没有关注企业和管理的长期演变。Peter Pande 也指出，狭隘地注重过程会使得一家公司看不到机会。我们已经变得太狭隘，仅仅专注于改进项目。我们需要思考得更广。

隐形转换

我们需要直面的是，大多数质量实践者不是在发挥将领导者转变并相信 MBQ 的作用。我们不是 "C 俱乐部" 的一部分。但也有一对 "隐形" 的方式去促使这种转换。

（1）2009 年 7—8 月《哈佛商业评论》（第 90 ~ 91 页）有一篇题为 "股东第一？没有这么快……" 的文章，该文章的作者是 Jeffrey Pfeffer，他反对 "股东资本主义"，赞成 "利益相关者资本主义"（即 "客户、员工、供应商、股东和大众文化"）。这种文章会被质量专业人才标亮并传给领导团队，使他们的业务转向 MBQ。《哈佛商业评论》可以告诉领导层那些质量专业人士不能告诉的事。

（2）当我在电话公司的 IT 部门工作时，我们有几个陈旧的信息系统变得越来越麻烦，维护费用昂贵。我们多次尝试进行一项数亿美元的项目来重写这些 "大家伙"。遗憾的是，已经存在了二十年的系统已经嵌入过多的智慧；让任何一个团队考虑到所有要求都是不可能的。而且我们的业务也在改变（例如，手机、光导纤维、电缆等）。在重写系统花费的时间里，业务会发生大量改变，以至于新系统无法正常工作。

我负责维护几个较小的陈旧系统。我用了一个不同的方法。每当我试图对一个程序或者模块加以改变，我会编辑或重写代码来优化未来的可维护性。一点一点，一行一行，我让这些 "恐龙" 存活了更多的时间，让他们免受灭绝之灾。

我建议，对于质量我们同样可以这样做。

MBQ 捷径

有些人认为他或她可以使用一种全新的方式经营一家企业，所有这样的人大概都是疯了。有太多的外力使旧有的方式 "官复原职"。记得再造工程吗？太多太多的努力 "毁于一旦"，几乎让整个公司也快与之一起倒下了。

我认为，每一个精益六西格玛项目都可以实现其项目目标，并添加少量的 MBQ。也许控制阶段启动了管理指标的指示板，进而有助于帮助管理者感知到操作的具体情况。您可以鼓励系统思考，把跨功能的工作联系起来。您也可以添加一个带有整体流程的拉动系统。

精益六西格玛可以逐渐将项目的 MBQ 添加到所有企业制度中并理顺其价值流。在每一个项目里精益六西格玛都可以通过引导一个企业远离其道路上的困难，并悄悄将管理者和领导者转向管理新体制。

混沌理论认为，一只蝴蝶在巴西扇动翅膀可以引起得克萨斯州出现龙卷风。我想邀请您成为那对蝴蝶的翅膀。

MBQ 教学

我和 Forrest Breyfogle 进行了一次有趣的讨论，Forrest Breyfogle 创立了用于管理的综合企业卓越系统（integrated enterprise excellence system）。Forrest 在骨子里是一个统计

学家。他希望每一位管理者和领导者对变异性的了解程度和他一样。我也想让自己对变异性的了解程度和他一样，但我和他在如何让经理们达到那种程度的理解上存在分歧。您可以考虑使用一个统计思维的 S 曲线（图 14.2）。

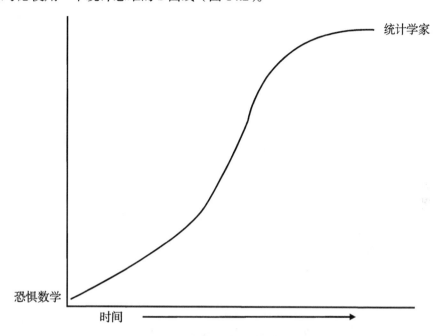

图 14.2 精益六西格玛学习曲线

虽然如果每一个管理者或领导者（或员工，对于这个问题）可以突然达到统计学家层次的理解，这是极好的，但这是不现实的。然而，如果我们借用营销者的观点，并利用这条曲线邀请他们满意的任何级别加入，然后带领他们沿着该曲线向上，那么我相信我们可以在不疏远任何人的情况下取得成功。

这是一个转变企业管理系统的隐蔽、秘密的方法。用您做的每一个项目将精益六西格玛的工具和方法"编织"到企业运营的"织物"里。渐渐地，员工、经理和领导者将学会 MBQ 的方法和工具。渐渐地，该企业将转而采用一种更强大的测量方法，企业可以按时提供高质量产品，并将成本控制在预算内，这将使得客户满意，进而使得股东满意，并为社会带来价值。

我希望我们可以轻松地改变文化和管理制度，但这不太可能获得成功。相反，我们应该像海浪一样，一遍又一遍地来来回回，冲垮阻挡我们道路的岩石。

16. 为什么六西格玛团队会出现失败？

当我听到某家公司停止使用六西格玛管理时，我很担心。出现了什么问题？六西格玛应该对公司有帮助作用，而非产生伤害。

几年前，当我第一次开始实施改进方法时，我使用的实施方法是自上而下的，该方法由 CEO 驱动，而且是要么全有要么全无的，它与目前公司正在实施的方案相同。在百万美元顾问的指导下，我开始培训数百支的团队，我会在每个星期花一小时见一个团队。两年后，只有极少数团队成功地解决了企业中的关键问题。大多数人停滞在问题解决过程的早期步骤里。

所以我决定尝试一些激进的事情：我将改进方法应用到改进方法里。我将：

■ 每个未取得进展的团队视为"缺陷"。

■ 过程中都有"延迟"现象：

— 培训和应用之间的延迟。

— 团队会议之间的延迟。

解决方案：使用 4–50 规则突出改进工作的重点，进而将利益最大化。

根本原因分析

我向后退了一步，并开始多次反思这是为什么。以下内容是我所发现的：

■ 团队形成在数据进行分析之前。为什么这是一个问题呢？当您把一群人聚在一起，但没有通过数据找到一个明确的重点时，您做的是一种"在错误的方向进行速度为 100 公里 / 小时的冲刺"运动。

解决方法：首先使用控制图和帕累托图分析数据，缩小您关注的焦点；然后选择一个在这方面有专业知识的团队来进行根本原因分析。

■ 团队自己选择需要解决的问题。为什么这是一个问题呢？大多数时候，团队希望可以维护他们的供应商和他们的客户。员工希望可以完善管理；管理人员希望可以解决员工的问题。他们选择通过处理一些琐事来"获得经验"。记住 80/20 法则的消极面：80% 的努力只能产生 20% 的效益。这就是六西格玛会失败的原因。

解决方案：您可以通过数据发现一个您自己的问题，且这个问题是您自己可以解决的。您不能解决别人的问题。您可以给他们数据和分析结果，但您不能为别人解决这些问题。他们不会实施您的解决方案。

■ 定义、测量、分析、改进、控制（Define, Measure, Analyze, Improve, Control, DMAIC）。为什么六西格玛改进会造成问题呢？DMAIC 开始于定义和测量，因此大多数团队迷失在定义过程和测量过程中。

解决方案：跳过定义和测量步骤；直接去分析、改进和控制。您已经有足够的数据。某处的某人正在持续对错误、失误、缺陷、修复、返工或浪费进行计数和分类。找到一些您可以分析的数据，缩小您关注的焦点，然后进行改进和控制。

■ 团队每周只见面一小时。为什么这是一个问题呢？因为在两次会议之间有 167 小时的延迟。这违反了消除延迟和单件流的精益原则。

解决方案：Samba 图形化管理工具团队。当我们已经完成了数据分析，并且已经确定了问题解决工作的重点时，主题专家（subject matter experts，SME）团队只需要花 2～4 小时开会，就能确定根本原因，找出对策，并能制定出一个实施方案。通过使用根本原因 SWAT 团队，我能够消除小组会议之间的延迟。以前我们制定出解决方案需要几个月的时间，现在只需要花费几个小时。

■ 规模扩张（Scope creep）。团队总是想要去解决一些较大的问题，容易出现好高骛远的毛病，他们想一下子修复所有的问题。当团队分散了他们的重点时，他们解决不了任何问题。

解决方案：使用帕累托图缩小关注的焦点。然后分析帕累托图中"条块较大"的项目。

■ 鲸鱼骨图表。如果一个团队开始在会议室墙壁上贴上一张又一张的鱼骨图，那么他们关的焦点就像一个手电筒发出的光，而不像激光那样，也就是说关注焦点太分散了。

解决方法：回到数据中去，并缩小焦点。

■ "以防万一"培训。大量团队和团队领导者（如绿带或黑带）接受了培训，但是之后很久他们才开始应用所学。为什么这是一个问题呢？因为如果人类不立即应用所学的知识，那么在 72 小时内他们会忘记所学知识的 90%。

从增值流的角度看，培训和应用之间的延迟不只浪费了时间，它也会使人们丧失技能。解决这个问题的唯一办法是消除延迟，即进行"以防万一"培训。

在 20 世纪 90 年代初，我对深化培训模式产生了极大的兴趣，我花了一个星期的时间，使用戴明奖励法对 20 名团队领导者进行了培训。反过来，他们开始每周举行一次团队会议，每次 1 小时。几个月过去了，几年过去了。他们的绩效没有得到什么提高。我发现：把自己弄湿之后才能学会游泳。

于是，我瞒着公司的领导改变了程序。我将培训的介绍时间缩短为 2 小时，然后我只会在解决某个实际问题之前才进行培训。然后，我会指导团队在一两天的时间里找出解决方案。团队成员们取得了成功，他们得到了经验并且感觉良好。出人意料的是，大量这样的团队成员使用相同的方法处理其他问题，并取得了同样成功。我发现，我在约一天的时间里培训出了本质上未受训练的高技能的团队领导者。为了强化他们的能力，我偶尔会进行为期一天的高强度会议，来回顾他们从经历中学到的东西。这有助于巩固他们学到的东西并填补所有空白。

通过一天的体验式教学和一天的回顾性培训，我完成了以往一周的培训和无休止的会议所不能达到的效果。而与此同时我们得到了底线收益（bottom-line benefits）。

当我想通了这一点的时候，质量部门已经苟延残喘了，该部门仅仅是在浪费时间和金钱去定义和测量一些麻烦。一年后公司解散了该部门，该部门的员工也下岗了。

不要让这些事情也发生在您的身上。您应该考虑使用即时培训，使您的团队做好相应准备，可以及时解决问题或立即进行统计过程控制。您应该使用真实的数据，解决真实的问题。从我们出生的时候起，我们看着别人做事，从中学到东西。当您引领团队完成整个程序时，团队成员通过观察您就可以学习到大量知识。然后，您可以通过一天的回顾性培训强化他们学到的东西。

您可以为公司节省时间和金钱，获得立竿见影的效果，鼓励满意的员工采用精益六西格玛，产生良好的口碑，并获得更多的乐趣。

> **解决方案**：通过使用即时（just-in-time，JIT）培训，我能够消除学习和应用之间的延迟。给 SWAT 团队进行 1 小时的培训，然后让他们立即进行根本原因分析。他们在解决实际问题中学到的东西会比他们在培训中学到的要多。

■ 精益六西格玛与企业的整合较差。

> **解决方法**：使用"渗透"的力量。我能够将精益六西格玛的方法和工具融入组织结构里，同时尽量减少关键资源的使用。通过系统地运用改进程序本身，我发现了消除故障和加快运送成品的方式。

如果精益六西格玛不能产生即时的、可测量的、持续的效益，那么管理层就会淘汰它。团队不能浪费时间。组建团队、团队会议和数据分析中的错误会使一个团队失去成功的机会。而团队失败会淘汰六西格玛。

17. "难缠新娘"与精益六西格玛

我们的女儿叫 Kelly，她在 9 月结婚了。我们的最年长的孙子 Jake 在 7 月举行了成人礼。我通过这些仪式发现，人们都认为，仪式的奢华程度决定了它的质量。然而我的妻子和我却只是在我们的后院举行的婚礼。我们的婚姻已经持续了 27 年，而且我们的婚姻似乎每年都在变得更好。这和精益六西格玛有什么关系呢？它们息息相关。

有许多人会通过投入多少钱来判断精益六西格玛是否成功。当人们把六西格玛当成一个事件，而非一个过程，那么它的结果就是已经注定好的了。

问问您自己：

■ 某个机构采用精益六西格玛时间持续了多久（CEO 的任期平均是 3 年）？
■ 精益六西格玛的成本是多少？

- 精益六西格玛的底线收益是多少？
- 精益六西格玛是像婚礼一样的事件还是像婚姻一样的过程呢？

18. 我的观点

您的精益六西格玛程序是像一场名人婚礼，还是像对卓越的终身承诺？您是黑带、绿带还是"财富保卫带"？精益六西格玛是在为自己买单，还是它只是一个仪式，每个人参加完之后又各自回到他们之前"真实"的生活中？

开始应用二十年改进过程中获得的见解，确保精益六西格玛管理达到目的，或是放弃，开始一份新工作。一旦您学会了精益六西格玛的思维、方法和工具，您可以在所有的地方使用它们。从现在起，您可以让您的企业大获成功，而您也将成功。

19. 让精益六西格玛成功

> 人们遵循传统。这在私人生活中可能是可以接受的，但在工作中，您必须淘汰过时的习惯。
>
> ——TAIICHIOHNO

尽管每一个领导者声称了解 80/20 法则，但仍有许多人会试图在各个部门部署改进方法。精益六西格玛就像花生酱——您涂抹得越宽，它就变得越薄。记住 80/20 法则的消极面：如果您试图在各个部门都使用精益六西格玛，那么您 80% 的工作只会产生 20% 的好处。

在 20 世纪 90 年代，我们的 CEO 致力于品质。五年时间内，他们花费了数百万美元，之后，该公司放弃了全面质量管理（total quality management，TQM）。让 CEO 同意您的意见会有所帮助，但这并不是让整个组织提高质量的"圣杯"。

如果您读过有关质量改进的书籍，那么您会发现，这些书籍会不断提到您需要得到高层领导的承诺。新兴的复杂性科技表明，这是一个错误的观点。复杂性科学家将获得 CEO 承诺称为斯大林悖论，会使您成功的机会降低至 50：50。新兴的网络科学表明，正式领导关系无法决定一个文化变革的成功或失败，但是非正式领导关系（即所有"网络"中的枢纽部分）可以决定其成功与否。非正式的网络更像是蜘蛛网或货车车轮，它不存在等级结构。

不要混淆手段与目标

为了提高效益，缩小您关注点。当使用精益六西格玛时，大量医院都忽略了目标。我们的目标是降低成本，提高利润，改善患者的预后，提高工作效率；而非大规模改进方法。医院的大部分部门都运转良好，不需要使用精益六西格玛。医院的一小部分部门存在问题，我们需要使用精益六西格玛发现问题，解决问题。

在 ASQ 年度会议上，许多人路过我的展位时，对"精益六西格玛简化"板块的承诺产生了兴趣。他们固守于传统习惯，您需要做出大量的承诺，重金培训团队领导者，并等待多年才能看到结果。这些心灰意冷的企业业主问出了同样的问题："是不是有更优的办法？"

当然有，所有的有关改进方法（如精益六西格玛）的传统智慧和炒作都是大错特错的！我们的目标是提高底线盈利、提高生产力！精益六西格玛仅仅是达到此目的的一种手段，仅此而已。它不是能解决您业务问题的万能药。精益六西格玛是一种解决以下三个关键业务问题的强大工具包：

- 延迟——客户的订单处于闲置状态。
- 缺陷——失误、错误、划伤、缺陷。
- 偏差——过程、机器或材料出现变化。

线性原因与环形的原因

精益六西格玛对于线性因果效应的问题作用极佳。例如，您踩下汽车的油门踏板，汽车会加速。这是一个线性因果效应。精益六西格玛对环形或者系统性因果效应的问题作用并不很好。换言之，您不能使用精益六西格玛来直接改变士气或客户满意度。如果您让员工参与企业改善过程，那么士气可能会提高。如果您提高您的产品和服务，客户满意度可以提高，但是您无法直接提高士气和客户满意度。精益六西格玛管理可直接应用于改善速度和质量方向。

钟形思维

由于质量的原则主要是在制造环境中演变而来的，因此，它非常重视变异性，这表现为正常或钟形曲线，其中产品的测量结果分布在某个范围内。然而，这种重视使得大多数领导者忽视了一个事实，即现实的缺陷往往集中在业务的一小部分区域；他们不像涂在面包上的黄油一样到处都是。

如果您能仅仅投资 4% 的业务，就可以从精益六西格玛获得一半的"利益"呢？您可以的！帕累托 80/20 法则是一个能量定律。能量定律不是线性的；他们呈指数增长。因此，如果您相信帕累托规则，您要相信它适用范围是 20%。无论我走到哪里，我都能发现 4% 的交易会产生 50% 以上的返工。4% 的美国人拥有超过一半的财富。

更好的是：针对创新扩散的研究表明，真正的转型变革是从 5% 以下的劳动力开始的（4/50 的规则）。这也表明，如果想要快速获得结果，您需要减少参与人员的数量。

提示： 为了提高精益六西格玛的效果，减少参与人员的数量。走低调路线。

不要将活动与结果混淆！结果与您已经培训了多少人，或者有多少团队已经开始无关。这只是活动，而非结果。您需要缩小您关注的焦点，才能加快推进精益六西格玛。

商业似乎使贫富差距及精益六西格玛高质量和普通质量之间的差距越来越大。精益六西格玛这种智慧能够提高质量，您必须走出一条整体性文化转型之路。

遗憾的是，我还没有听任何人谈论过实施这种转型获得的好处。这给人一种错觉，如果您开始改进，您就能获得极佳的工作效率和盈利能力。然而事实并非如此。我听说过大量投资大而回报少的故事。一位质量审核员表示，如果我们不测量精益六西格玛的投资回报（return on investment，ROI），我们就只是在欺骗我们自己。在您投入大约25万美元（用于培训、工资、项目等等）制定了精益六西格玛黑带项目之后，您能否在一个项目中获得至少5万美元的收益？

那么，为什么这些大公司还要以全或无的方式来进行呢？这是因为您是在积极并尽可能地实现精益六西格玛，公司不会因为您的努力而批评您。

应该有一个更好的办法

我们有一种更好的方法提高效果，且风险极小：我把它称作爬－走－跑策略。首先，我们可以使用"扩散"的力量来实施精益六西格玛。我们应该从小的方面做起，先从产生50%以上浪费和返工的4%工作开始，然后是下一个4%，之后依此类推，直到您获得一个临界规模。到那个时候，整个公司都在使用精益六西格玛，人们会对它赞不绝口，并开始重视它。当我向企业家们解释这个"爬－走－跑"的策略时，每一位企业家似乎都从绝望的迷雾中清醒过来，和我一起设想一条可行的精益六西格玛之路。

设定"宏伟、艰难和大胆的目标（BHAGs）"

传统智慧认为，我们的目标是逐步提高的。然而，如果企业的4%的工作可产生超过半数的生产力损失和利润损失，那么您为什么不去追求作家 Jim Collins〔《基业长青，从优秀到卓越》（Built to Last and Good to Great）〕所称的"宏伟、艰难和大胆的目标"呢？

您可以设定一个胆大目标，在六个月内使关键任务系统中某个系统的延迟、缺陷或变异减少50%。您可以设定一个宏大又激进的目标，在未来六个内将客户关键流程（customer-critical process）的周期时间缩短50%。您会发现，这样一个目标会给您带来惊喜。

您可以设置一个延伸性BHAG。瞄准零损害：在12个月或更长时间内，实现一系列零损害目标，例如，零院内感染（HAIs）、零滞留异物（RFOs）、零输血并发症、零手术部位感染、零用药错误。其他医院正在这样做，您也可以。

使用 SWAT 团队

与其让团队自己选择他们的重点，您不如举行一场为期两天的领导层会议，定义和选择关键目标。与其一次又一次召开会议，您不如考虑用数据来缩小您关注的焦点，举行一场为期一天的根本原因分析"会议"，在会议中，您可以把合适的内部专家集中在一起，凝心聚力解决影响客户及盈利能力的关键业务问题。这些会议的重点是分析和核实问题的根本原因，然后找出解决方案。

与会者产生即时解决方案，立即实施这些即时解决方案；会议可以产生需要某些领导和项目管理方来进行落实的解决方案。不需要大范围培训，我们只需要培训真正需要解决问题的团队即可。

规模合适的精益六西格玛团队

在 2006 年 6 月 12 日发行的《财富》杂志重点探讨了优秀的秘密——团队精神。它刊载了过去对于团队的看法，例如，苹果公司的 Macintosh 团队和伊拉克海军陆战队。它还认为，"大部分您所读到团队精神都是无稽之谈。"虽然您不能只是要求进行团队合作，但是还有一些简单的经验教训：

- 团队的规模。
- 试图表现自己的团队成员。
- 您知道的人和事。
- 定位问题。
- 动机问题。

海军陆战队"侦察"团队由 6 人组成。亚马逊的 Jeff Bezos 制定了"两个比萨（two-pizza）"规则：如果一个团队的饭量超过两块比萨饼，那么这个团队的人数就太多了。J. Richard Hackman 是一位哈佛的教授，他禁止学生组建 6 人以上的项目团队。Hackman 和 Neil Vidmar 发现，一个团队的最佳规模是 4～5 人（想一下披头士，再加上他们的经理 Brian Epstein）。他们还发现，团队的最小规模是 3 人（其中 2 人是伙伴关系）。团队规模的另一种模型是《吉利根岛》或《老友记》里演员的数量，即 6～7 人。

当一个团队中有 3 人时，他们有 3 条沟通路径；有 4 人时，他们有 6 条沟通路径。有 5 人时，他们有 10 条路径，以此类推。路径太多会产生沟通延迟和错误，进而导致在团队解决方案上出现延迟和缺陷。

梦之队可以是噩梦

明星球员往往试图胜过对方，这会导致冲突，而非合作。由相对不知名演员参演的电影《我的盛大希腊婚礼》（*My Big Fat Greek Wedding*），胜过了由顶级演员参演的《十二罗汉》（*Ocean's Twelve*）。体育梦之队，有时并不能取得优异的成绩。想要取得一些进展吗？您可以召集一批知识渊博但不是"明星"的成员。

当您具有固有的思维模式时，很难跳出旧有模式来思考

Lockheed 有"科研重地"。福特汽车的金牛队和摩托罗拉的 Razr 手机团队也有。有时候，您必须脱离您的工作环境，摆脱掉束缚着您思维的力量。走出大楼。找到一个公园的长椅或一家酒店会议室或任何不会一直提醒您现状的地方。

提升团队的梦想

最好的动力可能是即将到来的困局或者激烈的竞争。然后，团队成员为共同的利益团结协作，就像摩托罗拉的 Razr 手机团队。团队可以为了实现遥远的美好愿景而团结起来，像苹果的 Macintosh 团队或 iPod 团队一样。不管您是为了击败敌人还是实现美好目标，高效团队需要远离或者靠近某些东西，且这个东西对个人和公司而言确实很重要。否则，团队几乎会失去存活或取得胜利的动机。

20. 大部分精益六西格玛培训错在什么地方？

> 培训驱动性变化建立在两个错误的假设上：①个人可以改变系统；②个人可以（成功）应用他们所学到的知识。
>
> ——KEN MILLER

这种说法是针对课堂培训，而非针对体验式在职培训！换言之，你们中的许多人可能不喜欢这种方式，课堂在大多数情况下是在浪费时间，许多人听了可能会难以接受。

> 您在教室里不可能学会程序性的东西。
>
> ——ROGER SCHANK

想想您曾经学到的最有用的东西。您是在教室里学到的还是在真实的世界中实践获得这些东西的呢？当我进行回顾的时候发现，这有一点像即时学习，有一些专家进行辅导，并进行了大量的实践。

John Wiley 编著了《学习课程、在线学习课程和培训课程》（*Lessons in Learning, e-Learning, and Training*，2005 年）一书，在这本书中，Roger Schank 考察了课堂培训的局限性和体验式学习作用。以下是他的一些见解：

（1）在课堂上，我学习是因为我想学（Learn it because I thought it，LIBITI）。Schank 说："想想欧几里得几何。您必须承认，欧几里得证明方法在生活中没有太多的用途。我们认为，学者们已经决定，我们应该学习伟大思想家的思想，因此，我们大都认为学习这样的内容是正确的。现实情况是，如果我们真正关心您该如何把这些东西应用到工作中，那么我们应该在您的工作背景下教授几何学，而非像担心测量结果是否正确那样去担心是对欧几里得证明方法的学习。"同样，精益六西格玛也是如此。您不需要知道如何计算控制图的统计公式，但您要知道该如何选择合适的图表及如何解读结果。

"正如课堂学习一样荒谬，LIBITI 对公司培训而言是荒谬的"。

原则 1：即时培训能够有用的信息（不要向他人传递无法在短期内应用的信息）。

精益原则：避免生产过剩。

> 变化是在项目中发生的。
>
> ——KEN MILLER

原则2：真实活动激励学习者（不要告诉别人现实生活中永不会做的事情该如何去做）。

遗憾的是，大多数精益六西格玛培训都与业务无关。一位精益六西格玛顾问向我承认，尽管医疗保健行业很少会需要实验设计的技巧，但是他还是在医疗保健黑带课程中接受了为期3天的实验设计（design of experiments，DOE）培训。这是生产过剩的一种形式——教授人们不需要的东西。

（2）学习的内容是真实的，当学习发生在：

- 有一个目标，学习有助于帮助我们实现这个目标。
- 完成目标会得到奖励。
- 学会某个技能后，您在您的生活中会每天练习这个技能。
- 有持续的改进效果。
- 该技能使成员独立。
- 在学习的时候，您不知道这项技能可以在未来给您带来什么回报。
- 失败发生在几乎每一个学习的尝试中，因此失败不是问题。
- 这个过程非常无趣，但也不是非常痛苦或烦人。

当我进行即时学习的时候，我专注于使我所教的一切都能应用于医疗保健行业和医院。这与某些神话般的比萨饼店是不同的。您可以在一天的时间里学习必需的工具和方法。我的目标是在课堂上帮助您建立您的第一个改进项目。在成立改进团队之后，我可以用1小时的即时培训为团队成员在接下来的一两天里要体验的事情奠定基础。

（3）课程设计师如何做到这一点？确保以下几点：

- 培训是一个团队性过程。
- 培训是一个解决问题的过程。
- 无论学习了什么，培训都仅仅是一个终身学习的前奏。
- 确保学习人员可以立刻独立应用所学的知识。

（4）我们怎么做呢？

- 请教专家，询问在他们公司出了什么问题。
- 开始考虑进行即时解决问题的培训。
- 开始考虑如何通过实践进行学习，而非死记硬背。

（5）培训中使用案例。学员可以通过案例中无意识地获得知识。培训应该是针对特定问题的解决方案。

- 使用真实的改进案例。
- 使用案例进行解说。
- 确保讲述者是真实的。
- 及时讲述案例。
- 重温案例，而不仅仅是讲述。

> 简单的真理：实践出真知。

大多数培训真正的问题是什么？讲授太多，实践不足！如果您在 72 小时内不能应用所学到的知识，那么您在精益六西格玛培训班学到的东西会损失 90%。这意味着，如果您接受了一个为期 5 天的绿带培训，那么到星期四的时候您已经忘记了您在星期一学到的东西。到下一个星期一，当您回去工作时，您已经忘了前一周您所学的大部分东西。生产过剩（如培训）产生不必要的库存（方法和工具），使参训者更加糊涂。

为什么大多数企业培训师不能做到实践教学

- 在教室里复制现实生活太难。
- 时间太长。
- 没有专家提供一对一的帮助。
- 他们想教的是一般性原则。
- 主题似乎并不是"实践为导向"的。
- 培训部门有一系列可以在课堂学习而不用实践就达到的学习目标。这种学习目标倾向于将复杂的问题变成小的片段，讲师可以讲授和测试这些小的片段。
- 他们不知道该怎么做。

以实践为基础的学习涉及：

- 实践。
- 信息反馈。
- 反思。

> 人们在追求他们真正关心的目标及他们所学习的东西能够直接帮助他们实现自己的目标时，他们的学习效果是最好的。学习的最佳手段一直是实践。
>
> ——ROGER SCHANK

人们在以下情况学习效果最好：

- 体验式学习。
- 当他们面临问题，并必须决定如何最好地处理这个问题的时候。
- 由专家执教。

这是我教授精益六西格玛的精髓，通过故事、示例和要领进行教授，不是每一个小细节；您也可以做到的。一旦您明白我所说的"精髓"或知识精华，您就可以一直对它进行添加。当你遇到需要精益六西格玛的情况时，你可以查找更奇特的要求。

您可以在一天或更少的时间内学到精益六西格玛所有的知识吗？不能。您可以为了获得显著进步从三西格玛到五西格玛中学习您需要的知识吗？是的，您可以。您真的能够承受您的员工一周又一周的进行培训吗？也许，如果您有足够的财力，但如果您想开始着手改变取得进步的话，您不会这样做。您可以访问 www.lssyb.com，注册我们免费的黄带培训。

21. 您是一条精益六西格玛三文鱼吗？

2003 年，标杆交流机构（Benchmarking Exchange）对采用精益六西格玛的公司进行了调查。调查者询问的第一个问题是："在过去的 24 个月内，您或您的公司针对哪些业务流程进行了改进？"您知道排在第一位的答案是什么吗？顾客服务和帮助台——这是缺陷和延迟的终点，而非源头！

大多数公司都会犯同样的错误。客户服务与帮助台有太多的呼叫电话使他们感到痛苦。我曾与一家无线公司合作过，这个公司用户共 60 万，但打电话次数为 30 万 / 日。

但问题的根本原因很少是发生在客户服务中心，而是发生在上游的某个地方：订单不正确、完成订单时、提供服务时、计费时等等。客户服务中心是您公司的"修复工厂"的一个主要部分。也是改进项目的一个极佳的数据来源。

在我的小型 SPC 软件业务中，我将每一位客户"服务"电话视为一个缺陷。让我们面对现实吧，如果每一个客户服务呼叫费用为 8 ~ 12 美元，那么您想接到多少电话？零个，对吧？

所以我试图冷静地找到方法，使软件的安装和操作简便而轻松。我尽量把顾客可能需要的所有答案都放在我的网站上，当我不在的时候，他们可以使用自助服务。我试着在每一次互动中都能够避免犯错。

我提到的这家无线公司已经建立了自己的整个业务，其目的是系统地将客户集中到客户服务中心。该公司认为其客户对手机一无所知，所以客户需要致电该公司以了解如何使用它们。每一份文档都告诉客户他们可以打电话寻求服务。每个月漫游费和额外的通话时间会产生一定金额的账单，这促使客户打电话。这真是一场噩梦。

然而，另一方面，我的业务更是像美泰（Maytag）修理工广告。我不想让一个客户非要打电话。造成我大部分电话的原因是什么？当我查询来电的数据时，来电主要是订购，而非关于软件的问题。所以我对订购过程进行了精简和防错处理。

当然，有些做法可能会走极端。看看微软。当我需要的时候，我搞不清楚向哪里打电话来寻求帮助。他们在 http: //support.microsoft.com 设置了一个巨大的知识库，但在那里，我不能总是找到我需要的。这似乎是我每天都得到一个新的消息，有一些新的 Windows 更新等待被安装（这让我觉得微软的软件是非常麻烦。它真的需要每天更新？）。

获取正确的订单

我曾遇到过较差的服务，且感觉质量问题越来越严重。过去几周，我去 Chili 和 Wendy 餐厅下了好几次订单，却都没有得到我所订购的东西。

Chili 餐厅。我和妻子去了 Chili 餐厅，晚饭点了鸡肉和虾菜肉卷饼。我们得到的是鸡肉和一盘虾，但它不是我们所订的菜肉卷饼。经理询问我们是否能等待厨房为我们做菜肉卷饼，由于我们接下来要去看一部电影，所以我说不用了。这位经理主动提出给我们的单打折，但后来我们的服务员说她会给我们提供一份免费的甜点。这家店不但点餐有问题，居然赔偿也是不正确的。

几个星期后，在不再去 Chili 餐厅之后，我们决定去点一些外卖。我再次点了鸡肉和虾菜肉卷饼，但是当我们回到家，我们发现只有虾，没有鸡肉！订单又错了！

您需要花费时间和金钱，来纠正错误的订单。它的成本更高，这会增加一种无形的成本，因为客户下次将不会再次光顾。

Wendy 餐厅。我开车到 Wendy 餐厅去过几次，我点了 1 号餐，这是汉堡包，它配了一个小食和一瓶饮料。Wendy 餐厅提供了薯条、沙拉、辣椒或烤土豆。每次我都点带牧场酱的沙拉。每次，当我到了窗口，我收到的都是一个汉堡包、薯条和饮料。大多数时候，我都需要记得检查我的订单，以确保我得到了我点的东西。但是，为什么我要做 Wendy 餐厅的质量控制？这让我感到生气。

当我记得检查我的订单时，服务员给了我沙拉，但我还拿着薯条，因为公司不能把薯条收回去。即使是几根薯条也花钱啊。我还得在免下车餐厅排队等我的沙拉。

错误的订单，错误的产品，气愤的顾客。公司是这么忙于"喂肥我"，以至于它实际上听不见我的订单吗？

餐厅不是唯一出错的地方。昨天我跟一个朋友聊天，她建了一座新房子。建筑工人地板铺错了，还放错了硬木地板。我的朋友让他们把地板起出来，重新铺了她订购的那种地板。那所房子多花了不少钱。

昨天我还与一家邮寄公司合作。因布局问题，大量邮件地址打印不正确，邮寄公司不得不重新打印，手工将新地址粘贴到老地址之上。有时该公司会重复邮递或者使用错误地址的文件。公司有检查员检查这些问题，但仍有漏网之鱼。我知道，因为地址打印错误，公司每月会例行损失 10 万美元。

我们并不总是正确的。即使在我的公司，我们也并不总是正确的。但是，我们应该停下来分析为什么我们没有把事情做正确，并且应该寻找方法来防错。

22. 我的观点

如果订单存在错误（如药房、实验室、放射科和经营机构等），那么其他什么都不重要了。您这边会有返工、浪费和额外的支出。您的客户那边也有返工、浪费和额外的支出。并且会产生坏情绪阻碍以后的交易。

这不是您员工的错。是您的系统和程序让他们出错。您需要改变您的流程、程序和信息系统，以防止出现不正确的订单。您应当确保您的员工无法输入错误的指令！

花了几个小时搞清楚如何防止订单出错，岂不是比处理看似无尽的返工、浪费和支出更容易？多花些时间倾听您的患者并把订单弄正确岂不是更容易吗？

这些都是由您决定的，但您是不是已经等太久了？您是不是应该开始转变您的业务，来使您患者满意并收获更多的信任和更多的业务？

检查上一个处理环节

客户服务中心是一个收集客户问题、困难和问题数据的好地方。但是它并不是能够解决这些困难和问题的地方。从您的客户服务中心分析数据，然后在相关部门进行根本原因分析以解决上游问题，是这些上游出现的问题充斥着客户服务帮助台。

不要做三文鱼！从源头开始。清理您的业务源头的"污水"。分析为什么客户打电话，但您需要使用这些信息来修复运营问题，而非呼叫中心。当然，呼叫中心也需要改进，但如果客户不需要打电话，那么您是否还需要一个呼叫中心呢？也许还是需要吧，但还需要像现在一样的规模吗？

- 让您的业务、产品和服务无差错。
- 简化您的产品或服务。
- 让更多的事情可以自助服务。

效果迅速改善 — 降至从前水平

我在儿时学过到《愉快的时光总是过得很快》，这似乎也适用于精益六西格玛。早在二月，《质量文摘》调查发现，大多数大公司在应用精益六西格玛管理后一跃而起，然而两三年后，随着缺乏时间、资金、投资回报率或者 CEO 更换等，他们的业绩又回落到从前的水平。这使得精益六西格玛的应用蒙上了一层阴影。

我曾与一家大型电力公司合作过一段时间，在 20 世纪 80 年代，这家公司在一位 CEO 的领导下积极追求质量，但是到了 20 世纪 90 年代，另一个 CEO 的领导下，情况发生了转变。遗憾的是，在此转变期间，大多数有技能的高素质人才离开了这家公司。现在，这家公司正在通过使用精益六西格玛管理恢复质量，他们使用了我的爬 – 走 – 跑的方法来做到这一点。

他们不是投资于大规模的培训计划，质量工作人员悄悄地找到了一位想要降低成本、提高利润的运营副总裁。然后，他们使用质量的方法和工具来进行改进，并向副总裁说明精益六西格玛有助于帮助他们实现大量东西，包括：①个人获得晋升；②公司发展向前进一大步。这种方法创造了更多的改进项目，并将质量"编织"到部门这一"织物"里。

请问您的公司是一跃向前还是跌回从前呢？回报比预期的少吗？您的领导层有什么变化吗？

念念不忘！

这是 Jack Welch 撰写的《胜利》（*Winning*，Harper Collins，2006 年）第 15 章的标题。他说，精益六西格玛"可能是企业的一个最沉闷的话题"。但他同时表示：

- "我是精益六西格玛超级粉丝。"
- "说到提高运营效率，没有什么比精益六西格玛的效果更优了。"
- "精益六西格玛的最大也是最不为人知的好处是，它能够培养出一批优秀的领导者。它能够建立一套严格的思维方式和纪律。"
- "精益六西格玛是 20 世纪末伟大的管理创新之一，它是能提高公司竞争力的非常有力的方法。"
- "您必须懂得精益六西格玛，您必须运用精益六西格玛。"

哎！"然而，对许多人而言，理解精益六西格玛的概念感觉就像去看牙科医生，让人摸不着头脑。"

Welch 提到一些关于特氟龙涂料如何使用精益六西格玛的方法（如何不这样做）：

■ "雇用统计学家来言授。"

■ "使用复杂的幻灯片，只有麻省理工学院的教授会喜欢这样。"

■ "宣传说精益六西格玛包治百病。"

Welch 的建议，即不要在不经过审慎研究的情况下就全心全意地接受某个观点抑或盲目地信奉某种思想。

从精益六西格出现以来，我就一直在宣传，精益六西格玛的本质内容很简单。您只需要了解几个关键的方法和工具，就能使大多数公司获得巨大的进步。最后，您需要学习更强大的方法，但是在入门级别是不需要的。

肥猫不打猎

大多数医院都在三、四西格玛水平赚取利润。他们不知道如果他们开始迈向五西格玛，他们可以赚取多少利润；他们不知道患者的治疗效果将有多大程度的改善。而且您不需要大量的黑带和绿带才能维持绩效，您只需要"财富保卫带"。

有两个选择：一是为自己不能改进找借口，二是应用精益六西格玛的基本知识来发现并解决缺陷、延迟和成本问题，大多数人都会忙于寻找借口。您可以在 6～12 个月的时间里取得巨大的进步。等待一年，您就有可能让您的竞争对手得到一个良好的开端，打造出一个具有"黏性"的产品或服务。正如美国汽车业发现的，一旦落后，追赶会变得非常困难。

我的观点：开展精益六西格玛不像去看牙科医生；它就像是去银行存上一叠现金。现在就开始使用精益六西格玛吧。

23. 实施精益六西格玛的零风险方式

超过一半的 TQM 实施计划是以失败告终的。用精益六西格玛的行话而言，他们只获得了一西格玛，这是一个可怜的水平。如果您研究一下大多数公司是如何实施精益六西格玛的，您会发现破坏 TQM 是同样的老问题：

（1）获取最高领导的承诺，进行广泛实施。

（2）培训内部培训师（黑带），以尽量减少培训每个人的费用。

（3）内部培训师培训团队领导（绿带）。

（4）"组团"启动改进团队。

（5）抱着最好的希望。

大家都说通用电气是实施精益六西格玛的领导者，但如果您更加仔细地观察，您会发现 Jack Welch 已经创建了一个管理性的公司，甚至是一个乐于变革的公司。因此，实施精益六西格玛并不像在其他组织中那样困难。

我跟各个行业的许多人交流过，他们说他们尝试过 TQM，但这给他们留下了不好的印象。大量医院都在进行流程改革，但收效甚微。因此，精益六西格玛不仅需要克服变革的阻力，还需要驱散 TQM 失败所留下的不良影响。

那么，您要以什么方式才能零风险实施精益六西格玛呢？您可以使用传播的力量（详见第十二章）。

（1）从小事做起。忘掉 80/20 法则。在所有企业，不到 4% 比例的业务可以造成了一半以上的浪费和返工。所以，您不必召集超过 4% 的员工或花大量钱进行广泛培训才能得到想要的结果。找一位外部精益六西格玛的"财富保卫带（BE A MONEY BELT）"，有助于帮助您找到实施精益六西格玛工具和方法的解决方案。您的员工会从实践中学习，这远比课堂培训更有价值。

（2）设定一个"大胆目标"。您需要减少 50% 的延迟、缺陷或者支出。当您开始行动起来，大幅度的减少往往比您想象的更容易实现，所以何不设定令人震惊的激进目标呢？这也向您的团队传递这样的信息：这不是没完没了的改进。

（3）低调行事。大多数公司宣传他们的精益六西格玛倡议。这会刺激"企业免疫系统"。

（4）创造初步的成功。您需要先组建一个能成功的团队。让一小群早期采用者获得成功。然后就会有一个又一个的成功出现。

（5）遏制您扩大关注点的冲动。记住 4-50 规则的消极面：您 50% 的努力只产生 4% 的效益。

（6）简化。使用简单的工具，如控制图、帕累托图、鱼骨图，在 18～24 个月的时间里您可以从三西格玛轻松迈向五西格玛（从每百万分之 30 000 到每百万分之 300）。精益六西格玛里还有大量更复杂的工具，如 QFD 和 DOE，但是在您简化和精简现有流程并为其奠定基础之前，您还没有准备好为精益六西格玛进行设计。

（7）审查和再次突出重点。一旦您解决了您核心问题的最初 4%，那么开始下一个 4%，再下一个 4%。扩散研究表明 16%～25% 的参与将产生一个"临界点"（图 12.3），从量变到质变，改变企业文化。

关于生产力和盈利能力的好消息

当您把注意力集中在造成一半以上浪费和返工的 4% 的业务时，您最初的团队会获得巨大的好处：他们可以削减 50% 的缺陷、浪费和返工，并且每个改进项目的底线可以达到 5 万美元。当您已经解决了 16% 到 20% 的问题时，您会得到精益六西格玛 80% 的利益（80/20 规则）。您就会让您的实施成本降到最低。现在，您可以从最初的改进团队成员中培养出内部技能黑带人员。您可以开始考虑精益六西格玛设计（Design For Lean Six Sigma，DFLSS）来设计您的流程，以实现精益六西格玛质量。

精益六西格玛的回报是巨大的，但您要考虑使用传播的力量，您需要保证方法和工具扎根于您的业务并蓬勃发展。这都取决于您。您可以选择传统的智慧，它只能给您一个 50：50 机会，您也可以选择使用传播的力量，它会让您的胜算大增。在业绩和盈利能力方面取得突破性进步，使其成为您业务的永久组成部分这方面，您等的时间还不够长吗？

精益六西格玛的先决条件

为使精益六西格玛任何项目都取得成功，您需要一些关键性建议：

- 一个值得做的项目。这意味着，这个项目应该至少能节省5万美元。或者它能挽救100条或1000条生命。如果它不值得做，您就应该去寻找下一个更优的项目。
- 一个涉及您能直接控制的操作项目。您不能直接影响患者对您业务的感受，但您可以提高您的速度和质量。您不能让患者谈论您的产品或服务，但是您可以改善它，以至于患者会情不自禁地"吹嘘"它。
- 关于该项目的数据。这意味着您需要随着时间的推移对问题进行监测。您还需要对造成问题的各种因素的基本度量进行基本监测，以便能够集中精力进行分析。如果您没有足够的数据，那么您就得开始收集它。但是，这需要时间。您有没有另外一个价值5万美元的项目，这个项目有您需要的所有数据，而且能够马上就可以开始？
- 找到愿意解决这个问题的经营管理者或领导。如果没有领导层的支持，大多数项目会以失败告终，因为您不会得到您需要的时间和资源。您不需要首席执行官的支持，您只需要一个护理部门主管或其他部门主管的支持。
- 经验丰富的精益六西格玛向导。这有助于帮助您集中精力，找到根本原因，并在几天而非几个月的时间里实施解决办法。

如果您不具备这些先决条件中的某一条，那么您需要花点时间来改变您关注的重点或达到其中一个条件来使您向前迈进。否则，您只是在浪费您的时间，而且您是注定要失败的。

但是，当您满足这些先决条件时，您成功的机会就会大大增加。当您有一个值得去做的项目、有数据支持、有愿意承诺的领导和有经验的指导时，您可以在几天或几周的时间里得到结果，而非需要几个月或几年。

保护您的数据

另一个六西格玛陷阱涉及数据。每个人都会对自己的工作和自己感觉良好，没有人喜欢不好的感觉。这是质量改进项目需要面对的主要困难之一。大多数人宁愿把重点放在进展顺利的事情上，而不去修复运转不佳的部分。

《商业周刊》刊登了一篇名为《强者是如何倒下的》（*How the Mighty Fall*）的文章，在这篇文章中，作者Jim Collins发现，失败公司的领导团队让人们在没有提供数据、证据或坚实论据的情况下发表较为激烈的意见。然而，处于上升期的领导团队会鼓励人们将数据、证据、逻辑和坚实的论点带入讨论中，他们鼓励员工提出严峻的事实，虽然有时数据很难看。

遗憾的是，当涉及用事实和数据来改进业务时，大多数人会忙于猜疑数据是否给他们抹黑，因而他们不会去做任何事情。几乎每天，我们会接到QI宏用户的电话，他们知道，当向"更高领导层"介绍他们的数据、图表和图形时，他们将面对猛烈的批评。护士在面对医生时会"颤抖"。员工在向老板请示事项时会忧心忡忡。大多数员工并不是统计学家，他们只是试图为客户提供很好的产品或服务，但他们担心有人会质疑他们缺乏数学和统计学知识。下面是我听到的一些常见问题。让我们来分享一下。

数据不完美。这种情况可以发生在所有人身上。2004年3月，美国疾病控制和预防中心一份报告的结论是，在2000年，不良的饮食习惯和缺乏运动导致40万人死亡，与10年前相比，该数据增长了33%。2004年11月，华尔街日报报道称，由于存在数学错误，例如，包括了错误的年份的全部死亡人数，这个数字可能被夸大了8万。

疾控中心承认该报告有可能存在统计上的失误。疾控中心计划向美国医学协会杂志提交修正的数据，该杂志出版了最初的研究结果。即使更正之后，肥胖仍然在可预防的死亡原因中排列第二。

所有的数据都是不完美的。不要执念于此。使用不完善的数据您也可以做出很大的进步。

数据无效。这是摆脱猎狗追踪气味最简单的方法。

问：您有更优的数据吗？给我看看（在大多数情况下，他们没有）。

答：除非您给我们带来更优的数据，否则我们必须用我们现有的数据继续向前迈进。

我们为什么不衡量我们的成功，而是衡量失败？对于顺利开展的事情，人们的内心总是感觉良好，但改进是关于减少失误、缺陷和差错。所以，您必须专注于失败。防止失败，那么成功的概率自然将会攀升。

我不喜欢这个答案。当您开始使用帕累托图、控制图和其他文件来真正揭示问题的严重程度时，有些人会对此会感觉不适。而使他们感觉变好的最快的方法就是抹黑数据或抹黑分析数据的人。我甚至听到过经理说"这个答案错了"。

> 人们常常用观点来代替事实，用情感来代替分析。
> ——《只有偏执狂才能生存》，XANDREW S. GROVE

当人们使用控制图时，他们会发现这个过程是不稳定的，需要改进。"您一定用错图表了。"他们这样主张。这些反对者中有许多人知道如何让自己听起来充满自信，并且足够让演讲者怀疑自己的数据。不要听信他们的话。

问：告诉我有什么不对的地方。您推荐使用什么样的图表？让我们现在就试试您推荐的图表（您可以使用QI宏）。

我没有得到同样的答案——这个公式是不正确的。有些老板希望自己的员工通过创建自己的公式和电子表格来验证QI宏，然后他们想知道为什么他们努力了15分钟，但是无法达到我软件能达到的效果，我已经开发这个软件十年了。

只是因为QI宏不是世界上最昂贵的SPC软件，有些人就认为他们是廉价的（即制作粗糙的、不准确的）。"结果错误！"QI宏的公式在无休止地接受人们的测试，人们还会引用最新的统计学（如Juran的质量控制手册）和标准化组织［如美国汽车工业行动集团（Automotive Industry Action Group，AIAG）］的参考文献。

许多情况下，用户只是误解了公式。我有一个客户，弄混了Cp和Cpk公式。他上网下载公式（网上是正确的），但是他忽略了小条上的R（range），这个R代表了范围的平均值，所以他使用最大值减去最小值获得范围，然后选择错误的n值来计算西格玛估计值。

问：您使用的是什么公式？您使用的是什么参考书？

答：公式是正确的。如果您想更多地了解这个公式，买一本质量好的 SPC 书籍。同时，数据告诉我们什么呢？

为什么有这么多控制图？ 为什么不是只有一个控制图？您为什么不只是使用标准差？上中心线和下中心线距离平均值不是 ±3 个标准差吗？这又是一个人们不了解基本知识的示例。

> 答案是：如果您有所有的数据都是呈正态分布的，那么您可以使用标准差，但是当您使用样本或数据是不同的分布类型（如缺陷），那么就要选择不同的公式。

我的统计书与您的统计书不匹配。 我注意到，每个作者都必须改变自己作品里的符号、布局或其他东西，这样能避免自己看起来像从其他资料中复制了东西。同一个客户问我，为什么有一本参考书的公式，宏里没有。我会考虑添加这些公式吗？经过进一步的调查，我发现书里的公式格式与我的不同。难怪它变得如此令人困惑。

一个坏苹果。 大量客户绘制了一个柱状图，然后不知道为什么他们左侧有一个大的柱状图而在右侧是一个小的柱状图（反之亦然）。大量数据都是手动输入的。我通常会发现，一个数据的小数点放错了地方。例如，您可能会看到表单数据是 0.01、0.03、3.0 和 0.02。

问：您检查您的数据了吗？

虚假数据。 信息技术行业有句老话："垃圾进，垃圾出［Garbage in，garbage out（GIGO）］。"一些客户把"伪数据"放到工具里，然后他们会因为模板告诉他们系统需要改进而感到措手不及。虚假数据可以导致虚假的结果。

问：这些数据从哪里来的？

预处理原始数据。 某些用户在绘制柱状图之前对数据进行了排序，这将影响范围的计算，并将破坏 Cp 和 Cpk 的计算。其他客户把他们的原始数据转换成比率或平均值，然后尝试在一个需要原始数据的图表中使用比率。大量医疗行业客户采用比率，例如，每 1000 例住院患者跌倒事件的比例，但随后他们会尝试使用 p 图，p 图需要的是原始的跌倒数和患者住院天数。另一个人试图用两个平均值来做统计学 t 检验。

问：您有没有对原始数据做了什么？

关注目标，而非方法、工具或数据。 使用不完善的数据您也可以取得大量的进展。改进工程只需要"足够好"的数据，而非完美的数据。不要再把数据当作避免修复重要问题的"拐杖"来使用了。不要再用您的图表作为借口，争论统计数据和工具。相反，问自己，"我们可以从这个图表或图形中可以学到什么？数据是在告诉我们什么呢？有没有值得解决的问题？我们应该在哪里集中进行我们改进工作？"

想再次找回良好的感觉吗？ 改进一些关键任务流程，使这些流程比以前更优、更快、更价廉。这会让您感觉很好。不要再纠结数据和公式。您需要开始针对真实的业务目标做出一些改进。

24. 精益六西格玛会毁掉您的医院？

是的，精益六西格玛可以毁掉您的医院。Peter Keen 在他的书《过程优势：在重要的地方创造价值》(*The Process Edge: Creating Value Where It Counts*，Harvard Business School Press，1997 年)，采用案例研究来形容他所说的"流程悖论"。流程悖论表明："企业可能会衰落，甚至倒闭，但与此同时，过程改革可以节省公司的时间和金钱，进而提高产品质量和客户服务，显著提高效率。"

> 如果您在您所做的每件事上都处于世界领先地位，持续改进是正确的想法。如果您处于落后的位置，那么这是一个可怕的想法，如果您被远远地落在后面，那么这个想法是灾难性的。我们需要快速、飞跃性的提高。
>
> ——PAUL O'NEILL，ALCOA 主席

错误的实施

大多数公司都希望能够在所有范围内和所有方面都实施精益六西格玛管理。遗憾的是，这意味着要 80% 的人参与进来，且只能得到不足 20% 的好处。全部范围内实现可能会从满足客户、创建新产品和探索新市场等方面转移走宝贵资源。

错误的过程

无一例外的是，大多数精益六西格玛团队想要开始一个试点项目，避免面临的风险太大。不幸的是，他们最终在小事上"用牛刀"。他们没有得到需要的结果，未能实现一个精益六西格玛的成功案例。

错误的团队

无一例外的是，领导层在分析数据之前就试图组建一个精益六西格玛团队，并想弄清楚谁应该进入这个团队。因此，团队内部会形成斗争，因为一旦到了可操作的层面，团队的成员并不是解决这个问题的最佳人选。

> 我的观点：精益六西格玛可以轻易地解放您的企业，也可以轻易地毁灭您的企业。

优先排序（又称激光聚焦）。Keen 认为，大量企业都好高骛远或者喜欢解决一些大问题，而非缩小目标，重点关注一些客户和利润增值的关键过程，他们可以在此取得突破性的改进。有 4% 的业务可以造成您一半以上的利润损失，您应该使用 4-50 规则来关注这一部分。首先您需要解决您业务上的主要问题。

25. 资产与负债

Keen 表明，每一个流程不是带来资产就是带来负债。流程要么增加价值，要么抵消价值。他还说明有五种类型的流程：

- 定义。向患者、员工和投资者定义公司的流程。
- 优先。对业务绩效至关重要的流程。
- 背景。对其他进程提供支持的流程。
- 义务。法律要求的流程（如税收）。
- 习惯。一些没有价值的传统流程。

表 14.1 展示了评估您现有业务流程的 Keen 矩阵。您有多少流程是属于负债和资产呢？

表 14.1　资产和负债

资产与负债		
流程	资产	负债
定义		
优先		
背景		维修和返工
义务		
习惯		

有许多部门和个人认为，修复错误对于企业而言是一种资产。然而修复错误对企业而言会带来负债，因为修复错误会减少利润，并降低增长。您是不是应该在这个时候把注意力集中到一些应优先考虑的关键任务进程上呢？

- 用数据来缩小您的焦点，到 4–50。
- 不要再培训所有人。在他们走上解决问题的道路之前即时培训 4–50 团队成员。
- 瞄准突破（将缺陷或延迟减少 50%）。
- 不要再在小事上"用牛刀"。

下面是我所观察到的：每个公司都需要两种关键的思维方式：①创新；②改进。当您有线性的因果效应时，精益六西格玛是进行改进的最好方法（当您开始研究环形或系统性因果效应时，您需要其他的方法）。

在速度、质量和成本的突破性改进往往会导致产品和流程的精简和简化，进而产生创新性见解。创新需要不断改进来生存和发展。创新 – 提高的循环又会从头开始。

好消息是，精益六西格玛的思维可以让所有公司受益，无论这家公司是大是小，是服务业还是制造业，是营利性的还是非营利性的。坏消息是，您需要持续不断地强化它，才能让自己一直向前，而不会跌回从前的状态。而在精益六西格玛的简化版中，我所描述的爬 – 走 – 跑的方法是我发现的最好的方法，使用精益六西格玛一步一步去做，得到绩效的巨大飞跃。

这是复杂性的科学和系统思考者所谓的恶性加强循环。微小的原因通过自我加强会有巨大的影响。它们导致更多的小步骤，从而产生更大的结果，等等。当您这样做，您会把精益六西格玛系统地"编织"到企业的"织物"里，领导层的每次更迭或市场条件的变化都难以使其被剥离。

精益六西格玛不是万能的，它不能治愈所有的东西，但它在提高绩效方面是非常有效的。让您的公司具备精益六西格玛的思维，这样您就可以继续向前而非跌回从前。

《创新者的困境》（*Innovator's Dilemma*，Harvard Business School Press，2000年）一书的作者 Clayton Christensen 发现，"使企业成为主流市场领导的管理方法同样会导致他们错过了'颠覆性'技术带来的机会。换言之，管理良好的公司失败的原因通常是很好的管理。"他在书中提供了大量研究案例，包括磁盘驱动器制造商和支持他的研究结果的行业。导致企业失败的良好管理有什么特征呢？

- 倾听客户的声音。当前的客户需要更多相同的产品和服务。新兴市场在接下来的变革中不知道自己想要的是什么。它只是想要更简单、更价廉、更便捷的产品和服务。例如，iPod 和随身听。
- 寻求更高的利润和更大的市场。而非小型的新兴市场。
- 依托市场分析，找到新的市场。不存在的市场不能被分析；他们只能通过试验和错误加以探寻。

最近，一家已被收购的公司向我咨询，他们说，收购他们的公司非常支持精益六西格玛。被收购的公司开始培训黑带、绿带和项目团队。这些培训要求每一位员工都有自己的精益六西格玛项目。每个项目都开始向其他人找寻数据，这些数据有各种各样的格式、布局和选择标准。该公司在实施精益六西格玛的过程中陷入困局，他们忘记了照顾客户，忘记了继续努力创新，而这家公司正是因这些优点出名的。规模较小的公司正在使用更简单、更方便和具有成本效益的工具侵蚀他们的市场份额。

正如 Joel Barker 在他的书《未来边沿》（*Future Edge*，William Morrow，1992年）中所说的：你在范例中"管理"，在范例中"管理"。精益六西格玛是一个伟大的方法和工具，它可以管理和改善您的产品和服务。只要底层技术没有巨大的改变，实施精益六西格玛的企业就会继续成功。但是，当发生改变时，您的医院很可能将没有能力抓住机会，无法利用它的优势。

为什么呢？因为这意味着，直到他们成为主流之前，他们的产品需要进入规模较小的市场，产生较小利润率。例如，IBM 公司忽略小型机。DEC 公司在小型机方面很成功，却忽略了微型机。苹果电脑开始进入微型机市场，但 IBM 通过创建"科研重地"，制造了第一个原型，并飞快占领个人电脑的市场。然而这些公司都没有成功开发 Palm Pilot，但 Palm 公司也没有预料到 iPhone。如此循环递进。

Christensen 在书中概述了一种策略，英特尔可能是唯一一家通过使用这种策略，始终利用新技术的公司：

（1）建立一个独立的组织。组织的规模很小，会因一小部分想要新技术的客户而雀跃。

（2）对失败有所规划。在您了解新出现的客户想要什么东西时，制作小的定制化产品或服务。有多少企业开始走一条路，才发现大市场是原来的想法的衍生物？

（3）不要指望突破。大量下一代技术市场是在现有技术重新组合后才出现的。较小的磁盘驱动器和较大的磁盘驱动器使用的技术是相同的。那么，为什么大的磁盘驱动器制造商没有发现个人电脑会需求更小驱动器呢，为什么个人电脑的磁盘驱动器制造商没有发现笔记本电脑更小驱动器的需求呢？

精益六西格玛让您过于自满了吗？在您的行业的市场中，您忽略了新兴的拉锯战吗？不要让精益六西格玛毁灭您的公司。您需要在提高现有业务和创新的新兴市场二者之间平衡您的努力。不要再胡思乱想。这不是要么改进要么创新的问题，而是既要改进又要创新。否则，您的未来就处于危险之中。

26. 创新规则

在信息经济中，创新对于企业成功而言显然很重要。曾经有人认为创新只属于有创意和天赋的人，似乎某些简单的规则可以激励人们创新。

谷歌规则

Marissa Mayer 是谷歌的创新之王。在 2006 年 6 月发行的《商业周刊》的"创新"板块，Marissa Mayer 列出了她创新的 9 个观念：

（1）创意无处不在。我们应鼓励每个人都来创新。

（2）分享创新项目。给大家一个机会，对项目过程进行添加或者评论。

（3）如果您是聪慧之人，那么加入我们吧。如果您的公司想要创新，那么您需要人才。

（4）给员工追求自己梦想的权利。员工每周可以有一天的自由时间做任何他们想要做的工作。谷歌产品的一半新品来自这个时间。

（5）原型与完善。我们可以先推出原型产品，进行小范围测试，得到反馈，并提高产品的水平，直到制作出最优的产品。

（6）不要武断；使用数据。只是因为有人喜欢这个想法，并不意味着它就会带来好处。摩托罗拉说："我们信赖上帝。其他所有的人必须带着数据。"

（7）创造力喜欢约束。设定一些界限、规则和最后期限。

（8）担心用户和使用体验，不要担心资金。如果您提供的产品简单易用，讨人喜爱（看看谷歌的主页或者我的 Excel QI 宏 SPC 软件），那么钱将随之而来。

（9）不要关闭项目，而是去改造它。就像 3M 公司的胶水项目失败了，但他们改造了这个项目，成功做出了便利贴，失败的项目中总有可取之处。

创新类型

在《创新者的困境》(*Innovator's Dilemma*，Harvard Business School Press, 2000 年)，一书中，Clayton Christensen 找出两种类型的创新：持续性创新和颠覆性创新。持续性创

新，如数字用户线路（Digital Subscriber Line，DSL），它使电话公司同样的线路可以携带更多的数据来提供电话服务。手机，这是一个颠覆性的创新。当您可以使用无线时，电线就不再那么重要了。数码相机使胶片相机成了明日黄花。

快速创新

在 Michael George 的书《快速创新》（*Fast Innovation*，McGraw-Hill，2005 年）中，他认为，每一次创新努力有 3 个必要条件：
- 区别——提供的产品或服务能够触动客户。
- 进入市场的速度——以获得先发优势。
- 颠覆性创新——让您的竞争对手过时。

快速成型

> 如果一张图片胜过千言万语，那么我们已经发现，一个好的原型胜过千万张图片。

——IDEO 的创始人 TOM KELLY

进入市场的速度和触动顾客的心脏依靠的是产品或服务快速成型，以及进行小规模的试点项目，测试它的客户体验，人们在感受成品会比仅仅处于想法时做出的反应更好。

举例说明：当我为公司制定测量绩效的指示板时，我重复了几次来收集公司理想布局的测量数据。然后我使用 QI 宏的模板来创建了这些数据所有的图形。

再利用策略

产品进入市场的速度还取决于 George 所说的"再利用策略"。丰田在汽车的新型号重复利用的设计和零件达到 60%～80%。这使得他们能够在竞争对手所需时间的一半时间内，将新车型推向市场。您也可以做到。这种信息让 George 制定了 80/80/80 法则：80% 的再利用将在创新者 80% 的生产率下降低 80% 的订货至交货时间，从而会使交付时间缩短 50%～80%。

生产率的提高是因为您利用了高度集中的小团队成员。再利用不只可以在零部件领域应用，它还在文件和想法领域应用。您应该时刻留意那些好点子。当 Taiichi Ohno 看到美国超市的库存货架时，他马上想到了一个办法，这个办法可以在丰田制造工厂精简库存。

如何将"再利用的做法"应用于医院和医疗保健行业呢？很简单：采用或适应其他医院已经实施的方法来加速患者的流动，减少错误并改进预后。医疗保健行业领导者，如弗吉尼亚－梅森医学中心、克利夫兰诊所和梅奥诊所是改进措施的领导者。您能从他们的经验中再利用什么呢？

在 2010 年 4 月《哈佛商业评论》中，Oded Shenkar 说，"模仿比创新更有价值。模仿不是盲目的重复；模仿是对因果关系智慧的探索。"科学家们现在认为模仿是"复杂而苛刻的过程，需要较高的智力和先进的认知能力"。所有改进或创新价值的 98% 是由模仿者获得的。

提示：不要自己再发明轮子。复制别人已经在做的。

简化提高速度

Brooks 定律指出，在一个延迟了的项目中增加人员只会使这个项目进一步延长，因为通信成本会成倍上升。George 说，要加快创新的过程，可以减少项目数量，因为您释放了关键创新资源，集中时间应对重点项目。一家公司这样做，他们增加了 40% 的新产品，产品上市时间缩短了 40%。

创新并不是克隆现有产品并给它们起一个新名字。1996—1999 年，宝洁公司减少"跟风"产品库存单位（stock-keeping units，SKU）数量的 20%，每个节省了 2 美元，每年节省 30 亿美元。该公司削减海飞丝洗发水的 SKU 数量的 50%，但每件商品的销售额增加了一倍。

衡量您的创新率

正如 Marissa Mayer 所建议，您应当对创新进行测量：

■ 新产品或服务交付时间。
■ 每年的新产品。
■ 每年新产品的收入。
■ 再利用零件构成产品的比例。

创新是一种思维方式。您可以学会这种思维方式。您可以使用一些简单的想法，如原型和再利用的做法，然后您就可以立即学会并应用它。您还在等什么呢？走出去，创造下一个大事件。

27. 相互冲突的目标

精益六西格玛面临的困难之一是协调整个行业的目标。就采购这一事情而言，采购部门的目标可能是进行最好的交易，但在这样做时，该部门可能会花费公司更多的资金，比它节省的要多。

我的一个客户打来电话，说她要购买 50 份 QI 宏软件，分 2 次购买，每次 25 份，她问她是否仍然可以得到折扣。出于好奇，我向她询问为什么她不是一次购买 50 份。答案很简单：她可以用她的信用卡（限额以下）分 2 次购买，但如果她一次购买 50 份，就不得不走采购程序，这会需要 4～6 周的时间。

难道我要强迫她每份多支付 10 美元，以避免走采购程序吗？当然，因为这会节省她 10 美元以上的时间价值。分 2 次购买会花了我两倍时间来填写两个订单吗？您猜。我到底给她打折了吗？我不得不给她打折，因为我鄙视愚昧的官僚作风。

贵公司因采购延误而蒙受的损失有多大？

另一个州的机构想购买企业许可证，这能节约一大笔资金，超过任何我给的其他优惠。这家机构要做的就是让采购部门发出订单。一个采购代理打电话给我，问我能否通过经销商购买我的产品。我确实通过经销商卖出我的产品，但并不包括我的企业许可证。他也没在意。他只好给3个经销商打电话，看看他是否可以通过他们得到一个更优的价格。所以这3个经销商只能打电话向我询价。当然，他们问的数量是牌照规模的一半。所以我只好提醒他们：采购部门真是无处不在。大部分经销商承认这个州的采购部门在过去给他们制造过难题。

当然，后来采购代理反馈这些报价给买家，但是未提及采购数量的减少。因此，买方不得不打电话给我，他认为我是有所隐瞒。

最终情况会如何呢？我不知道，这一切都始于两周前，有一个客户想订购100份，我想帮这个客户一个小忙，把他升级到最低的企业许可证，这会帮助客户省下一笔钱。与此同时，需要软件的人无法做任何事情。这种混乱给客户造成多大的损失呢？这种损失一定超过许可证的价钱，我敢肯定。

是某个部门愚蠢的限制（例如，采购部门）影响到公司其他部门吗？因为您这个客户需要太多的时间来管理，所以，这会不会让您的供应商考虑不要您这个客户了？一个部门的微小管理有没有影响您在整个市场的表现呢？

重新调整您的测量和目标。例如，应该对采购部门发出订单的速度和最大限度地降低总成本予以奖励。如果采购部门只是计算每个订单节省的资金，却不考虑因为延迟对公司整体造成的总成本的增加，那么您应该优化为自己制定的目标。这适用于其他任一部门。

您的部门有什么愚蠢的目标制约了公司整体的生产力。实现软件改变是否需要太长的时间？发票会不会花费了太长时间？应付账款的发放时间是否太长，导致供应商打来催收电话，并造成了新的出货延迟？

您不是单打独斗。克服它。根据整个公司的利益调整目标，最大限度地提高您的速度、质量和盈利能力。消除那些让您慢下来或者后退的东西。

28. 奖励您的进步

客户告诉我，他们通常难以维持精益六西格玛的势头。当我问他们在表彰和奖励团队的成功时做过什么，他们往往有所犹豫，然后喃喃一些要花钱之类的东西。

我们知道，通过奖励您的公司您会得到更多收获，而从人力资源的研究我们知道，缺钱是一种消极因素，而非激励因素。所以，我们能做些什么来强化精益六西格玛的行为呢？

要回答这个问题，我希望您能回想起以前的时候，您觉得最认可您的贡献的时刻。您的领导说了或做了什么，让您知道，他们完全理解您的成就？

我注意到一件事，奖励金钱会很快花光，而且人们也会迅速遗忘这件事，但有形的东西往往会在很长一段时间后仍然存在，不时地提醒他们的员工去贡献。我在电话公司的最后一年，我工作的项目帮助公司节省数百万美元。公司邀请全体成员和我去观看演出，我们每个人得到了一件华纳兄弟的皮夹克，衣服背面有 Looney Tunes 所有角色的名字。我们的团队成员和这些角色一样多样，但我们已经找到一种协同工作的方法，实现惊人的结果。我也看到有的团队奖励了爆米花和比萨派对、祈愿蜡烛或平平淡淡地让执行团队展示他们的故事。

我认为关键是要找到一种独特的方式来认可团队，反映团队的价值和对企业的成功做出的贡献。这就像为一个朋友或家庭成员挑选礼物。您不希望得到的是和其他人同样的东西；您想要的是让人难忘的特别的东西。

您在做什么来认可和加强精益六西格玛在您组织的深入传播？

29. 艰苦的工作是"柔性"的

作者 Jeffery Liker 在《丰田模式》（*The Toyota Way*, McGraw-Hill, 2004 年）一书中提到，搞清楚需要修复什么是一场"艰苦卓绝"的斗争，大部分的进步是通过详细的、艰苦的问题解决过程取得的。最大的困难是"让员工接受他们一直采用的做事方式可能并不是最好的"。另一种柔性困难是拆除部门间的壁垒，进而实现某些变革。

对于所有改变，最难的部分是让涉及其中的人们接受改变。而做到这一点最好办法是让他们参与问题的分析和创建解决方案，因为这样他们自己就拥有了变化。

精益六西格玛如何提升您的利润？

30. 精益六西格玛的角色

我发现，任何改进团队取得成功，团队成员需要具备 3 种东西：
（1）管理层的支持。
（2）管理级别更高的发起人（或专家）。
（3）一位变革者或推动者。

精益六西格玛的传统角色

最优秀的人才会积极支持和领导精益六西格玛项目。黑带大师（master black belts，MBBs）会监督精益六西格玛项目。如果您的公司足够大，可以同一时间运行 10 多个改进项目，那么您可能会需要一位黑带大师。黑带可以全职推动、引导和培训改进团队。访问 www.asq.org/certification/six-sigma/bok.html，您可以学习美国质量学会的黑带知识体系。绿带可以兼职负责改进项目；访问 www.asq.org/certification/six-sigma-green-belt/ bok. html 可以查看相关内容。流程所有者管理跨职能、关键型业务流程。他们有责任和权力来改变过程。

在医院何处实施精益六西格玛

- 入院 / 出院。
- 床位管理。
- 急诊科。
- 手术室。
- 药房。
- 放射科。
- 护理部。
- 餐厅。
- 采购 / 供应。
- 信息系统。
- 管理系统。

31. 使医院变得更快、更优、更经济

"财富聚集带"会聚焦改进项目并促进达成底线结果。我认为，在开始实施改进项目时，您无须开始就使用整个精益六西格玛层次结构。它是在精益六西格玛扎根和蓬勃发展过程中会自己成长起来的东西。

如果您使用SWAT团队关注关键任务的改进项目，则您有可能在五天以内得到明显更快、更优、更价廉的结果。它不会花费您很长时间，但它确实需要合适的人专注于一个明确的问题。

您是愿意花五天的时间培训还是花五天的时间在具体业务问题上取得显著进步？并且学会精益六西格玛的基本方法和工具，将它变成改进的副产物？

正如您所见，大量方法会使精益六西格玛无法融入您的企业文化。如果您太过激进，精益六西格玛有大量方法会毁掉您的生产力和利润，甚至您的公司。

相反，您只需要试点几个项目。建立成功的跟踪记录，并逐渐扩展到更重要的改进项目。用"爬 – 走 – 跑"的策略奔向精益六西格玛的成功之路吧。

结　语

有一位使用 QI 宏的客户 Ian Flawn Orpana，他使用控制图预测了他母亲的过世，这件事情的具体过程如下：

2015 年我过得不太好，首先我的父亲去世了，现在我的母亲在几个星期前也去世了。我在医院（在英国）花了相当多的时间，在临终关怀护理期间，我一直在照顾我的母亲。

即使护士和医生很关心我们，他们也不知道这其中发生了什么变化。这是一种"专业"的直觉，但这种直觉往往是错误的。在这段时间里，我经常会接到他们的电话，因为他们担心我母亲可能要死了。不同的医生/护士持有不同的意见，我母亲往往在换班时病情也会有加重；他们没有多余的时间来关注我母亲。

坦白说，他们并未创建一个很好的系统来评估我母亲疾病（血压、脉搏、血氧饱和度和呼吸频率）的变化情况。他们有可以监控这些参数的设备，但是没有根据参数做出任何类型的控制图。他们记录了基本的数据，但仅是为了某些数据超出限值时进行评估。评估的频率是一个班次一次或两次，考虑到目前的情况，这些数据几乎毫无用处。

实际上，我最终建立了一个 XBarR 图表来监测母亲每 15 分钟的呼吸周期。从这张图表中我可以看到我母亲的身体状况正每况愈下，这让我决定留下来陪她最后一晚；我可以看到呼吸周期在两天内缩短了，这也让我接受了正在发生的事情。

在她生命的最后时刻，我看到呼吸循环急速减慢；我抓住母亲的手，对她说了几句特别的话，然后眼睁睁的看着她在 20 分钟内离开人世。我错过了父亲的最后时刻，但在母亲最后的时光里，我能和她在一起，因此，我会永远感激。

医院有大量监控技术，我觉得他们可以通过利用这些技术，在管理临终阶段上做得更优。医生只是将吗啡剂量增加了一倍；吗啡使母亲在最后的几天里都在持续睡觉，这种简单的做法意味着我无法再与母亲沟通（作者注：过度使用）。

我仍然觉得，吗啡的使用和我与母亲沟通的能力之间可以有更好的平衡点（但我不是医生）。此外，我相信医院可以更好地使用这些监控技术，并且他们能做我所做过的事情，我做的监测使我能够根据数据在我母亲过世时做出决定。我相信其他处在我这个位置的人也会喜欢这个。

请查看电子表格和监测我母亲呼吸周期的数据。这是我的方法：

■ 每隔 15 分钟，我测量了五个连续的呼吸周期（结语图 1）。

■ 然后我构建了一个 XBarR 图表（结语图 2）。

■ 读数是在两天内完成的。

■ 按照指示让母亲进行休息。

我这样做是为了尝试去了解到底发生了什么。在 8 月 25 日 15：00 左右，我观察了她的呼吸频率变慢了，我知道母亲呼吸率变快时，我可能睡着了。当我在 23：15 看到她的呼吸频率变快时，我不知道发生了什么事，但我确信有事正在发生。我没有再进一步收集数据，我去找了护士，并回去和我的母亲坐在一起。我握住她的手，向她说了一些特别的话。就这样，我看着她在 20 分钟内平和地离世。

> 我错过了爸爸最后的时刻，所以，和妈妈在一起的时间对我而言非常重要。

——来自 SHIRLEY FLAWN 一家的祝福

正如 Ian 的经验所表明的那样，我们可以在大量情况下使用精益六西格玛工具来衡量、监控和改善医疗保健服务。控制图可以监控所有正在进行的过程，并可以检测到某些变化，以前我们无法检测到这些变化，而且这些变化预示的问题的发生。线图、条形图和饼状图并不会减少它的使用。

我们应当采用循证实践。学会接受改进科学。为了简化和加速过程，请学习一些关键工具。首先，您可以学习价值流图和意面图，以简化患者护理流程。然后，您可以再增加对数据透视表、控制图、帕累托图、柱状图、鱼骨图和性能优化策略的学习。您应当学习并应用高度可靠性组织的思维方式，进而实现零伤害。

	A	B	C	D	E	F
1	时间	x_1	x_2	x_3	x_4	x_5
2	20：00	8.47	7.72	9.12	8.19	8.34
3	20：15	7.90	7.35	6.68	6.36	8.86
4	20：30	7.85	7.97	10.29	7.21	8.39
5	20：45	8.41	7.41	10.56	7.45	9.33
6	21：00	6.49	9.67	7.30	6.68	7.41
7	21：15	7.99	6.91	7.80	8.92	8.58
8	21：30	7.84	8.95	6.73	7.77	6.59
9	21：45	8.79	7.92	8.53	7.73	8.48

结语图 1　连续 5 天呼吸频率数据

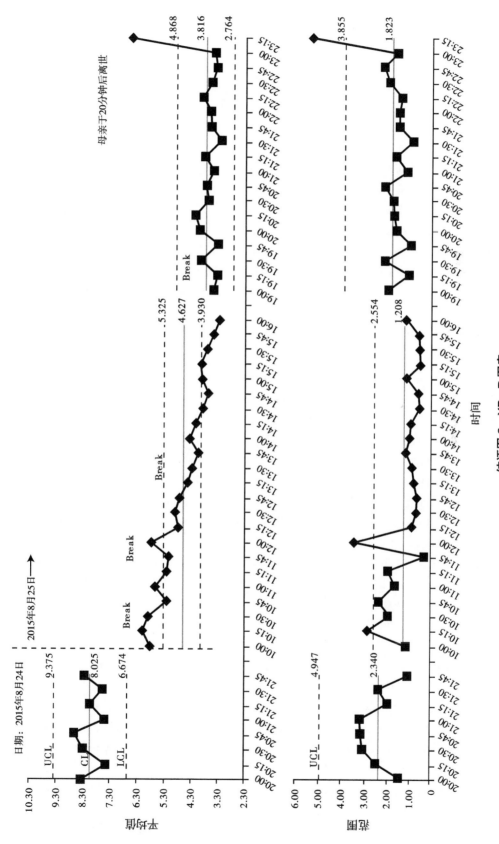

结语图 2　XBarR 图表

参考书目

Adrian, Nicole. "A Gold Medal Solution," *Quality Progress*, March 2008, pp. 45–50.

AIAG. *Measurement Systems Analysis—MSA*, 3rd ed. Detroit: AIAG, 2005.

Arthur, Jay. *How to Motivate Everyone*. Denver: LifeStar, 2002.

———. *Six Sigma Simplified*. Denver: LifeStar, 2004.

———. *Lean Six Sigma Demystified*. New York: McGraw–Hill, 2007.

Artis, Spencer E. "Six Sigma Kick–Starts Starwood." *BusinessWeek Online*, August 31, 2007.

Auge, Karen. "Thinking Like Factory Helps Heal Hospital's Bottom Line." *Denver Post*, July 28, 2010.

Automotive Industry Action Group (AIAG). *Statistical Process Control—SPC*, 2nd ed. Detroit: AIAG, 2005.

Bala, S. "Lean Triage for Hospital ERs." *Quality Digest*, March 2009, pp. 22–24.

Barker, Joel. *Future Edge*. New York: William Morrow, 1992.

Bates, David W., et al. "Medication Safety Technologies: What Is and Is Not Working." *Patient Safety & Quality Healthcare*, July–August 2009, pp. 22–27.

Berry, Leonard Eugene. *Management Accounting Demystified*. New York: McGraw–Hill, 2006.

Berwick, Donald M. *Promising Care—How We Can Rescue Health Care by Improving It*. San Francisco: Jossey–Bass, 2014.

Black, John, with David Miller. *Toyota Way to Helathcare Excellence*. Chicago: Health Administration Press, 2008.

Bohmer, Richard M. J. "Fixing Health Care on the Front Lines." *HBR*, April 2010, pp. 63–69.

Bossidy, Larry, and Ram Charan. *Execution: The Discipline of Getting Things Done*. New York: Crown Business, 2002.

Buckingham, Marcus. *The One Thing You Need to Know*. New York: Free Press, 2005.

Carey, John. "Medical Guesswork." *BusinessWeek*, May 29, 2006.

Chaudhry, Imarn. "Surgical Infection Prevention, " iSixSigma Magazine, September–October 2008, pp. 49–54.

Christiansen, Clayton. *The Innovator's Dilemma*. Boston: Harvard Business School Press, 2000.

Cialdini, Robert B. *Influence: The Psychology of Persuasion*. New York: William Morrow, 1993.

Clance, Carolyn M. "One Decade after To Err Is Human." *Patient Safety & Quality Healthcare*, September–October 2009, pp. 8–10.

Clarke, John R., et al. "Getting Surgery Right." *Annals of Surgery*; available at http: //cme. medscape.com/viewarticle/565349.

————. *The Innovator's Prescription*. New York McGraw–Hill, 2009.

Cocharn, Jack, and Charles Kenny. *The Doctor Crisis: How Physicians Can, and Must, Lead the Way to Better Health Care*. New York: Perseus Books, 2014.

Collins, Jim. *Good to Great: Why Some Companies Make the Leap ... and Others Don't*. New York: HarperCollins, 2001.

————. "How the Mighty Fall." *BusinessWeek*, May 25, 2009.

———— and Jerry I. Porras. *Built to Last: Successful Habits of Visionary Companies*. New York: HarperCollins, 1997.

Colvin, Geoff. *Talent Is Overrated*. New York: Portfolio, 2008.

Cosgrove, Toby. *The Cleveland Clinic Way*. New York: McGraw–Hill, 2014.

Cyr, Jay, et al. "Sustaining and Spreading Reduced Door–to–Balloon Times for ST–Segment Elevation Myocardial Infarction Patients." *Joint Commission Journal on Quality and Patient Safety*, June 2009, pp. 297–306.

Downes, Larry, and Chunka Mui. *Unleashing the Killer App*. Boston: Harvard Business School Press, 1998.

Dusharme, Dirk. "Six Sigma Survey." *Quality Digest*, February 2003 and September 2004.

Esimai, Grace. "Lean Six Sigma Reduces Medication Errors." *Quality Progress*, April 2005, pp. 51–57.

Farzad, Roben. "The Toyota Enigma." *BusinessWeek*, July 10, 2006, p. 30.

Furman, Cathie, and Robert Caplan. "Applying the Toyota Production System: Using a Patient Safety Alert System to Reduce Error." *Joint Commission Journal on Quality and Patient Safety* 33(7): 376–386, 2007.

Gawande, Atul. *Complications*. New York: Henry Holt, 2003.

————. *Better*. New York: Henry Holt, 2007.

————. *The Checklist Manifesto*. New York: Henry Holt, 2009.

George, Michael. *Fast Innovation*, McGraw–Hill, 2005.

Gilbert, Lindsey, et al. "Aligning Hospital and Physician Performance Incentives: A Shared Success Model." *Joint Commission Journal on Quality and Patient Safety* 34(12): 703–706, 2008.Gladwell, Malcolm. *The Tipping Point*. Boston: Little Brown, 2002.

————. *Outliers: The Story of Success*. Boston: Little Brown, 2008.

Godin, Seth. *Unleashing the Ideavirus*. New York: Hyperion, 2001.

Goldratt, Eliyahu M., and Jeff Cox. *The Goal: A Process of Ongoing Improvement*. Great Barrington, MA: North River Press, 1984.

Grant, Meg. "Dennis Quaid Wants to Save Your Life." *AARP Magazine*, September–October 2010.

Grout, John. *Mistake-Proofing the Design of Health Care Processes*. Rockville, MD: Agency for Healthcare Research and Quality (AHRQ), 2007.

Hall, Kenji. "No One Does Lean Like the Japanese." *BusinessWeek*, July, 10, 2006, pp. 40–41.

Harrington, H. James. "Just the Facts on Health Care." *Quality Digest*, March 2006, p. 14.

————. "How Serious Is the Health Care Problem?" *Quality Digest*, April 2006, p. 14.

"Health Care Needs a New Kind of Hero." *HBR*, April 2010, pp. 60–61.

Health Grades. "The Fifth Annual Health Grades Patient Safety in American Hospitals Study." Health Grades, Golden, CO, 2008.

Heath, Dan, and Chip Heath. *Made to Stick*. New York: Random House, 2007.

———— and ————. *Switch*. New York: Random House, 2010.

Horst, Mathilda, et al. "A Tight Glycemic Control Initiative in a Surgical Intensive Care Unit and Hospital Wide." *Joint Commission Journal on Quality and Patient Safety* 36（7）: 291–300, 2010.

"Hospitals See Benefits of Lean and Six Sigma, " American Society for Quality（ASQ） Benchmarking Study, 2009; available at: www.asq.org/media-room/press-releases/2009/20090318-hospitals-see-benefits-lss.html.

Institute of Medicine. *To Err Is Human*. Washington, DC: National Academy Press, 2000.

Jencks, Stephen F., et al. "Rehospitalizations among Patients in the Medicare Fee-for-Service Program." *New England Journal of Medicine* 360: 1418–1428, 2009.

Johnson, Nathanael. "Dr. Feelgood." *Wired*, February 2013.

Jones, Dell. "Hospital CEOs Find Ways to Save." *USA Today*, September 10, 2009.

Kaplan, Robert S., and David P. Kaplan. *The Balanced Scorecard*. Boston: Harvard Business School Press, 1996.

———— and ————. *The Strategy Focused Organization*. Boston: Harvard Business School Press, 2001.

Kauffman, Stuart. *At Home in the Universe*. New York: Oxford University Press, 1995.

Kaufman, Josh. *The First 20 Hours: How to Learn Anything ... Fast*! New York: Penguin, 2013.

Kay, Tan. "Room for Improvement." *Six Sigma Forum Magazine*, November 2009.

Keen, Peter. *The Process Edge: Creating Value Where It Counts*. Boston: Harvard Business School Press, 1997.

Kim, Christopher S., et al. "Implementation of Lean Thinking: One Health System's Journey." *Joint Commission Journal on Quality and Patient Safety*, August 2009, pp. 405–413.

Kohn, Linda T., Janet M. Corrigan, and Molla S. Donaldson, eds. *To Err Is Human*. Washington, DC: National Academy Press, 2000.

Krasner, Jeffrey. "New Medicine for What Ails Hospitals." *Boston Globe*, January 28, 2008.

Krzykowski, Brett. "In a Perfect World." *Quality Progress*, June 2009, pp. 33–39.

Langley, Gerald J., et.al. *The Improvement Guide*, 2nd ed. San Francisco: Jossey-Bass, 2009.

LaRusso, Nicholas, Barbara Surrier, and Gianrico Farrugia. *Think Big, Start Small, Move Fast*. New York: McGraw-Hill, 2015.

Lashinsky, Adam. "The Genius Behind Steve." *Fortune*, November 10, 2008; available at: http://money.cnn.com/2008/11/09/technology/cook_apple.fortune/index.htm.

Lee, Thomas H. "Turning Doctors into Leaders." *Harvard Business Review*, April 2010, pp. 51–58.

Levitt, Steven D., and Stephen J. Dubner. Freakonomics: *A Rogue Economist Explores the Hidden Side of Everything*. New York: HarperCollins, 2005.

Lewis, Michael. *Money Ball*. New York: Norton, 2003.

Liker, Jeffrey. *The Toyota Way*. New York: McGraw–Hill, 2004.

Luntz, Frank. *Words That Work: It's Not What You Say, It's What People Hear*. New York: Hyperion, 2007.

Mauboussin, Michael J. *Think Twice*. Boston: Harvard Business School Press, 2009.

McDonald, Patricia A., Robert S. Mecklenburg, and Lindsay A. Martin. "The Employer–Led Health Care Revolution." *Harvard Business Review*, July–August 2015.

Meyer, Christopher. *Relentless Growth—How Silicon Valley InnovationStrategies Can Work in Your Business*. New York: Free Press, 1998.

Miller, Ken. *We Don't Make Widgets—Overcoming the Myths That KeepGovernment from Radically Improving*. New York: Governing Books, 2006.

Moore, Geoffrey. *Crossing the Chasm*. New York: Harper Business, 1999.

Nance, John J. *Why Hospitals Should FLY*. Boseman, MT: Second River Healthcare, 2008.

Ohno, Taiichi. *Toyota Production System*. New York: Productivity Press, 1988.

Pelczarski, Kathryn, and Cynthia Wallace. "Hospitals Collaborate to Prevent Falls." *Patient Safety & Quality Healthcare*, November–December 2008, pp. 30–36.

Plsek, Paul E. *Accelerating Health Care Transformation with Lean and Innovation*. Boca Raton, FL: CRC Press, 2014.

Powers, Donna, and Mary Paul. "Healthcare Department Reduces Cycle Time and Errors." *Six Sigma Forum Magazine*, February 2008, pp. 30–34.

Rashidee, Ali, et al. "High–Alert Medications: Error Prevalence and Severity." *Patient Safety & Quality Healthcare*, July–August 2009, pp. 16–19.

Reibling, Nancy B., et al. "CT Scan Throughput." *iSixSigma Magazine*, January–February 2010, pp. 49–54.

———. "Toward Error Free Lab Work." *Six Sigma Forum Magazine*, November 2004, pp. 23–29.

Rogers, Everett. *Diffusion of Innovations*, 4th ed. New York: Free Press, 1995.

Ronen, Boaz, et al. *Focused Operations Management for Health Services Organizations*. San Francisco: Jossey–Bass, 2006.

Schank, Roger. *Lessons in Learning, e-Learning and Training*. Hoboken, NJ: Wiley, 2005.

Schmidt, Elaine. "Crystal Clear." *iSixSigma Magazine*, March–April 2008.

———. "RX for Success." *iSixSigma Magazine*, May–June 2008.

———. "From the Bottom Up." *iSixSigma Magazine*, September–October 2008, pp. 24–32.

Scott, R. Douglas, II. "Direct Medical Costs of Healthcare–Associated Infections in U.S. Hospitals and the Benefits of Prevention, National Center for Preparedness." *Detection and Control of Infectious Diseases*, March 2009.

Shabot, Micheal, et.al. "Memorial Hermann: High Reliability from Board to Bedside." *Joint*

Commission Journal on Quality and Patient Safety 39(6), 2013, pp.253–257.

Shannon, Richard P., et al. "Using Real–Time Problem Solving to Eliminate Central Line Infections." *Joint Commission Journal on Quality and Patient Safety* 32(9): 479–487, 2006.

Shenkar, Oded. "Imitation Is More Valuable than Innovation." *HBR*, April 2010, pp. 28–29.

Shewhart, Walter. *The Economic Control of Quality of Manufactured Product*. Van Nostrand, NY 1931.

Silver, Nate. *The Signal and the Noise*. New York: Penguin, 2012.

Spear, Steven, and H. Kent Bowen. "Decoding the DNA of the Toyota Production System." *Harvard Business Review*, September–October 1999.

Stauk, George, and Thomas M. Hout. *Competing Against Time*. New York: Free Press, 1990

Stock, Greg. "Taking Performance to a Higher Level." *Six Sigma Forum Magazine*, May 2002, pp. 23–26.

Tufte, Edward. *Visual Explanations*. Cheshire, CT: Graphic Press, 1997.

———. *Envisioning Information*. Cheshire, CT: Graphic Press, 1990.

Tukey, J. W. "A Quick, Compact, Two–Sample Test to Duckworth's Specifications." *Technometrics* 1(1), pp.31–48 1959.

Weed, Julie. "Factory Efficiency Comes to the Hospital." *New York Times*, July 9, 2010.

Weick, Karl E., and Kathleen M.Sutcliffe. *Managing the Unexpected*. Hoboken, NJ: Wiley, 2015.

Welch, Jack and Suzy. *Winning: The Answers: Confronting 74 of the Toughest Questions in Business Today*. New York: HarperCollins, 2006.

Wennecke, Gette. "*Kaizen—Lean in a Week*, " August 2008; available at: www.mlo–online.com.

Widner, Tracy, and Mitch Gallant. "*A Launch to Quality*." *Quality Progress*, February 2008, pp. 38–43.

Winston., Stephanie. *The Organized Executive*. New York: Schuster, 1996.

Womack, James P., and Daniel T. Jones. *Lean Thinking*, New York: Simon & Schuster, 1996.

Wright, Julie, and Russ King. *We All Fall Down*. Great Barrington, MA: North River Press, 2006.